全国高等教育药学类专业教材

石油和化工行业"十四五"规划教材

药事管理学

第四版

杨波　朱虹　侯疏影　主编

YAOSHI GUANLIXUE

化学工业出版社
·北京·

内容简介

《药事管理学》(第四版)本着实用与够用的原则,注重基础知识、基本理论的阐述,注意突出内容的"新""精""专"。全书共分 12 章,介绍了药事管理学的主要内容:绪论、药事管理体制与药事组织、药品管理立法、药品研究与注册管理、药品上市后管理、药品生产质量管理、药品经营质量管理、医疗机构药事管理、特殊管理的药品、中药管理、药品信息管理、医药知识产权保护。为使学生能及时掌握新法规、国家药物政策等的变化,根据近年来我国药学实践发展变化的最新动态,本次教材及时增添、更新了相关内容。

《药事管理学》(第四版)可作为医学、药学、中药学、制药工程、医药市场营销等相关专业的本科教材,也可供药品监督管理人员、药品研制、生产、经营、使用、检验等部门的专业人员参考。

图书在版编目 (CIP) 数据

药事管理学 / 杨波,朱虹,侯疏影主编. -- 4 版.
北京: 化学工业出版社, 2024. 6. -- (全国高等教育
药学类专业教材). -- ISBN 978-7-122-44862-0

I. R95

中国国家版本馆 CIP 数据核字 202423UL50 号

责任编辑: 徐雅妮 孙凤英   装帧设计: 刘丽华
责任校对: 李露洁

出版发行: 化学工业出版社
          (北京市东城区青年湖南街 13 号 邮政编码 100011)
印   装: 大厂回族自治县聚鑫印刷有限责任公司
787mm×1092mm 1/16 印张 19½ 字数 495 千字
2024 年 11 月北京第 4 版第 1 次印刷

购书咨询: 010-64518888   售后服务: 010-64518899
网   址: http://www.cip.com.cn
凡购买本书,如有缺损质量问题,本社销售中心负责调换。

定   价: 59.00 元

《药事管理学》编写人员

主　编：

　　杨　波（哈尔滨商业大学）

　　朱　虹（哈尔滨医科大学）

　　侯疏影（哈尔滨医科大学）

副主编：

　　于大海（哈尔滨商业大学）

　　胡善民（吉林医药学院）

　　曹阳月（首都医科大学附属北京同仁医院）

　　王金华（哈尔滨医科大学）

编写人员（按姓氏音序排序）：

　　曹阳月（首都医科大学附属北京同仁医院）

　　高　峰（宁波大学附属第一医院）

　　韩　月（哈尔滨医科大学）

　　侯疏影（哈尔滨医科大学）

　　胡善民（吉林医药学院）

　　郎伟君（哈尔滨乐泰集团有限公司）

　　李东霞（大连大学）

　　刘　玲（河南大学）

　　宋安琪（哈尔滨医科大学附属第二医院）

　　隋娜娜（齐齐哈尔医学院）

　　王金华（哈尔滨医科大学）

　　颜久兴（天津医科大学）

　　杨　波（哈尔滨商业大学）

　　于大海（哈尔滨商业大学）

　　张小波（哈尔滨医科大学附属第四医院）

　　朱　虹（哈尔滨医科大学）

药事管理学课程在药学类专业培养目标中系专业必修课，属于药学类毕业生从事药学工作必须学习的核心专业课程。所有的药学类专业（包括药物制剂、药物分析、化学制药、临床药学、生物技术、中药学、药事管理、医药营销、医药信息管理等）都将药事管理学课程作为专业基础课或专业课。各种学历性质的药学类专科、本科学历教育及各种职业资格的考试培训，均将药事管理学课程作为重要的专业基础课或独立的考试科目。世界药学界也公认药事管理学科是药学的重要组成部分，是药学教育的基本科目，是药学学生的必修课程。因此，在药学专业建设、课程设置、人才培养模式方面，药事管理学课程都发挥了基础性的作用。

药事管理学是药学与社会学、法学、经济学、管理科学和心理学等学科相互交叉、渗透而形成的管理学科，是现代药学科学和药学实践的重要基础。药事管理是指国家对药学事业的综合管理，是药学事业科学化、规范化、法治化的管理，涉及药学事业的各方面（药品研制、生产、经营、使用、价格、广告等），形成较为完整的管理体系，现已发展成为我国医药卫生事业管理的一个重要组成部分。

药事管理学是一门新兴学科，被列为高等药学类教育的必修课之一及国家执业药师资格考试的科目。根据高等教育的培养目标，为适应中、高等药学教育总课时不断压缩的需要，编者在编写本书时，本着实用和够用的原则，注重基础知识、基本理论的阐述，注意突出"新""精""专"。全书共分12章，介绍了药事管理学的主要内容：绪论、药事管理体制与药事组织、药品管理立法、药品研究与注册管理、药品上市后管理、药品生产质量管理、药品经营质量管理、医疗机构药事管理、特殊管理的药品、中药管理、药品信息管理、医药知识产权保护。为使学生能及时掌握新法规、国家药物政策等变化，本次修订根据近年来我国药学实践发展变化的最新动态，增加及更新了相关内容，具体修订情况如下。

1. 根据2020年版《中国药典》、2018年版《国家基本药物目录》、2019年修订的《药品管理法》，及最新的基本药物制度、基本医疗保险用药管理政策、国家药品储备制度、执业药师职业资格制度等，对相关内容进行了修订；

2. 增加了药品检查相关管理规定及基本医疗卫生与健康促进法的内容；增加第五章药品上市后管理，包括药品上市后研究与再评价、药品不良反应监测管理、药品上市后风险管理与药物警戒等；增加了《医疗机构处方审核规范》的内容、最新的静脉用药调配中心管理、医疗机构制剂及医疗机构药品采购相关规定；

3. 更换了部分章末的"案例"，并补充了每章末的习题。

本书在编写过程中以《中华人民共和国药品管理法》为核心，以药品监督管理为重点，结合我国执业药师资格考试《药事管理与法规》考试大纲的要求，力求反映药事管理方面的新知识、新法规和新进展。目的是通过其学习，使学生了解药事活动的主要环节及其基本规律，掌握药事管理的基本内容和基本方法，掌握我国药事管理的法律、法规，熟悉药事管理的体制及机构，具备药品研制、生产、经营、使用等环节管理和监督的能力。

本书可供医学、药学、中药学、制药工程、医药市场营销及其本科、专科与药品相关专业使用，也可供药品监督管理人员，药品研制、生产、经营、使用、检验等部门的药学工作者参考使用。

本书在编写过程中参考借鉴了相关书籍与文献，在此一并向原作者表示诚挚的谢意！

编者

2024 年 1 月

目录

参考文献 ■ ■■■|||

第一章 绪论

本章学习重点

1. 药品的定义、特征及分类
2. 国家药品标准的概念及构成
3. 药品监督管理的概念及行政主体
4. 药品质量监督检验的类型
5. 药品检查的概念及分类
6. 药事、药事管理的概念
7. 我国基本药物制度的内容
8. 我国处方药与非处方药分类管理制度的内容
9. 执业药师的概念、我国执业药师职业资格制度

人类的药事管理活动已有悠久的历史，尤其是 20 世纪 70 年代以后，药事管理逐渐发展为高等药学教育的一门学科、一个知识领域，并广泛应用于专业教育、医药卫生行政管理、药品管理立法等活动中，日益受到政府和公众的关注。

第一节 药品

药品与人们的健康、生存、繁衍有着密切关系。"药品"一词与美国的 drug、英国的 medicine、日本的"医药品"同义。在《中华人民共和国药品管理法》（以下简称《药品管理法》）的英译本中，药品的对应英文是"drug"。

一、药品的定义

20 世纪以来，各国政府为了加强对药品的管理，均在该国的药品法、药事法中规定了药品的定义。不同的国家对药品的定义不同。

《药品管理法》中关于药品的定义是："药品，是指用于预防、治疗、诊断人的疾病，有目的地调节人的生理机能并规定有适应证或者功能与主治、用法和用量的物质，包括中药、化学药和生物制品等。"该定义包含以下几点内容。

第一，在法律上明确了我国《药品管理法》管理的是人用药品。这一点与日本、美国、英国等许多国家的药事法、药品法对药品的定义不同。

第二，明确规定了传统药和现代药均是药品。规定了"药品"作为药物、原料药、制剂、药材、成药、中药、西药、医药等用语的总称。

第三，药品的使用目的是预防、治疗、诊断人的某种疾病，有目的地调节人的生理机能，使用方法是有规定的适应证或者功能与主治、有一定的用法和用量，这一点与保健品、食品、毒品区别开来。

二、药品的特征

药品是与人的生命与健康密切相关的极为特殊的商品，人们不能完全按照一般商品的经济规律来对待药品，必须对药品的研制、生产、流通和使用环节进行严格控制，对价格、广告、信息等要素进行监督管理，才能保障药品的安全、有效以及合理地为人类服务。

（一）药品的质量特性

药品质量（drug quality）是指药品能满足预防、治疗、诊断人的疾病，有目的地调节人的生理机能的使用要求的特征总和。药品的质量特性（quality characteristic）是指药品与满足预防、治疗、诊断人的疾病，有目的地调节人的生理机能的要求有关的固有特性。药品的质量特性包括有效性、安全性、稳定性、均一性等方面。

（1）有效性 药品的有效性（effectiveness），是指在规定的适应证、用法和用量的条件下，能满足预防、治疗、诊断人的疾病，有目的地调节人的生理机能的要求。

有效程度的表示方法，在我国采用"痊愈""显效""有效"以区别之；在国外一般采用"完全缓解""部分缓解""稳定"来区别。

（2）安全性 药品的安全性（safety），是指按规定的适应证和用法、用量使用药品后，人体产生毒副反应的程度。只有在衡量有效性大于毒副反应，或可解除、缓解毒副作用的情况下才使用某种药品。

安全性的考查指标是指药品的毒性、不良反应、副作用、三致（致癌、致畸、致突变）、依赖性等。

（3）稳定性 药品的稳定性（stability），是指在规定的条件下保持其有效性和安全性的能力。这里所指的规定条件一般是指规定的时间，即药品的有效期，以及生产、贮存、运输和使用的要求。

（4）均一性 药品的均一性（homogeneity），是指药物的每一单位产品都符合有效性、安全性的规定要求。药物制剂的单位产品，如一片药、一支注射剂等。原料药品的单位产品，如一箱药、一袋药。人们用药效果一般与药品的单位产品有密切关系。均一性是在制药过程中形成的药物制剂的固有特性。

（二）药品的其他特征

药品是一种特殊的商品，与其他商品相比，药品有其标志性的特征，主要体现在以下几个方面。

（1）生命关联性 对人来说，生存是根本，是一切的保障。药品是治疗、预防、诊断人的疾病的专用品，药品正是通过调节人的生理机能，防治疾病，起到维持人的生命与健康的作用，药品与其他消费品比较，其根本在于药品是与人们的生命密切相关的物质，这是药品的首要特性。

（2）高质量性 药品质量是保证药品安全有效的前提，关系着人的健康和生死问题。为此，国家推行一系列质量管理规范，规范药品的研制、生产、流通、使用行为，药品必须符合国家质量标准，药品作为商品只有合格品与不合格品的区分，不划分优质品与等外品。

（3）公共福利性 药品防治疾病、维护人的健康的商品使用价值，具有社会福利性质。国家建立基本医疗保险药品目录、国家基本药物目录等，减轻公众用药负担。制药企业也应以社会需求为己任，不能单纯追求经济利益，履行为人类健康服务的社会职责。这些都是公共福利性最好的例证。

（4）**高度的专业性**　药品的研发过程需要多学科专家合作才能进行，药品的生产制造工业称为高科技产业，药品的经营使用过程中，处方药必须凭借执业医师处方才能购买，零售处方药和甲类非处方药的药房，必须配备执业药师。药品属于高度专业性的商品。

三、药品的分类

药品的分类方法有很多，本书主要从药品管理法律、法规中有关药品分类管理的类别来讨论药品的分类。

（一）现代药与传统药

按照药品的历史发展可分为现代药和传统药。

（1）**现代药**（modern medicines）　现代药一般是指用现代医药理论和方法筛选确定其药效，并按照现代医药理论用以防治疾病的，一般是用合成、分离、提取、化学修饰、生物技术等方法制取的物质，如化学药品、生物制品等。现代药大多是在西方国家发展起来，后传入我国，故常称为西药。

（2）**传统药**（traditional medicines）　传统药一般是指在传统医药理论指导下，采取传统的剂型和使用方式、传统的适应证表述，依据传统的循证方法证明疗效的药品，包括植物药、动物药、矿物药。

（二）处方药与非处方药

根据药品的安全性和使用途径划分为处方药和非处方药。

（1）**处方药**（prescription drugs）　指"凭执业医师或执业助理医师处方方可购买、调配和使用的药品"。

（2）**非处方药**（over-the-counter drugs，OTC drugs）　指"由国务院药品监督管理部门公布的，不需要凭执业医师和执业助理医师处方，消费者可以自行判断、购买和使用的药品""根据药品的安全性，非处方药分为甲、乙两类"。

（三）新药、仿制药品、医疗机构制剂

按照注册申请方式分为：新药、仿制药品和医疗机构制剂。

（1）**新药**（new drug）　指未在中国境内外上市销售的药品。新药分为创新药和改良型新药。

（2）**仿制药品**（generic drug）　指仿制与原研药品质量和疗效一致的药品，要求仿制药的质量与疗效与原研药一致。

（3）**医疗机构制剂**（medical institution preparation）　指"医疗机构根据本单位临床需要经批准而配制、自用的固定处方制剂"。医疗机构制剂不得上市销售。

（四）基本药物、基本医疗保险用药、特殊管理的药品

（1）**基本药物**（essential drugs）　2019年12月，我国正式颁布《基本医疗卫生与健康促进法》，其中指出"基本药物，是指满足疾病防治基本用药需求，适应现阶段基本国情和保障能力，剂型适宜，价格合理，能够保障供应，可公平获得的药品。"

（2）**基本医疗保险用药**　根据《基本医疗保险用药管理暂行办法》，基本医疗保险用药范围通过制定《基本医疗保险药品目录》（以下简称《药品目录》）进行管理。纳入国家《药品目录》的药品应当是经国务院药品监管部门批准，取得药品注册证书的化学药、生物制品、中成药（民族药），以及按国家标准炮制的中药饮片，并符合临床必需、安全有效、价格合理等基本条件。

（3）特殊管理的药品　国家对麻醉药品（narcotic drugs）、精神药品（psychiatric drugs）、医疗用毒性药品（toxic drugs for medical use）、放射性药品（radioactive drugs）、药品类易制毒化学品（pharmaceutical precursor chemicals）实行特殊管理。此外，国家对疫苗等有特殊要求的生物制品、药品类的兴奋剂（如蛋白同化制剂、肽类激素）、含特殊药品复方制剂等也实行一定的特殊管理。

四、药品的标准体系

药品标准是保障药品安全的重要技术依据，药品质量标准应能控制药品的内在质量。目前，我国已建成以《中华人民共和国药典》（以下简称《中国药典》）为核心的药品标准体系，同时，国家鼓励企业制定和执行高于国家标准的内控标准。药品标准体系的建立对提高药品质量，发展制药工业，保证公众用药安全起到重要的作用。

（一）药品标准

《药品管理法》规定："药品应当符合国家药品标准。经国务院药品监督管理部门核准的药品质量标准高于国家药品标准的，按照经核准的药品质量标准执行；没有国家药品标准的，应当符合经核准的药品质量标准。""中药饮片应当按照国家药品标准炮制；国家药品标准没有规定的，应当按照省、自治区、直辖市人民政府药品监督管理部门制定的炮制规范炮制。省、自治区、直辖市人民政府药品监督管理部门制定的炮制规范应当报国务院药品监督管理部门备案。不符合国家药品标准或者不按照省、自治区、直辖市人民政府药品监督管理部门制定的炮制规范炮制的，不得出厂、销售。""药品上市许可持有人应当建立药品上市放行规程，对药品生产企业出厂放行的药品进行审核，经质量受权人签字后方可放行。不符合国家药品标准的，不得放行。""药品生产企业应当对药品进行质量检验。不符合国家药品标准的，不得出厂。"

药品标准，也称药品质量标准，是指对药品、药用辅料等的质量指标、生产工艺及检验方法等的技术要求和规范。药品标准分为法定标准和非法定标准两种。法定标准是包括《中国药典》在内的国家药品标准；非法定标准有行业标准、企业标准等。法定标准属于强制性标准，是药品质量的最低标准；企业标准只能作为企业的内控标准，各项指标均不得低于国家药品标准。

（二）国家药品标准体系

国家药品标准是国家对药品质量要求和检验方法所做的技术规定，是药品生产、供应、使用、检验和管理共同遵循的法定依据。通常，国家药品标准由政府或政府授权的权威机构组织编撰，政府统一颁布。

国家药品标准包括国务院药品监督管理部门颁布的《中国药典》以及其他药品标准，以及经国务院药品监督管理部门批准的药品注册标准，其内容一般包含药品质量指标、生产工艺和检验方法等相关的技术指导原则和规范。

1. 药典标准

药典标准是国家药品质量控制的技术法规，是记载国家药品标准的法典。我国称为《中国药典》，国外药典有美国药典（United States Pharmacopeia，USP）、英国药典（British Pharmacopoeia，BP）、日本药局方（Japanese Pharmacopoeia，JP）、欧洲药典（European Pharmacopoeia，EP）等。

（1）《中国药典》 《中国药典》是由国家药典委员会编纂，国务院药品监督管理部门批准并颁布，是国家药品标准的核心，是具有法律地位的药品标准，拥有最高的权威性。

新中国成立以后，党和政府高度重视医药卫生事业，新中国成立伊始即着手启动药品标准体系建设。1950年成立了第一届药典委员会，并于1953年颁布了第一版《中国药典》。此后陆续颁布了1963年版、1977年版、1985年版、1990年版、1995年版、2000年版、2005年版、2010年版、2015年版、2020年版，共11版。历版《中国药典》均客观地反映了我国不同历史时期医药产业和临床用药的水平，对于提升我国药品质量控制水平发挥着不可替代的重要作用。

（2）2020年版《中国药典》 2020年版《中国药典》（现行版）通过药典凡例、通则、总论的全面增修订，从整体上进一步提升了对药品质量控制的要求，完善了药典标准的技术规定，使药典标准更加系统化、规范化。

2020年版《中国药典》分为一、二、三、四部。一部中药，收载中药材、中药饮片、植物油脂和提取物、成方制剂和单味制剂等，收载2711个品种。二部化学药品，收载化学药品、抗生素、生化药品、放射性药物制剂等，收载2712个品种；三部生物制品，收载生物制品，以及生物制品通则、总论和通则，收载153个品种；四部通用技术要求和药用辅料，收载制剂通则、检测方法通则、指导原则，药用辅料等，收载通用技术要求361个及药用辅料335个品种。

2. 国务院药品监督管理部门颁布的其他药品标准

为了促进药品生产，提高药品质量和保证用药安全，除《中国药典》规定了国家药品标准外，尚有国务院药品监督管理部门颁布的国家药品标准（简称"局颁药品标准"或"局颁标准"），也收载了国内已有生产、疗效较好，需要统一标准但尚未载入药典的品种，以及与药品质量指标、生产工艺和检验方法相关的技术指导原则和规范。这类标准的性质与《中国药典》相似，也具有法律约束力，同样是检验药品质量的法定依据。

3. 药品注册标准

药品注册标准是指国务院药品监督管理部门批准给申请人特定药品的标准，生产该药品的生产企业必须执行该注册标准。药品注册标准不得低于《中国药典》的规定。进口药品获得进口注册许可后，也必须执行进口药品的注册标准。

（三）其他药品标准

1）尚未制定国家标准的中药饮片炮制标准，仍然执行省级药品监督管理部门制定的炮制规范。

2）医疗机构制剂的标准，仍由省级药品监督管理部门审核批准。

五、药品监督管理

（1）**药品监督管理的概念** 药品监督管理（drug supervision）是国家药品行政监督管理的重要组成部分。是指国家授权的行政机关，依法对药品、药事组织、药事活动、药品信息等进行管理和监督；另外也包括司法机关、检察机关和药事法人和非法人组织、自然人对管理药品的行政机关和公务员的监督。

（2）**药品监督管理的行政主体** 《药品管理法》规定国务院药品监督管理部门主管全国药品监督管理工作。国务院有关部门在各自职责范围内负责与药品有关的监督管理工作，如卫生健康行政部门、市场监督管理部门等。国务院药品监督管理部门配合国务院有关部门，执行国家药品行业发展规划和产业政策。省级药品监督管理部门负责本行政区域内的药品监督管理工作。设区的市级、县级人民政府承担药品监督管理职责的部门（以下称药品监督管理部门）负责本行政区域内的药品监督管理工作。县级以上地方人民政府有关部门在各自职责范围内负责与药品有关的监督管理工作。药品监督管理部门设置或者指定的药品专业技术机构，承担依法实施药品监督管理所需的审评、检验、核查、监测与评价等工作。

（3）药品监督管理的行政职能　包括行政规范权、行政形成权、行政许可权、行政监督权、行政处罚权、行政强制权及行政禁止权等。

（4）药品监督管理的行政行为　药品管理立法和依法监管；药品注册审批和上市许可，对新药、仿制药、进口药品等实行注册审批制度；药品生产、经营实行许可和监管，审定药品广告、严格控制特殊管理的药品；对上市后药品进行监管；对药品研制、生产、经营和药品使用单位使用药品等活动进行监督检查；监督促进药品合理使用等。

六、药品质量监督检验

药品质量监督检验是药品质量监督的重要组成部分，是代表国家对研制、生产、经营、使用的药品质量进行的检验，具有比生产或验收检验更高的权威性。药品质量监督检验是根据国家的法律规定进行的检验，在法律上具有更强的仲裁性。药品质量监督检验由国家法定性专业机构——药品检验机构执行。国家各级药品监督管理部门依法设置的药品检验机构包括中国食品药品检定研究院、省级药品检验所（检验研究院）、市级及县级药品检验所。

质量监督需要采取检验手段，检验依据是我国的药品标准。药品质量监督检验根据其目的和处理方法不同，可以分为抽查检验、注册检验、指定检验、复检等4种类型。

（1）抽查检验　简称抽检，是指药品监督管理部门依法对在我国境内依批准生产、经营、使用药品开展的质量抽查检验工作，是对上市后药品监管的技术手段。药品质量抽查检验根据监管目的一般可分为监督抽检和评价抽检。监督抽检是指药品监督管理部门根据监管需要对质量可疑药品进行的抽查检验，评价抽检是指药品监督管理部门为评价某类或一定区域药品质量状况而开展的抽查检验。

（2）注册检验　包括样品检验和药品标准复核。样品检验，是指药品检验所按照申请人申报或者国务院药品监督管理部门核定的药品标准对样品进行的检验。药品标准复核，是指药品检验所对申报的药品标准中检验方法的可行性、科学性、设定的项目和指标能否控制药品质量等进行的实验室检验和审核工作。

（3）指定检验　是指按照国家法律或国务院药品监督管理部门规定，部分药品在销售前或进口时，必须经过指定的政府药品检验机构检验，合格的才准予销售、进口的强制性药品检验。包括：①首次在中国境内销售的药品；②国务院药品监督管理部门规定的生物制品；③国务院规定的其他药品。

（4）复验　是指被抽样单位或标示生产企业对药品检验机构的检验结果有异议时，依法申请再次检验，由受理药品检验机构按照规定作出最终检验结论的过程。

七、药品检查

药品检查是加强药品风险防控，提高药品质量安全水平的重要手段。为规范药品检查行为，推动药品监管工作尽快适应新形势，2021年5月24日，国家药品监督管理局正式发布实施《药品检查管理办法（试行）》（国药监药管〔2021〕31号），对药品监督管理部门对我国境内上市药品的生产、经营、使用环节实施的药品检查行为进行规定。

（一）药品检查的概念和分类

1. 药品检查的概念

药品检查是指药品监督管理部门对药品生产、经营、使用环节相关单位遵守法律法规、执行相关质量管理规范和药品标准等情况进行检查的行为。

2. 药品检查的分类

根据检查性质和目的，药品检查分为许可检查、常规检查、有因检查、其他检查。

1）许可检查是药品监督管理部门在开展药品生产经营许可申请审查过程中，对申请人是否具备从事药品生产经营活动条件开展的检查。

2）常规检查是根据药品监督管理部门制定的年度检查计划，对药品上市许可持有人、药品生产企业、药品经营企业、药品使用单位遵守有关法律、法规、规章，执行相关质量管理规范以及有关标准情况开展的监督检查。

3）有因检查是对药品上市许可持有人、药品生产企业、药品经营企业、药品使用单位可能存在的具体问题或者投诉举报等开展的针对性检查。

4）其他检查是除许可检查、常规检查、有因检查外的检查，包括专项检查、联合检查、委托检查、延伸检查等。

（二）药品检查的程序

1）派出检查单位负责组建检查组实施检查。派出检查单位在实施检查前，应当根据检查任务制定检查方案，明确检查事项、时间和检查方式等，必要时，参加检查的检查员应当参与检查方案的制定。

2）检查组到达被检查单位后，应当向被检查单位出示执法证明文件或者药品监督管理部门授权开展检查的证明文件。

3）现场检查开始时，检查组应当召开首次会议，确认检查范围，告知检查纪律、廉政纪律、注意事项以及被检查单位享有陈述申辩的权利和应履行的义务。检查组应当严格按照检查方案实施检查，被检查单位在检查过程中应当及时提供检查所需的相关资料，检查员应当如实做好检查记录。

4）现场检查结束后，检查组应当对现场检查情况进行分析汇总，客观、公平、公正地对检查中发现的缺陷进行分级，并召开末次会议，向被检查单位通报现场检查情况。检查组应当综合被检查单位质量管理体系运行情况以及品种特性、适应证或者功能主治、使用人群、市场销售状况等因素，评估缺陷造成危害的严重性及危害发生的可能性，提出采取相应风险控制措施的处理建议。

5）检查组应当根据缺陷内容，按照相应的评定标准进行评定，提出现场检查结论，并将现场检查结论和处理建议列入现场检查报告，检查组应当及时将现场检查报告、检查员记录及相关资料报送派出检查单位。派出检查单位应当在自收到现场检查报告后规定时限内完成审核，形成综合评定结论。药品检查机构根据综合评定结论出具《药品检查综合评定报告书》报药品监督管理部门。现场检查结论和综合评定结论分为符合要求、基本符合要求、不符合要求。

第二节　药事管理概述

"药事"一词源于我国古代医药管理用语，19 世纪成为日本药品管理法律用语。20 世纪 80 年代，"药事管理"成为我国高等教育课程和专业名称，专业教育计划用语，并广泛应用于机构名称、药学社团名称、药学期刊名称、医药卫生行政管理、药品管理立法和司法活动中。

一、药事

（一）药事的范围

"药事"对应的英文是"pharmaceutical affairs"，是与药品、药学有关的事项。药事的定义是动态变化，1997 年颁发的《中共中央、国务院关于卫生改革与发展的决定》提出必须依法加强对药品研制、生产、流通、价格、广告及使用等各个环节的管理。《药品管理法》的适用范围、管理对象和内容包括了药品的研制、生产、经营、使用、价格、广告、信息和监督等活动的管理，根据以上的叙述，"药事"是指与药品的研制、生产、流通、使用、价格、广告、信息、监督等活动有关的事。

（二）药事的特征

药事是一个较为宽泛的概念，它涵盖了自然界与社会所有与药品有关的事项与活动，如药品研制、生产、流通、使用环节，每个环节中的各种要素，例如与药品生产制造相关的人、机、料、法、环各要素，原辅料采购、验收、储存、养护、检验、制剂生产、包装、成品检验、审核出厂等环节；在药品使用过程，包括人（药师、病人、医师、护士）的心理与行为及其交流沟通与药物治疗合理性关系等。这些事项或环节在药学实践的管理过程中不是孤立存在的，同时还会涉及保障这些事项或活动正常进行的管理组织、法规文件以及职业的道德要求等方面。因此，药事包括药品的研制、生产、经营、使用和监督管理过程中，与药品安全性、有效性、经济性、合理性有关的事项或活动。例如保证和控制药品质量，公平分配药品，合理用药，基本药物目录等有关的事项。

二、药事管理

（一）药事管理的定义

药事管理（pharmacy administration）系指药事行政，是指国家对药学事业的综合管理，是药学事业科学化、规范化、法治化的管理，涉及药学事业的各方面（药品研制、生产、经营、价格、广告、使用等），形成较为完整的管理体系，现已发展成为我国医药卫生事业管理的一个重要组成部分。药事管理包括药事公共行政和药事组织管理。

1. 药事公共行政

药事公共行政是国家政府的行政机关，为实现国家制定的医药卫生工作的社会目标，运用政治学、经济学、管理学、法学等多学科理论和方法，依据国家的政策、法律，运用法定权利，为实现国家制定的医药卫生工作的社会目标，对药事进行有效治理的管理活动，属于宏观药事管理。

在我国，药事公共行政称药政管理（drug administration）或药品监督管理（drug supervision）。其主要包括：

1）制定和执行国家药物政策与药事法律、法规、规章；

2）建立健全药事管理体制与药品监督管理机构；

3）药学技术人员、药品监督管理人员的培养、教育和管理；

4）药事信息资源管理；

5）建立药学职业道德秩序等。

2. 药事组织管理

药事组织管理指药事组织内部的管理，主要包括医药生产、经营企业管理、医疗机构药房管理等，属于微观药事管理。

公共部门与私部门是两种不同类型的组织和实体，但二者在管理方面有许多共同之处。公共部门又称公共组织，泛指不以营利为目的，服务大众，提高公共利益为宗旨的组织。私部门组织大都以利润为导向，是个人（或小集团）利益最大化的追求者，以经济利润为其管理的底线。由于药品的特殊性，药事管理就是要求药事各部门必须把药品和药品生产经营全过程的质量管理放在首位，把社会效益放在首位。

3. 药事管理的目的

药事管理的目的是保证公众用药安全、有效、经济、合理、及时方便，不断提高国民的健康水平，促进经济社会协调发展。

药事管理通过两个方面保障其目的的实现：一是药品的研制、生产、流通、使用过程中相关组织严格遵守药事管理法律法规及相关技术要求，有法必依；二是国家药事公共行政部门依法对药事组织实施有效的监督管理。

（二）药事管理的特征

药事管理的特征表现为以下几方面。

（1）专业性　药事管理是联系自然科学知识和社会科学知识的桥梁，药事管理人员应熟悉药学科学和社会科学的基础理论、专业知识和基本方法，总结药品生产、经营、流通等领域的基本管理规则，解决药学实践问题。

（2）实践性　药事管理是联系自然科学知识、社会科学知识与药学实践的桥梁，药事管理的法规文件的制定来自药品生产、经营、使用的实践总结，并用于指导、监督、管理各项实践工作，同时接受实践的检验，对药事法规适时予以修订、补充、完善，使药事管理工作不断改进、提高和发展。

（3）政策性　药事管理的依据是国家药物政策、药事管理的法规文件，为保证药品质量，保障人们用药安全，国家对药品的监督管理及药事机构自身的经营管理都要依据政策、法律办事。

（三）药事管理的研究方法

药事管理研究具有社会科学性质，是应用社会科学研究方法，研究对象为药学事业中的人、药物、政策法规、组织机构、行为活动、信息等内容。

药事管理研究的类型，可以依据研究目的分类，区分为描述性研究、解释性研究、评价性研究、规范性研究；可以按论证方法分类，区分为理论研究和实证研究；也可按资料收集方式分为调查研究、实地研究、实验研究、文献研究；也可以按研究环境及依据研究结果来分类。本节对常用的 3 种研究方法进行简要介绍。

（1）调查研究　调查研究既是一种研究方法，也是一种最常用的收集资料的方法。以特定群体为对象，应用问卷访问测量或其他工具，经由系统化程序，收集有关群体的资料及信息，了解该群体的普遍特征。例如公众用药安全性意识调查。

（2）**实验研究**　实验研究的目的是研究原因和结果的关系，即研究分析"为什么"。它通过探讨经过"处理"的实验组与未接受处理的对照组比较分析，研究因果关系。例如药品广告对消费者购药意向影响研究。

（3）**文献研究**　文献研究主要指搜集、鉴别、整理文献，并通过对文献的研究，形成对事实科学认识的方法。文献研究是一种不直接接触研究对象的研究方式，其研究数据和信息的来源主要是二手资料。例如抗生素合理使用与安全性的文献综述研究。

三、药事管理学科

随着医药经济全球化发展，国家的药事行政和医药企业管理的内容、措施日益增多并自成体系。药事管理开始列入高等药学教育内容，逐渐形成药学科学的一支新兴分支学科。

（一）药学

药学（pharmacy）是研究药品的来源、制造、加工、性状、作用、用途、分析鉴定、调配分发、使用、管理及其药学职业的科学。它以人体为对象，以医学为基础，以患者为中心，研究人类防治疾病所用的药物。其所涉及的专业知识较多、较广，主要包括以下几门主干学科：药剂学（pharmaceutics）、药物化学（pharmaceutical chemistry）、药理学（pharmacology）、药物分析学（pharmacoanalysis）、药事管理学（pharmacy administration）、生药学（pharmacognosy）、中药学（Chinese materia medical）、临床药学（clinical pharmacy）。药学是药学科学的简称。

（二）药事管理学

药事管理学是应用社会科学的原理和方法研究药事各部门活动及其管理的规律和方法的科学。它有以下特征。

（1）**药事管理学是一门交叉学科**　药事管理学科既依托于自然学科（药学）的研究与实践，又具有明显的社会科学属性，运用药学、管理学、法学、社会学、经济学、心理学等多学科的理论和知识，是一门交叉边缘学科。涉及药学领域的各个层面，与药学实践活动有紧密的联系。

（2）**药事管理学是药学的一个分支学科**　药事管理学是药学科学的重要组成部分，运用社会科学的原理和方法研究药品研制、生产、经营和使用中非专业技术性方面的各种问题；探讨药学事业科学管理的规律，促进药学事业的发展，是药学科学的一个分支学科。世界药学界也公认药事管理学科是药学的重要组成部分，是药学教育的基本科目，是药学生的必修课程。药事管理学是高等药学类教育的必修课之一，也是国家执业药师资格考试的科目。

（3）**药事管理学具有社会科学的性质**　药事管理学主要探讨与药事有关的人们的行为和社会现象的系统知识，研究对象是药事活动中管理组织、管理对象的活动、行为规范以及它们之间的相互关系。因此，药事管理学具有社会科学的性质。

四、药事管理学科的研究内容

药事管理学的研究内容与药学事业的整体发展水平有关，随着制药工业和药品贸易蓬勃发展，药学事业日益受到社会、经济、教育、公众心理等多方面因素的影响，药品的作用也更加受到经济、文化、管理等非专业技术因素的制约。总的来说，药事管理学的研究内容主要包括以下几个方面。

（1）**国家药事行政**　包括国家药物政策、药事管理立法和依法监管、药品监督管理体制和机构、药品质量监督管理、药品上市后管理、中药及特殊管理药品的管理等内容。

（2）**药事活动管理**　包括药品注册、生产、经营活动管理，医疗机构药事活动管理等内容。

（3）**药品信息与信息资源管理**　包括对药品信息的正确应用、监管、追溯等内容。

（4）**药学技术人员管理**　包括药师等药学技术人员管理的制度、办法、职业道德等内容。

（5）**医药知识产权保护**　包括药品的专利保护、药品商标保护、医药商业秘密保护等内容。

（6）**社会药学**　包括研究和解决公众在药品获得和使用过程中的社会因素、环境因素、药师、病人、医师、护士的心理与行为等。

（7）**药物经济学**　包括药物治疗方案的经济学评价，医疗保险药品报销目录的评价，药品营销决策，新药研究开发决策及药品政策决策等内容。

五、药事管理学科的课程体系

药事管理学课程是从事药学工作必须具备的核心专业知识。所有的药学类专业都将药事管理学课程作为专业必修课。各种学历性质的药学类专科、本科学历教育、各种职业资格的考试培训，均将药事管理课程作为重要的专业基础课或独立的考试科目。

由于各个时期、各国、各地区药学事业及其管理的差异，在药学学士学位教育中开设的药事管理学科课程有所不同。目前国内外药学院开设课程名称很多，按其基本内容性质，分类及其代表课程如图 1-1 所示，六大类的多门课程构成了药事管理学的学科体系。

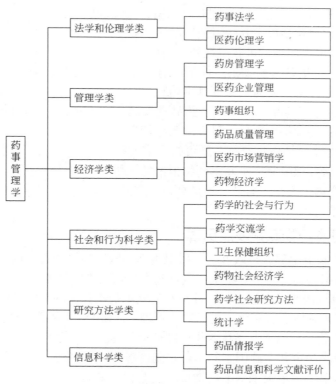

图 1-1　药事管理学学科体系

第三节 国家药物政策及药品管理制度

国家药物政策（national medicine policy，NMP）是国家政府制定的有关药品研制、生产、经营、使用、监督管理的目标、行动准则、工作策略与方法的指导性文件。有助于政府各部门和社会各界对国家医药工作的目标、策略有全面的、一致的认识，便于协调行动，达到政府要求。

一、国家基本药物政策

国家基本药物政策是药品供应保障体系的基础，是医疗卫生领域基本公共服务的重要内容。新一轮医改以来，我国国家基本药物政策的建立和实施，对健全药品供应保障体系、保障群众基本用药、减轻患者用药负担发挥了重要作用。

（一）WHO 基本药物定义

1977 年由 WHO 正式提出，被定义为"能够满足大部分人口卫生保健需要的药物"。2002年，WHO 将其进一步定义为"具有公共卫生的实用性、有效性与安全的保证、相对的成本-效益性，在任何时期均可足量获得、质量有保证、具有充分信息，其价格是个人和社会能够承受的，由国家负责遴选的优先重点的药物。"

（二）国家基本药物政策目标

国家基本药物政策是根据药品研制、生产、流通、使用和监督管理等环节制定的有利于促进合理用药推广基本药物的有关法律、条例、策略和措施。其目的是既满足公众防病治病的需要，又使国家有限的卫生资源得到有效利用，达到最佳的社会效益和经济效益。国家基本药物政策的目标主要包括以下几个方面。

1）基本药物的可供应性、可获得性和费用可承受性。

① 可供应性，是指基本药物供应体系的有效运作，意指凡是防治疾病需要时，无论什么人、无论何时、何地都能及时购买到基本药物。

② 可获得性，是指药品生产企业、药品批发商、零售药房、医院药房能保证基本药物的品种、数量供应；保证提供准确、可靠的药品信息。

③ 费用可承受性，是指政府对药品价格采取的控制办法，特别是对基本药物的价格的控制和管理，以及医疗保障制度中基本药物报销的问题。

2）保证向公众提供安全、有效、质量合格的药品。

3）促进合理用药。

（三）国家基本药物政策发展历程

1992 年，由国家卫生部、财政部、总后卫生部、国家中医药管理局、国家医药管理局等有关部门组成了国家基本药物领导小组，负责基本药物政策的具体事务。

1998 年国务院机构改革后，由卫生部负责的基本药物目录的制定工作，交由国务院药品监督管理部门负责，具体由国家食品药品监督管理局（SFDA）药品安全监管司负责。

2009 年九部委公告印发《国家基本药物目录管理办法（暂行）》规定：国家基本药物工作委员会负责协调解决制定和实施国家基本药物制度过程中各个环节的相关政策问题，确定国家基本药物制度框架，确定国家基本药物目录遴选和调整的原则、范围、程序和工作方案，审核国家基本药物目录，各有关部门在职责范围内做好国家基本药物遴选调整工作。

2015年2月，国家卫计委、国家发展改革委等九部委发布《国家基本药物目录管理办法》（国卫药政发〔2015〕52号），进一步建立健全基本药物遴选机制。

2018年9月，国务院办公厅发布《关于完善国家基本药物制度的意见》，强调国家基本药物制度是药品供应保障体系的基础，是医疗卫生领域基本公共服务的重要内容。

2019年12月，《基本医疗卫生与健康促进法》（2019年主席令第38号）颁布，其中第五十九条规定："国家实施基本药物制度，遴选适当数量的基本药物品种，满足疾病防治基本用药需求。"指出"基本药物是指满足疾病防治基本用药需求，适应现阶段基本国情和保障能力，剂型适宜，价格合理，能够保障供应，可公平获得的药品。"

（四）我国国家基本药物目录管理

国家基本药物目录管理是我国国家基本药物政策的核心。对国家基本药物目录内的药品应切实保障生产供应，全面配备优先使用，逐步提高实际保障水平，提升质量安全水平。

1. 国家基本药物目录的制定

（1）国家基本药物遴选原则　国家基本药物遴选应当按照防治必需、安全有效、价格合理、使用方便、中西药并重、基本保障、临床首选和基层能够配备的原则，结合我国用药特点，参照国际经验，合理确定品种（剂型）和数量。

（2）国家基本药物遴选范围　国家基本药物目录中的化学药品、生物制品、中成药，应当是《中国药典》收载的，国务院药品监督管理部门、卫生行政部门公布药品标准的品种。除急救、抢救用药外，独家生产品种纳入国家基本药物目录应当经过单独论证。

（3）国家基本药物目录制定程序

①国家基本药物专家库中，随机抽取专家成立目录咨询专家组和目录评审专家组，咨询专家不参加目录评审工作，评审专家不参加目录制订的咨询工作；②咨询专家组根据循证医学、药物经济学对纳入遴选范围的药品进行技术评价，提出遴选意见，形成备选目录；③评审专家组对备选目录进行审核投票，形成目录初稿；④将目录初稿征求有关部门的意见，修改完善后形成送审稿；⑤送审稿经国家基本药物工作委员会审核后，授权国务院卫生行政部门发布。

2. 国家基本药物目录的调整

国家基本药物目录在保持数量相对稳定的基础上，实行动态管理，适应基本医疗卫生需求。

（1）目录品种和数量调整依据　优化基本药物目录遴选调整程序，应综合药品临床应用实践、药品标准变化、药品新上市情况等因素，对基本药物目录定期评估、动态调整，调整周期原则上不超过3年。

（2）应当从国家基本药物目录中调出的品种　《国家基本药物目录管理办法》规定属于下列情形之一的品种，应当从国家基本药物目录中调出：①药品标准被取消的；②国务院药品监督管理部门撤销其药品批准证明文件的；③发生严重不良反应，经评估不宜再作为国家基本药物使用的；④根据药物经济学评价可被风险效益比或成本效益比更优的品种所替代的；⑤国家基本药物工作委员会认为应当调出的其他情形。

3. 国家基本药物目录构成

2009年至今，我国先后公布了2009年、2012年和2018年三版《国家基本药物目录》。现行版《国家基本药物目录》（2018年版）进一步增加了品种数量，优化了结构，突出常见病、慢性病以及负担重、危害大疾病和公共卫生等方面的基本用药需求，注重儿童等特殊人群用药。进一步规范剂型、规格，继续坚持中西药并重，强化了临床必需的特点。

2018 年版目录收载化学药品和生物制品、中成药、中药饮片三个部分。其中化学药品和生物制品 417 种，中成药（含民族药）268 种，中药饮片不列具体品种，共计 685 种。

二、国家基本医疗保险用药政策

（一）国家基本医疗保险用药

国家基本医疗保险用药是指在国家基本医疗保障制度指导下，为了保障参保人员基本用药需求，由国家医疗保障部门确定、调整，以及规范支付、管理和监督的用药范围。基本医疗保险用药范围通过制定《基本医疗保险药品目录》（以下简称《药品目录》）进行管理。纳入国家《药品目录》的药品应当是经国务院药品监督管理部门批准，取得药品注册证书的化学药、生物制品、中成药（民族药），以及按国家标准炮制的中药饮片，并符合临床必需、安全有效、价格合理等基本条件。

（二）国家基本医疗保险用药政策具体规定

根据 1999 年 5 月 12 日，劳动和社会保障部等部门联合下发的《城镇职工基本医疗保险用药范围管理暂行办法》的规定，基本医疗保险用药的范围通过制定《药品目录》进行管理。

2009 年 11 月 30 日，人力资源和社会保障部正式发布《国家基本医疗保险、工伤保险和生育保险药品目录（2009 年版）》。2020 年 7 月，国家医疗保障局发布《基本医疗保险用药管理暂行办法》（国家医疗保障局令第 1 号），规范各级医疗保障部门对基本医疗保险用药的药品目录、费用支付、监督管理等。2020 年 12 月，国家医疗保障局、人力资源社会保障部发布《国家基本医疗保险、工伤保险和生育保险药品目录（2020 年）》，于 2021 年 3 月 1 日起在全国范围内正式启用。

1.《药品目录》的构成

《药品目录》（2020 年版）分为凡例、西药、中成药、协议期内谈判药品和中药饮片五部分。凡例是对《药品目录》的编排格式、名称剂型规范、限定支付范围等内容的解释和说明。西药部分，收载化学药品和生物制品。中成药部分，收载中成药和民族药。协议期内谈判药品部分，收载谈判协议有效期内的药品。中药饮片部分，收载基本医疗保险基金予以支付的饮片，并规定不得纳入基本医疗保险基金支付的饮片。省级医疗保障行政部门按国家规定增补的药品单列。《药品目录》（2020 年版）收载西药和中成药共 2800 种，其中西药部分 1264 种，中成药部分 1315 种，协议期内谈判药品 221 种（含西药 162 种、中成药 59 种），中药饮片 892 种。

2.《药品目录》的分类

《药品目录》中的西药和中成药分为"甲类药品"和"乙类药品"。"甲类药品"是临床治疗必需、使用广泛、疗效确切、同类药品中价格或治疗费用较低的药品。"乙类药品"是可供临床治疗选择使用，疗效确切、同类药品中比"甲类药品"价格或治疗费用略高的药品。协议期内谈判药品纳入"乙类药品"管理。

《药品目录》（2020 年版）收载西药甲类药品 395 个，中成药甲类药品 242 个，其余为乙类药品。《药品目录》（2020 年版）包括限工伤保险基金准予支付费用的品种 6 个；限生育保险基金准予支付费用的品种 4 个。工伤保险和生育保险支付药品费用时不区分甲、乙类。

3.《药品目录》的调整

国家《药品目录》原则上每年调整一次，国务院医疗保障行政部门负责确定并印发《药品目录》，公布调整结果。

国务院医疗保障行政部门根据医保药品保障需求、基本医疗保险基金的收支情况、承受能力、目录管理重点等因素，确定当年《药品目录》调整的范围和具体条件，研究制定调整工作方案，依法征求相关部门和有关方面的意见并向社会公布。对企业申报且符合当年《药品目录》调整条件的药品纳入该年度调整范围。中药饮片采用专家评审方式进行调整，其他药品的调整程序主要包括企业申报、专家评审、谈判或准入竞价、公布结果。

4.《药品目录》支付规定

① 符合《药品目录》的药品费用，按照国家规定由基本医疗保险基金支付。《药品目录》实行通用名管理，《药品目录》内药品的同通用名药品自动属于基本医疗保险基金支付范围。

② 参保人使用"甲类药品"按基本医疗保险规定的支付标准及分担办法支付；使用"乙类药品"按基本医疗保险规定的支付标准，先由参保人自付一定比例后，再按基本医疗保险规定的分担办法支付。"乙类药品"个人先行自付的比例由省级或统筹地区医疗保障行政部门确定。

③ 除中药饮片外，原则上新纳入《药品目录》的药品同步确定支付标准。独家药品通过准入谈判的方式确定支付标准。非独家药品中，国家组织药品集中采购中选药品，按照集中采购有关规定确定支付标准；其他非独家药品根据准入竞价等方式确定支付标准。执行政府定价的麻醉药品和第一类精神药品，支付标准按照政府定价确定。协议期内谈判药品执行全国统一的医保支付标准，各统筹地区根据基金承受能力确定其自付比例和报销比例，协议期内不得进行二次议价。

5.《药品目录》使用管理

在满足临床需要的前提下，医保定点医疗机构须优先配备和使用《药品目录》内药品。逐步建立《药品目录》与定点医疗机构药品配备联动机制，定点医疗机构根据《药品目录》调整结果及时对本医疗机构用药目录进行调整和优化。

协议期内谈判药品原则上按照支付标准直接挂网采购。协议期内，谈判药品的同通用名药品在价格不高于谈判支付标准的情况下，按规定挂网采购。其他药品按照药品招标采购有关政策执行。

三、药品分类管理制度

我国对药品施行处方药与非处方药分类管理制度，这是国家医药卫生事业改革与发展的一项重要决策。它对我国药品监督管理、医药卫生事业有着深远影响，同时也促进了我国药品监督管理与国际模式接轨。

（一）药品分类管理

药品分类管理是国际通行的管理办法。《药品管理法》第五十四条明确"国家对药品实行处方药与非处方药分类管理制度。"为了在保证公众用药安全有效的同时方便公众自主购药、自我药疗，按照药品安全有效、使用方便的原则，依其品种、规格、适应证、剂量及给药途径不同，可将药品分为处方药与非处方药。

1. 处方药

（1）处方药 是指凭执业医师或执业助理医师处方方可购买、调配和使用的药品。英文名称为 prescription drug，ethical drug，简写为"R"或"Rp"。英国称之为 prescription-only medicine，日本则称之为"医疗用医薬品"。一般被列入处方药管理的药品应该是有毒性和潜在的不良影响或使用时需要有特定条件的药品。

（2）处方药主要的特点

① 患者难以正确掌握其使用剂量和使用方法；②患者自身难以完成给药，无法达到治疗目的。

因此，患者只有就诊后，由医生开具处方获得处方药，并在医务人员的指导、监控或操作下使用，才能保证用药的安全和有效。新药和列入国家特殊管理的药品也基本都是处方药。

2. 非处方药

（1）非处方药 是指由国务院药品监督管理部门公布的，不需要凭执业医师和执业助理医师处方，消费者自行判断、购买和使用的药品。非处方药英文名称为 nonprescription drug，又称之为 over the counter，简称 OTC。

国家根据药品的安全性又将非处方药分为甲、乙两类。甲类非处方药必须在具有《药品经营许可证》的零售药店（房）出售，乙类非处方药经审批后，可以在其他商店（商场、超市、宾馆等）零售。

（2）非处方药的主要特点

① 应用安全，长期临床使用证实安全性大，正常使用时无严重不良反应或其他严重的有害相互作用；②疗效确切，使用时患者可以觉察治疗效果；③质量稳定，在正常条件下储存质量稳定；④使用方便，使用时不需要医务人员的指导、监控和操作，可由患者自行选用。

3. 双跨药品

在非处方药遴选工作的基础上，国家分批公布了非处方药的品种目录，其中某些药品属于"双跨药品"。双跨药品是既可作为处方药，也可作为非处方药使用的药品。在一种药品申报处方药品时列有多个适应证，其中有的适合患者自我判断和自我治疗，因此将此部分作为非处方药。而患者难以判断的部分仍作为处方药。

以胃酸分泌抑制剂雷尼替丁、西咪替丁、法莫替丁为例，作为处方药可用于胃、十二指肠溃疡、上消化道出血等，一般疗程4～8周；作为非处方药，则只能用于胃酸过多所致的胃痛、胃灼热、反酸等，即对症治疗，规定只能服用一周。由上可知，既可作非处方药，又可作为处方药的药品，在适应证、剂量和疗程方面差别较大。

（二）我国药品分类管理制度发展历程

为保障公众用药安全、有效，国家对我国的药品管理做出了一系列的努力，并取得了一定的成效。我国的药品分类管理制度经历了长期的发展并得到了不断的完善（见表1-1）。

表1-1 我国药品分类管理制度发展历程

时间	事件及发展历程
20世纪80年代中期	国家医药管理局从国际交流中开始引入药品分类管理的概念
20世纪90年代中期	医药管理部门和有关协会、学会开始从政府方面推动工作
1997年1月15日	中共中央、国务院下发《关于卫生改革与发展的决定》中，国家作出建立和完善药品分类管理制度的重要决策
1999年6月18日	国家药品监督管理局颁布《处方药与非处方药分类管理办法（试行）》
1999年11月19日	国家药品监督管理局颁布《非处方药专有标识管理规定（暂行）》
1999年12月28日	国家药品监督管理局颁布《处方药与非处方药流通管理暂行规定》
2004年3月16日	国家食品药品监督管理局出台《非处方药注册审批补充规定》

续表

时间	事件及发展历程
2004 年 4 月 7 日	国家食品药品监督管理局印发《关于开展处方药与非处方药转换评价工作的通知》
2005 年 8 月 12 日	国家食品药品监督管理局发布《关于做好处方药与非处方药分类管理实施工作的通知》
2010 年 6 月 30 日	国家食品药品监督管理局发布《关于做好处方药转换为非处方药有关事宜的通知》
2012 年 11 月 14 日	国家食品药品监督管理局发布《国家食品药品监督管理局办公室关于印发处方药转换为非处方药评价指导原则（试行）等 6 个技术文件的通知》

自1999年国家对上市药品进行处方药与非处方药分类以来，国家遴选出的非处方药品种已占上市药品总数的 25%左右。非处方药遴选工作收效明显。

（三）药品分类管理具体规定

1.《处方药与非处方药分类管理办法（试行）》

《处方药与非处方药分类管理办法（试行）》于 1999 年 6 月 18 日颁布，并于 2000 年 1 月 1 日开始实施。该办法主要对药品分类管理工作的部门职责，处方药、非处方药的生产、流通、使用等做了原则性的规定。

（1）部门职责

① 国务院药品监督管理部门负责处方药与非处方药分类管理办法的制定以及非处方药目录的遴选、审批、发布和调整工作。

② 其他各级药品监督管理部门负责辖区内药品分类管理工作的组织实施及监督管理。

（2）生产　处方药、非处方药生产企业必须具有《药品生产企业许可证》，生产品种应取得药品批准文号。

（3）经营

① 经营处方药、非处方药的批发企业和经营处方药、甲类非处方药的零售企业必须具有《药品经营企业许可证》。

② 经省级药品监督管理部门或其授权的药品监督管理部门批准的其他商业企业也可以零售乙类非处方药。

③ 零售乙类非处方药的商业企业必须配备专职的、具有高中以上文化程度、经过专业培训、由省级药品监督管理部门或其授权的药品监督管理部门考核合格并取得上岗证的工作人员。

（4）使用

① 处方药必须凭执业医师或执业助理医师的处方才可调配、购买、使用。

② 非处方药不需要凭执业医师或执业助理医师的处方即可自行判断、购买，但要按非处方药标签和说明书所示内容使用。

③ 医疗机构根据医疗需要可以决定或推荐使用非处方药。

（5）标识物及广告

① 非处方药除标签和说明书应符合规定外，用语还应科学、易懂，以便于消费者自行判断、选择和使用；非处方药的标签和说明书必须经国家药品监督管理部门批准。

② 非处方药的包装必须印有国家指定的非处方药专有标识。我国非处方药专用标识图案为椭圆形背景下 3 个英文字母"OTC"，甲类非处方药为红底白字的图案，乙类非处方药为绿底白字的图案（见图 1-2）。单色印刷时，非处方药专有标志下方必须标示"甲类"或"乙类"字样。

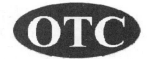

图 1-2　甲类和乙类非处方药专用标识

③ 非处方药的包装必须符合质量要求，方便储存、运输和使用；每个销售基本单元包装须附有标签和说明书。

④ 非处方药的包装、标签和说明书上必须印有"请仔细阅读药品说明书并按说明使用或在药师指导下购买和使用！"的忠告语。

⑤ 处方药只允许在专业性医药报刊上进行广告宣传，非处方药经审批可以在大众传播媒介进行广告宣传。

2. 《处方药与非处方药流通管理暂行规定》

《处方药与非处方药流通管理暂行规定》于 1999 年 12 月 28 日由国家药品监督管理局（SDA）颁布，并于 2000 年 1 月 1 日开始正式实施。

（1）生产企业、批发企业销售　处方药、非处方药的生产销售及批发销售业务必须由具有《药品生产企业许可证》《药品经营企业许可证》的药品生产、批发企业经营。

药品生产、批发企业必须按分类管理、分类销售的原则和规定，向具有合法经营资格的药品零售企业和医疗机构销售处方药和非处方药，并要按有关药品监督管理规定保存销售记录备查。

进入药品流通领域的处方药和非处方药，其相应的警示语或忠告语应由生产企业醒目地印制在药品包装或药品说明书上。

（2）药店零售　销售处方药和甲类非处方药的零售药店必须具有《药品经营许可证》，并配备驻店执业药师或药师以上的药学技术人员。《药品经营许可证》、执业药师证书应悬挂在醒目、易见的地方。执业药师应佩戴标明其姓名、技术职称等内容的胸卡。

零售药店必须从具有《药品生产许可证》《药品经营许可证》的药品生产、批发企业采购处方药和非处方药，并按有关规定保存采购记录备查。

处方药、非处方药应当分柜摆放。不得采用有奖销售、附赠药品或礼品等方式销售，暂不允许采用网上销售方式。

处方药不得采用开架自选的销售方式，必须凭执业医师或执业助理医师的处方销售、购买和使用。执业药师或药师必须对医师处方进行审核、签字后，依据处方正确调配、销售药品。对处方不得擅自更改或代用。对有配伍禁忌或超剂量的处方，应拒绝调配、销售，必要时，经处方医师更正或重新签字，方可调配、销售。处方必须留存 2 年以上备查。

非处方药可不凭医师处方销售、购买和使用，但患者可以在执业药师或药师的指导下购买和使用。执业药师或药师应当为患者选购非处方药提供用药指导或提出寻求医师治疗的建议。

（3）医疗机构处方与使用　处方药必须由执业医师或执业助理医师开具处方后，方可调剂、使用。医师处方必须遵循科学、合理、经济的原则，医疗机构应据此建立相应的管理制度。

（4）普通商业企业零售　在药品零售网点不足的地区，普通商业企业可以销售乙类非处方药，销售乙类非处方药的普通商业企业应根据便民、利民的原则合理布局。鼓励并优先批准具有《药品经营许可证》的零售药店与普通商业企业合作，在普通商业企业销售乙类非处方药。

普通商业企业必须从具有《药品经营许可证》《药品生产许可证》的药品批发、生产企业采购乙类非处方药，并按有关规定保存采购记录备查。

连锁超市销售的乙类非处方药必须由连锁总部统一从合法的供应渠道和供应商采购、配送，分店不得独自采购。总部必须具备与所经营药品和经营规模相适应的仓储条件，配备 1 名以上药师以上技术职称的药学技术人员，负责进货质量验收及日常质量管理工作。

普通商业企业销售乙类非处方药时，应设立专门货架或专柜，按法律法规的规定摆放药品，不得销售处方药和甲类非处方药，不得采用有奖销售、附赠药品或礼品销售等方式销售乙类非处方药，暂不允许采用网上销售方式销售乙类非处方药。

3. 处方药与非处方药转换评价

按照药品分类管理工作的整体部署和安排，国务院药品监督管理部门从国家药品标准中进行了非处方药的遴选，初步对上市药品进行了分类，并发布了《国家非处方药（西药、中成药）目录》。2004年4月，国家发布《关于开展处方药与非处方药转换评价工作的通知》，规定国务院药品监督管理部门可以根据药品生产企业的申请和建议，组织进行处方药与非处方药的转换评价，并对处方药转换评价为非处方药的申请范围、工作程序、资料要求以及非处方药转换评价为处方药的工作程序进行了详细阐述，标志着我国非处方药由原先的遴选阶段逐渐过渡到转换评价阶段。2010年6月，国家食品药品监督管理局发布了《关于做好处方药转换为非处方药有关事宜的通知》（食药监办注〔2010〕64号），对非处方药转换评价的工作程序进行了调整。在上述法律框架的基础上，国家食品药品监督管理局在2012年11月发布《国家食品药品监督管理局办公室关于印发处方药转换为非处方药评价指导原则（试行）等6个技术文件的通知》（食药监办注〔2012〕137号）等技术标准具体指导处方药与非处方药的转换评价工作。《药品注册管理办法》（2020年国家市场监督管理总局令第27号），明确规定处方药和非处方药实行分类注册和转换管理。国家药品监督管理局药品评价中心制定处方药和非处方药上市后转换相关技术要求和程序，并向社会公布。

四、国家药品储备制度

国家储备药品是国家为了维护公众的身体健康、保证紧急需要而平时储备管理的，在国内发生重大灾情、疫情及其他突发事件时国务院规定的部门可以紧急调用的药品。

《药品管理法》第九十二条明确规定，国家实行药品储备制度，建立中央和地方两级药品储备。发生重大灾情、疫情或者其他突发事件时，依照《中华人民共和国突发事件应对法》的规定，可以紧急调用药品。

（一）国家药品储备制度发展历程

药品储备是一种宏观调控手段，我国国家药品储备制度的发展过程大体可以分为以下两个阶段：一级储备、静态管理阶段和两级储备、动态管理阶段。

1. 一级储备、静态管理阶段

20世纪70年代初，为保证灾情、疫情及突发事故发生后对药品和医疗器械的紧急需要，我国建立了中央一级储备、静态管理的国家药品储备制度，国家拨出两亿多元的专款，在全国修建了13个药品储备库。这时的医药储备工作由国家医药管理局负责。

2. 两级储备、动态管理阶段

1997年7月3日，国务院发出的《关于改革和加强医药储备管理工作的通知》，提出"建立中央与地方两级医药储备制度"的具体措施。以适应社会主义市场经济发展需要，提高国家药品储备能力和管理工作水平，保证灾情、疫情及突发事故发生后所需药品和医疗器械的及时、有效供应。

1997年12月23日，《国家药品医疗器械储备管理暂行办法》对国家药品储备的部门职责、药品储备计划、储备药品的调用等做了较为详细的规定。1999年6月15日，《国家医药储备管理办法》对医药储备做了新规定。2004年，《国家医药储备应急预案》建立了国家医药储备应急管理的基本制度和运行机制，加强了应急管理基础工作。

3. 双主体储备、分级管理阶段

2021年11月17日，中华人民共和国工业和信息化部等六部门修订完善并联合印发了《国家医药储备管理办法》（工信部联消费〔2021〕195号），自2022年1月1日起施行。进一步加强和完善医药储备管理工作，将国家医药储备划分为政府储备和企业储备，优化储备单位的选拔条件，实行储备基金预拨清算制度，有效发挥医药储备在确保公众用药可及、防范重大突发风险、维护社会安全稳定中的重要作用。

（二）现行国家药品储备制度

1. 政府储备和企业储备

国家医药储备包括政府储备和企业储备。

（1）政府储备 由中央与地方（省、自治区、直辖市）两级医药储备组成，实行分级负责的管理体制。中央医药储备主要储备应对特别重大和重大突发公共事件、重大活动安全保障以及存在较高供应短缺风险的医药产品；地方医药储备主要储备应对较大和一般突发公共事件、重大活动区域性保障以及本辖区供应短缺的医药产品。政府储备遵循统筹规划、规模适度、动态管理、有偿调用原则，逐步建立起应对各类突发公共事件和市场有效供应的保障体系，确保储备资金的安全保值使用。

政府储备实行实物储备、生产能力储备、技术储备相结合的管理模式，由符合条件的医药企业或卫生事业单位承担储备任务。生产能力储备是对常态需求不确定、专门应对重大灾情疫情的特殊医药产品，通过支持建设并维护生产线和供应链稳定，保障基本生产能力，能够按照指令组织生产和应急供应。技术储备是对无常态需求的潜在疫情用药，或在专利保护期内的产品，通过支持建设研发平台，开发并储备相应技术，在必要时能够迅速转化为产品。

（2）企业储备 是医药企业依据法律法规明确的社会责任，结合医药产品生产经营状况建立的企业库存。企业储备由医药企业根据生产经营和市场运行的周期变化，保持医药产品的合理商业库存，并在应急状态下积极释放供应市场。

2. 储备单位的条件与任务

（1）储备单位的条件 中央医药储备单位应属于医药生产经营企业，依法取得药品、医疗器械生产或经营资质，并符合以下条件：①医药行业的重点生产企业或具有现代物流能力的药品、医疗器械经营企业；②行业诚信度较高，具有良好的质量管理水平和经济效益；③具有完善的生产设施设备或现代物流配送能力，符合药品、医疗器械生产经营管理的质量要求；④具备完善的信息管理系统，能够实现医药储备的信息数据传输；对专项医药储备品种，必要时可由省级以上卫生事业单位承担中央医药储备任务。

（2）储备单位的任务 ①执行医药储备计划，落实各项储备任务；②建立严格的储备资金管理制度，专款专用，确保储备资金安全；③实行领导责任制，指定专人负责医药储备工作；④加强储备品种的质量管理和安全防护，并适时进行轮换补充，确保质量安全有效；⑤建立24小时应急值守制度，严格执行医药储备调用任务，确保应急调拨及时高效；⑥加强医药储备工作培训，提高业务能力和管理水平。

3. 储备计划管理

政府储备实行严格的计划管理。中央医药储备计划实行动态调整，原则上每5年调整一次，由工业和信息化部会同财政部等相关部门结合对医药储备利用效能评估情况报告国务院。

工业和信息化部向储备单位下达中央医药储备任务，并通报国家医药储备管理工作机制成员单位。工业和信息化部与储备单位签订《中央医药储备责任书》，储备单位不得擅自变更储备任务。实物储备原则上应在中央医药储备任务下达后的两个月内按照储备品种、数量规模的要求完成采购；对需要组织进口、定点生产加工以及临床必需易短缺等品种，可采用分期分批的方式储备到位。

4. 采购与储存管理

（1）采购管理　中央医药储备产品从符合条件的生产企业采购，新增储备任务采购应遵循以下程序：①对于国内具有 3 家以上（含 3 家）生产企业的产品，由工业和信息化部采取竞争性采购方式确定生产企业及采购价格；②不具备竞争条件的，由工业和信息化部指定生产企业，采购价格原则上按照储备品种市场价格或公立医院采购价格确定；③对没有市场价格和公立医院采购价格的，工业和信息化部组织价格调查，按照计价成本加5%合理利润的原则确定采购价格。

（2）储存管理　中央医药储备分为常规储备和专项储备。中央常规医药储备主要应对一般状态下的灾情疫情和供应短缺，中央专项医药储备主要包括公共卫生专项。国家建立疫苗储备制度，分别纳入常规储备和专项储备。实行动态轮储的中央医药储备品种，由储备单位根据有效期自行轮换，各储备品种的实际库存量不得低于储备计划的 70%。实行定期核销的中央医药储备品种，由储备单位根据有效期及时进行轮换更新，按程序申报核销储备资金，并按照药品、医疗器械管理的相关规定进行销毁处置。

5. 调用管理

中央医药储备与地方医药储备建立联动工作机制，发生突发事件时，原则上由地方医药储备负责本行政区域内医药产品的供应保障，地方医药储备不能满足需求时，可申请调用中央医药储备予以支持；中央医药储备主管部门有权调用地方医药储备。

第四节　执业药师制度和药学职业道德

人类在漫长的生存斗争中发现、发展了防治疾病的药品，形成了药学，培养了药师，并形成药学职业标准和药师道德准则。这些对保障人们的健康和人类的生存繁衍发挥了重大作用。

一、我国执业药师职业资格制度

2019 年 3 月，国家药品监督管理局、人力资源社会保障部发布《关于印发执业药师职业资格制度规定和执业药师职业资格考试实施办法的通知》（国药监人〔2019〕12 号），对执业药师职业资格考试、注册、职责、监督管理等方面进行明确要求。

2021 年 6 月，国家药品监督管理局发布《执业药师注册管理办法》（国药监人〔2021〕36 号），进一步规范执业药师注册及其相关监督管理工作，加强执业药师队伍建设。

（一）执业药师的定义

执业药师（licensed pharmacist）指经全国统一考试合格，取得《执业药师职业资格证书》并经注册，在药品生产、经营、使用和其他需要提供药学服务的单位中执业的药学技术人员。

（二）执业药师职业资格制度的性质

国家为了加强对药学技术人员的职业准入管理，发挥执业药师指导合理用药与加强药品质量管理的作用，保障和促进公众用药安全有效，根据《药品管理法》及国家职业资格制度的有关规定，实施了执业药师职业资格制度。该制度是对药学技术人员实行的一种准入类职业资格制度，纳入国家职业资格目录。其目的是保证药学技术人员的技术水平，提高人员素质，进而促进药学事业的健康发展。

（三）执业药师职业资格考试

1. 参加考试必须具备的条件

凡我国公民和获准在我国境内就业的外籍人员，具备以下条件之一者，均可申请参加执业药师职业资格考试：

1）取得药学类、中药学类专业大专学历，在药学或中药学岗位工作满5年；

2）取得药学类、中药学类专业大学本科学历或学士学位，在药学或中药学岗位工作满3年；

3）取得药学类、中药学类专业第二学士学位、研究生班毕业或硕士学位，在药学或中药学岗位工作满1年；

4）取得药学类、中药学类专业博士学位；

5）取得药学类、中药学类相关专业相应学历或学位的人员，在药学或中药学岗位工作的年限相应增加1年。

2. 关于考试的规定

执业药师职业资格实行全国统一大纲、统一命题、统一组织的考试制度。原则上每年举行一次。考试日期原则上为每年10月。考试以四年为一个周期，参加全部科目考试的人员须在连续四个考试年度内通过全部科目的考试。免试部分科目的人员须在连续两个考试年度内通过应试科目。

执业药师职业资格考试分为药学、中药学两个专业类别。具体考试科目及类型要求详见表1-2。试题分为A型题（最佳选择题）、B型题（配伍选择题）、C型题（综合分析选择题）和X型题（多项选择题）四种题型。各科单独考试，单独计分，每科试卷满分为120分。各科目具体命题范围可参照国家药品监督管理局制定、人力资源社会保障部审定的《国家执业药师资格考试大纲》。

3. 免考要求

符合《执业药师职业资格制度规定》报考条件，按照国家有关规定取得药学或医学专业高级职称并在药学岗位工作的，可免试药学专业知识（一）、药学专业知识（二），只参加药事管理与法规、药学综合知识与技能两个科目的考试；取得中药学或中医学专业高级职称并在中药学岗位工作的，可免试中药学专业知识（一）、中药学专业知识（二），只参加药事管理与法规、中药学综合知识与技能两个科目的考试。

4.《执业药师职业资格证书》的颁发

执业药师职业资格考试合格者，由各省级人力资源社会保障部门颁发《执业药师职业资格证书》。该证书由人力资源社会保障部统一印制，国家药品监督管理局与人力资源社会保障部用印，在全国范围内有效。

表1-2　国家执业药师职业资格考试科目

药学类	中药学类
药事管理与法规（共考科目）	
药学专业知识（一）	中药学专业知识（一）
药学专业知识（二）	中药学专业知识（二）
药学综合知识与技能	中药学综合知识与技能

（四）执业药师的职责

1）执业药师应当遵守执业标准和业务规范，以保障和促进公众用药安全有效为基本准则。

2）执业药师必须严格遵守《中华人民共和国药品管理法》及国家有关药品研制、生产、经营、使用的各项法规及政策。执业药师对违反《中华人民共和国药品管理法》及有关法规、规章的行为或决定，有责任提出劝告、制止、拒绝执行，并向当地负责药品监督管理的部门报告。

3）执业药师在执业范围内负责对药品质量的监督和管理，参与制定和实施药品全面质量管理制度，参与单位对内部违反规定行为的处理工作。

4）执业药师负责处方的审核及调配，提供用药咨询与信息，指导合理用药，开展治疗药物监测及药品疗效评价等临床药学工作。

5）药品零售企业应当在醒目位置公示《执业药师注册证》，并对在岗执业的执业药师挂牌明示。执业药师不在岗时，应当以醒目方式公示，并停止销售处方药和甲类非处方药。执业药师执业时应当按照有关规定佩戴工作牌。

6）执业药师应当按照国家专业技术人员继续教育的有关规定接受继续教育，更新专业知识，提高业务水平。国家鼓励执业药师参加实训培养。

（五）执业药师注册管理

执业药师实行注册制度。持有《执业药师职业资格证书》的人员，经注册取得《执业药师注册证》后，方可以执业药师身份执业。国家药品监督管理局负责执业药师注册的政策制定和组织实施，指导监督全国执业药师注册管理工作。国家药品监督管理局执业药师资格认证中心承担全国执业药师注册管理工作。

1. 注册内容

执业药师注册内容包括：执业地区、执业类别、执业范围、执业单位。执业地区为省、自治区、直辖市；执业类别为药学类、中药学类、药学与中药学类；执业范围为药品生产、药品经营、药品使用；执业单位为药品生产、经营、使用及其他需要提供药学服务的单位。

2. 申请注册

（1）申请人必须同时具备以下 4 项条件：①取得《执业药师职业资格证书》；②遵纪守法，遵守执业药师职业道德；③身体健康，能坚持在执业药师岗位工作；④经执业单位同意；⑤按规定参加继续教育学习。

（2）注册程序　申请人通过全国执业药师注册管理信息系统向执业所在地省级药品监督管理部门申请注册。药品监督管理部门对申请人提交的材料进行形式审查，申请材料齐全、符合规定形式，或者申请人按要求提交全部补正申请材料的，药品监督管理部门应当受理注册申请。药品监督管理部门应当自受理注册申请之日起 20 个工作日内作出注册许可决定。

药品监督管理部门作出的准予注册许可决定，应当在全国执业药师注册管理信息系统等予以公开。药品监督管理部门依法作出不予注册许可决定的，应当说明理由，并告知申请人享有依法申请行政复议或者提起行政诉讼的权利。

3. 延续注册

执业药师注册有效期为 5 年。有效期满前 30 日前，向执业所在地省级药品监督管理部门提出延续注册申请。

4. 变更注册

申请人要求变更执业地区、执业类别、执业范围、执业单位的，应当向拟申请执业所在地的省级药品监督管理部门申请办理变更注册手续。

5. 注销注册

有下列情形之一者，由药品监督管理部门注销，并予以公告：①注册有效期满未延续的；②执业药师注册证被依法撤销或者吊销的；③法律法规规定的应当注销注册的其他情形，以及执业药师本人或者其执业单位申请注销的情形。

（六）执业药师继续教育

根据《执业药师继续教育管理试行办法》（国药协发〔2015〕8号）及《关于做好2020年度全国执业药师继续教育工作的通知》（国药协发〔2020〕1号）的要求，执业药师每年应参加不少于90学时的继续教育培训，每3个学时为1学分，每年累计不少于30学分。继续教育内容包括公需科目和专业科目。公需科目学习内容涵盖执业药师应当掌握的思想政治、法律法规、职业道德、诚信自律等基本知识。专业科目包括从事药学服务工作应当掌握的专业领域法律法规、专业知识和专业技能。其中，专业科目学时一般不少于总学时的三分之二（60学时）。承担继续教育管理职责的机构应当将执业药师的继续教育学分记入全国执业药师注册管理信息系统。

二、药学职业道德原则及规范

（一）药学职业道德原则

1. 职业道德

职业道德（professional ethics）是人们在职业活动、履行其职责和处理各种职业关系过程中，其思想和行为应遵循的特定的职业行为规范。职业道德主要由职业理想、职业态度、职业责任、职业技能、职业纪律、职业良心、职业荣誉和职业作风所构成。

药学职业道德是职业道德的一种，是一般社会道德在药事领域中的特殊表现。它是药学人员在药学实践中应当遵循的行为准则和规范。

2. 药学职业道德基本原则

药学职业道德原则是从事药品研究、生产、经营、使用及监督管理等人员在药学领域活动实践中应遵循的根本指导原则，它调整药学领域人际关系，统帅着药学道德的一切规范和范畴。药学道德基本原则贯穿于药学道德发展过程的始终，是评价与衡量药学领域内所有人员的个人行为和思想品质的最高道德标准。

药学职业道德原则可以概括为以下几点。

1）救死扶伤，实行革命的人道主义。人道主义核心是尊重人的生命，一视同仁地保护和治愈人的身心疾病。在我国提倡人道主义，要求每个药学人员尽可能地去关心、尊敬、爱护、同情和帮助那些身受疾病痛苦的病人。不仅是主张对个人的尊重，肯定人的价值，而且扩展到对社会群体健康的关怀，贯穿整个药学事业之中。

2）以病人为中心，为公众防病治病提供安全、有效、经济、合理的优质药品，是药学领域各行业共同的根本任务，也是药学职业道德的基本特点。

药学事业的根本目的是保障人民健康。为此，各项工作都必须以病人为本，从治愈疾病和提高病人生活质量出发，改善、改革药学实践中的不足和问题，不断调整药学道德关系，保证每个药学技术人员具有高尚的思想品质，真诚为患者提供药学服务。

3）全心全意为人民服务，是药学道德的根本宗旨。药学技术人员，应以病人为本，把救死扶伤、防病治病的需要作为一切工作的出发点，不怕劳苦，不计较个人得失，努力做作，主动热情地为病人提供有关药学方面的各种服务，对业务技术精益求精，刻苦钻研，不断充实自己，做一个真正"毫不利己，专门利人"，全心全意为人民服务的药学技术人员。

（二）药师职业道德规范

药师的职业道德规范，是在药学职业化的长期过程中逐渐形成的。药师职业道德规范主要由以下几部分构成。

1. 药师与病人及其家属的关系

1）药师必须把病人的健康和安全放在首位。

2）药师应尽力向病人提供专业、真实、全面的信息，绝不能调配、推销、分发不符合法定药品标准、质量差、疗效差的药品和保健品给病人。

3）在病人利益和商业利益之间要做到充分考虑病人利益，要确保病人享有接受安全、有效治疗的权利。

4）药师要为病人保密，必须严守病历中的个人秘密。除非法律要求，不得将病人的病情和治疗泄露给第三者。

5）药师要尊重人们的生命和尊严，对病人一视同仁，依据各个病人的情况保证合理的药物治疗。

6）药师应努力完善和扩大自己的专业知识，并应有效地运用这些知识，来更好地提供药学服务。

2. 药师与同事的药师和医务人员之间的关系

1）药师在防治疾病中应与有关人员和机构通力合作，以提供完善的药学服务。

2）药师应尊重他人的价值和能力，不应以错误方式与病人或他人讨论处方的治疗作用，以免有损开方者威信。

3）药师绝不能同意或参与同别的医务人员或他人利用自己职业进行私下的钱财交易和别的剥削性行为。除非是公众提出请求，药师不应主动推荐医生或医疗服务项目。

3. 药师与社会的关系

1）药师应维护其职业的高尚品质和荣誉。药师应贯彻药品管理法律法规，遵守药师职业道德规范，绝不能从事任何可能败坏职业荣誉的活动，还要敢于揭露本行业中非法的、不道德的行为。

2）药师在任何时候都只能为自己的服务索取公正合理的报酬，绝不能同意在可能妨碍或损害自己正常专业判断力和技能的条件下工作。

3）药师应加入以发展药学事业为目标的组织，并贡献出自己的才能。

4）药师有义务服务于个人、社区和社会，并处理好满足病人个人服务需求与满足社会服务需求之间的关系。

5）药师应采取建立良好职业信誉方法吸引顾客，禁止采用其他手段吸引顾客。药师不应允许他人利用他的名字、资格、地址或照片用于面向公众的任何药品广告或表述。

（三）药学领域的道德要求

1. 药品生产的职业道德

药品生产的职业道德，是指一切从事药品生产的药学工作者在生产和工作中的行为准则和道德规范。药品生产过程中的道德要求，是对企业发展成败和药品生产质量的一个重要保证。主要包括：①爱岗敬业，竭诚奉献；②明确目的，端正思想；③遵纪守法，文明生产；④注重科学，确保质量。

2. 药品流通的职业道德

药品流通的职业道德是指在流通过程中调节药品贮藏、保管、销售、使用诸方面的关系，调节药品流通人员与消费者之间关系的行为准则。其职业道德主要包括：①尽职尽责，满足需要；②严肃认真，小心谨慎；③平等待人，热情服务；④刻苦钻研，改革提效。

3. 医疗机构药学技术人员的职业道德

（1）药品调剂道德规范 调剂工作是医疗机构药学技术人员的常规工作，也是责任重大的工作。对药品调剂人员有如下道德要求：①审方仔细认真，调配准确无误；②认真核对签字；③发药耐心，交代清楚。

（2）医疗机构制剂道德规范 对医疗机构制剂有如下要求：①坚持社会公益原则，遵守国家法律法规；②服务临床，确保供应。

（3）药品采购道德规范 医疗机构药品采购过程中要遵循以下原则：①要坚持质量第一的原则，按照国家有关规定，从合法单位采购药品；②对采购的药品进行严格的检验制度，如检查药品合格证、包装、标签与说明书等；③在药品招标采购中，要坚持公平、公开、择优的原则，在药效相同的情况下，多进廉价药，少进高价药。

（四）执业药师职业道德准则

2006年10月18日，中国执业药师协会发布了我国首部《中国执业药师道德准则》，并于2009年6月进行修订，主要内容如下：

1）救死扶伤，不辱使命。执业药师应当将患者及公众的身体健康和生命安全放在首位，以专业知识、技能和良知，尽心、尽职、尽责为患者及公众提供药品和药学服务。

2）尊重患者，平等相待。执业药师应当尊重患者或消费者的价值观、知情权、自主权、隐私权，对待患者或消费者应不分年龄、性别、民族、信仰、职业、地位、贫富，一视同仁。

3）依法执业，质量第一。执业药师应当遵守药品管理法律、法规，恪守职业道德，依法独立执业，确保药品质量和药学服务质量，科学指导用药，保证公众用药安全、有效、经济、适当。

4）进德修业，珍视声誉。执业药师应当不断学习新知识、新技术，加强道德修养，提高专业水平和执业能力；知荣明耻，正直清廉，自觉抵制不道德行为和违法行为，努力维护职业声誉。

5）尊重同仁，密切协作。执业药师应当与同仁和医护人员相互理解，相互信任，以诚相待，密切配合，建立和谐的工作关系，共同为药学事业的发展和人类的健康奉献力量。

药学职业的特殊性决定了作为一个执业药师必须忠于职守，认真履行全心全意为人民服务、救死扶伤、维护人民健康的神圣职责。要不断地学习，提高职业道德素质，以道德规范自律行为，增强职业责任心，端正工作态度，为人民健康服务，做一个合格、称职的药学人员。

（五）执业药师药学服务规范

执业药师药学服务规范，是指执业药师在药学服务过程中应当遵守的道德标准和行为规范，是执业药师职业道德准则的具体表现和补充，可以规范执业药师的执业行为。

为规范执业药师的业务行为，增强执业药师和所在执业单位的自律意识，引导执业药师开展优良药学服务，践行优良药学服务，保障公众合理用药，国家食品药品监督管理总局执业药师资格认证中心、中国药学会、中国非处方药物协会和中国医药商业协会联合制定了《执业药师业务规范》，自2017年1月1日起施行，适用于直接面向公众提供药学服务的执业药师。

　　执业药师业务规范是指执业药师在运用药学等相关专业知识和技能从事业务活动时，应当遵守的行为准则。执业药师的业务活动包括处方调剂、用药指导、药物治疗管理、药品不良反应监测、健康宣教等。执业药师应当遵纪守法、爱岗敬业、遵从伦理、服务健康、自觉学习、提升能力，达到规范的基本要求。

案例

违规销售处方药事件

　　某年，龚先生因感冒去某药房买药，药店员工介绍他购买阿莫西林分散片，服药后病情不但没有好转，身体还出现了不良反应，发起了高烧。龚先生马上来到了医院进行全面检查。医生检查后发现，他的血液化验出现了异常，医院立即对他进行治疗。龚先生也从医生处得知，他购买的阿莫西林分散片属于处方药，其中含有抗生素，如果服用不当，可能会导致过敏、肝肾功能受影响，长期服用还将产生耐药性。龚先生反映当时对方也根本没提处方的事。

　　随后，龚先生向该区药品监督管理局进行投诉，在接到投诉后，执法人员到药房进行调查。调查后发现，该药店不仅不按规定在店内悬挂员工一览表，且在检查龚先生投诉的感冒药时发现，这种感冒药在进货登记单上是 2 片包装，而实际销售时却是 1 片包装，因此执法人员将店内这种药品全部封查，并调取了其中 15 包药品进行抽样调查。

　　执法人员又核实了该药房违规销售处方药的情况，而在处方药登记本上，却没有找到当日对外销售的处方药登记。该药房没有凭医生处方向消费者出售处方药，存在违规销售处方药的行为。最后，根据规定，执法人员对这家药店处以 5000 元到 20000元不等的罚款，并责令其马上整改。

习题

一、A 型选择题（最佳选择题）

备选答案中只有一个最佳答案。

1. "药事"是指与药品的研制、生产、流通、使用及（　　）。

　　A. 价格、合理用药、广告、信息等活动有关的事

　　B. 广告、信息、监督、合理用药等活动有关的事

　　C. 价格、广告、信息、监督等活动有关的事

　　D. 信息、广告、销售、监督等活动有关的事

　　E. 广告、价格、检验、管理等活动有关的事

2. 药事管理学科是（　　）。

　　A. 社会科学的分支学科　　　　　　B. 药学科学的分支学科

　　C. 公共管理的分支学科　　　　　　D. 管理学的分支学科

　　E. 卫生管理的分支学科

3．医疗机构配制的制剂应是（　　　）。

    A．市场上供不应求的品种

    B．本单位临床需要而市场上供应不足的品种

    C．本单位临床需要而市场上没有供应的品种

    D．本单位临床和市场上均需要的品种

    E．本单位临床需要的品种

4．药品质量是指（　　　）。

    A．药品的有效性   B．药品的安全性

    C．药品的稳定性   D．药品的疗效和安全性

    E．药品满足规定要求和需要特征的总和

5．药品的质量特性不包括（　　　）。

    A．有效性   B．安全性   C．应用性

    D．稳定性   E．均一性

6．将非处方药分为甲、乙两类，分类主要是根据药品的（　　　）。

    A．方便性   B．普及性   C．有效性

    D．经济性   E．安全性

7．依照《处方药与非处方药分类管理办法（试行）》，非处方药标签和说明书除符合相关规定外，用语应当（　　　）。

    A．专业、科学、明确，便于使用   B．由企业自行决定

    C．便于医师判断、选择和使用   D．便于患者判断、选择和使用

    E．科学、易懂，便于消费者自行判断、选择和使用

8．无需获得许可证也可以从事的业务包括（　　　）。

    A．处方药与非处方药的生产   B．处方药的批发销售

    C．甲类非处方药的零售   D．非处方药的批发销售

    E．乙类非处方药的零售

9．国家实行药品储备制度，国家发生重大灾情、疫情突发事件时，国务院规定的部门（　　　）。

    A．可以向企业购买药品

    B．可以紧急批准进口药品

    C．可以紧急调用药品

    D．可以开设绿色通道，快速批准企业生产

    E．可以放开委托加工药品生产

10．执业药师资格考试属于（　　　）。

    A．对药学技术人员实行的职业准入控制

    B．对药学技术人员实行的执业准入控制

    C．对药师资格的职业准入控制

    D．对主管药师资格的职业准入控制

    E．对药师资格的执业准入控制

11．《执业药师资格制度暂行规定》规定的考试科目是（　　　）。

    A．药学（或中药学）专业知识（一）、药学（或中药学）专业知识（二）、药事管理与法规

    B. 药学（或中药学）专业知识（一）、药学（或中药学）专业知识（二）、综合知识与技能

    C. 药事管理与法规、综合知识与技能

    D. 药学（或中药学）专业知识（一）、药学（或中药学）专业知识（二）、药事管理与法规、综合知识与技能

    E. 药学（或中药学）专业知识（一）、药学（或中药学）专业知识（二）、药事管理学、药事法规汇编

12. 执业药师的执业范围（　　　）。

    A. 药品生产、药品经营、药品流通　　　B. 药品经营、药品使用、药品检验

    C. 药品经营、药品生产、药品使用　　　D. 药品使用、药品检验、药品生产

    E. 药品流通、药品生产、药品检验

13. 药师对病人的责任不包括（　　　）。

    A. 要把保证生产、销售、使用高质量有效的药品放在首位

    B. 把病人的健康和安全放在首位

    C. 保守有关病人的秘密

    D. 给病人提供合适的、不导致错误的信息

    E. 药师的行为需给药学职业带来信任和荣誉

二、B型选择题（配伍选择题）

    备选答案在前，试题在后。每组2～4题，每组题均对应同一组备选答案，每个备选答案可以重复选用，也可以不选用。

〔1～4〕

    A. Ch.P　　　　B. Ph.A　　　　C. NMPA

    D. CLPA　　　E. WHO

1. 药事管理的英文缩写是（　　　）。

2. 世界卫生组织的英文缩写是（　　　）。

3. 《中华人民共和国药典》的英文缩写是（　　　）。

4. 国家药品监督管理局的英文缩写是（　　　）。

〔5～7〕

    A. 概况研究　　　B. 调查研究　　　C. 文献研究

    D. 相关性研究　　E. 实验研究

5. "某抗癌药物的市场调查"属于哪个类型的研究？（　　　）

6. "药品广告对消费者购药意向影响研究"属于哪个类型的研究？（　　　）

7. "抗生素合理使用与安全性的文献综述"属于哪个类型的研究？（　　　）

〔8～11〕

    A. 有效性　　　B. 安全性　　　C. 经济性

    D. 稳定性　　　E. 均一性

8. 按规定的适应证和用法、用量使用药品后，人体产生毒副反应的程度是（　　　）。

9. 药物制剂的每一单位产品都符合有效性、安全性的规定要求是（　　　）。

10. 在规定的条件下保持其有效性和安全性的能力是药品质量的（　　　）。

11. 在规定的适应证、用法和用量的条件下，能满足预防、治疗、诊断人的疾病，有目的地调节人的生理机能的要求的特性是（　　　）。

[12~15]

    A. 首次注册   B. 延续注册   C. 变更注册

    D. 注销注册   E. 申请注册

12. 执业药师注册有效期满前 30 日内，应申请办理（　　　）。

13. 药品生产企业的执业药师要求到药品经营企业执业的应办理（　　　）。

14. 执业药师申请到外省市执业的，应依法办理（　　　）。

15. 执业药师因健康或其他原因不能或不宜从事执业药师业务的予以（　　　）。

三、X 型选择题（多项选择题）

备选答案中有 2 个或 2 个以上的正确答案。少选或多选均不得分。

1. 药品的特殊性表现为（　　　）。

    A. 生命关联性   B. 高质量性

    C. 公共福利性   D. 品种多产量有限

    E. 高度的专业性

2. 药事管理学科的研究内容包括（　　　）。

    A. 国家药事行政   B. 社会药学

    C. 药物经济学   D. 医药知识产权

    E. 药品信息和信息资源管理

3. 药事管理学科课程体系概括为以下几类。（　　　）。

    A. 经济学类   B. 法学和伦理学   C. 信息科学类

    D. 管理学类   E. 社会和行为科学类

4. 执业药师实行注册制度，申请注册者必须同时具备的条件是（　　　）。

    A. 取得《执业药师职业资格证书》

    B. 遵纪守法，遵守职业道德

    C. 身体健康，能坚持在执业药师岗位工作

    D. 取得本科学历

    E. 经执业单位同意

5. 中国执业药师道德准则为（　　　）。

    A. 救死扶伤，不辱使命   B. 尊重患者，一视同仁

    C. 依法执业，质量第一   D. 进德修业，珍视声誉

    E. 尊重同仁，密切协作

四、判断题

正确的画（√），错误的画（×），并将错误之处改正。

1. 药事管理学科的研究范畴包括药事公共行政和药事组织管理。药事公共行政是指国家政府的行政机关依据国家的政策、法律，运用法定权力，对药事进行有效治理的管理活动。药事组织管理指药事组织内部的管理，主要包括医药生产、经营企业管理、医疗机构药房管理等。（　　　）

2. 药事管理的特征表现为专业性、实践性、政策性。（　　　）

3. 国家药品标准是国家对药品质量及检验所作的规定，是药品生产、供应、使用、检验和管理部门共同遵循的法定依据。（　　　）

4. 我国现行的药典是 2010 年版《中国药典》。（　　　）

5. 调查研究是以特定群体为对象，应用问卷访问测量或其他工具，经由系统化程序，收集有关群体的资料及信息，了解该群体的普遍特征的方法。（　　　）

6. 处方药可以在国务院卫生行政部门和国务院药品监督管理部门共同指定的专业刊物上介绍，但不得在大众传播媒介发布广告。（   ）

7. 执业药师注册有效期为3年。（   ）

8. 执业药师每年应当参加不少于20学分的继续教育培训。（   ）

9. 国家基本药物遴选应当按照防治必需、安全有效、价格合理、使用方便、中西药并重、基本保障、临床首选和基层能够配备的原则。（   ）

10. 药师要对病人的利益负责。在病人利益和商业利益之间要做到充分考虑病人利益，要确保病人享有接受安全、有效药物治疗的权利。（   ）

五、术语解释

1. 药品
2. 处方药
3. 药事管理
4. 新药
5. 执业药师

六、问答题

1. 我国基本药物政策的目标是什么？
2. 《基本医疗保险药品目录》分为哪两类？并简述两类目录特点。
3. 处方药和非处方药的分类依据是什么？并简述其定义和特点。
4. 根据目的和处理方法不同，药品质量监督检验包括哪几种类型？
5. 简述药学职业道德的原则。
6. 简述药品监督管理的行政职能。

（朱 虹）

第二章　药事管理体制与药事组织

本章学习重点

1. 药事组织的类型
2. 我国药品监督管理的组织体系及机构设置
3. 国家药品监督管理局的职能
4. 省级药品监督管理部门的职能
5. 药品监督管理的主要行政机构、专业技术机构的职能
6. 药品监督管理相关部门有关药品管理的职能

药事管理体制属于宏观范畴的药事组织工作，对发挥药事单位微观管理的作用具有很大的影响。

第一节　药事管理体制与药事组织概述

一、我国药事管理体制

（一）药事管理体制概述

药事管理体制，是指一定社会制度下药事系统的组织方式、管理制度和管理方法；是国家关于药事工作的机构设置、职能配置和运行机制等方面的制度。它是指药事组织机构的建立和药事管理制度的建设，包括药事组织机构内部垂直纵向的权限、水平横向的职能的合理划分，也包括药事组织机构外部即药事组织机构与相关组织机构之间权限和职能的合理划分，各级各类药事单位沟通、协调、制约等。

药事管理体制的内涵包括：药品质量监督管理体制、药品生产经营管理体制、药品使用管理体制、药学教育和科技管理体制。药事管理体制的特点既体现在它的社会性方面，又体现在时代性方面，同时受到整个国家经济体制和生产关系的制约，不同时期社会政治经济制度不同，药事管理体制也不尽相同。

在我国，药品监督管理体制已通过立法，明确权责义务。我国药品监督管理体制采取的是国家统一管理与省级地方监督管理相结合、国家药品监督管理部门统一主管与国家相关部门在各自的职责范围内负责相关方面的管理相结合的体制。2019年修订的《中华人民共和国药品管理法》第八条到第十五条规定了我国药品监督管理的基本体制和各部门职责，《中华人民共和国药品管理法实施条例》第二条对药品检验机构的设置和确定进行了规定。

（二）药事管理体制的发展与演变

新中国成立后，我国卫生行政部门主管药品监督管理工作。1949 年 12 月国家卫生部设立药政管理处，1953 年 5 月更名为药政管理司，1957 年改为药政管理局。此外，还逐步建立健全药品检验机构，1950 年建立国家药品检验所，1954 年在各省设立药品检验部门，1961 年成立卫生部药品生物制品检定所。1979 年成立国家医药管理总局，将分属不同部门的医药公司、药材公司、医药工业公司及医疗器械公司划归其统一管理。1982 年，国家医药管理总局更名为国家医药管理局，归国家经贸委领导。这期间药事管理方式主要采用行政管理手段。

随着我国制药产业不断壮大，药品的品种和数量急剧上升，我国药事管理体制逐步向法治化、科学化管理迈进。1984 年 9 月 20 日，中华人民共和国第六届全国人民代表大会常务委员会第七次会议审议通过了《中华人民共和国药品管理法》，该法自 1985 年 7 月 1 日起颁布实施，我国第一次以法律的形式规定了药品监督管理的权利和职责，药品监督管理方式开始从行政手段向法治化方向发展。

1998 年，根据《国务院关于机构设置的通知》，组建了直属国务院领导的国家药品监督管理局（State Drug Administration，SDA）。于 1998 年 4 月 16 日挂牌成立，1998 年 8 月 19 日正式运行。其职能由国家卫生部药政、药检职能，国家医药管理局生产、流通监管职能，国家中医药管理局中药生产、流通监管职能及分散在其他部门的药品监督管理职能组成。统一负责全国药品的研究、生产、流通、使用环节的行政监督和技术监督。2003 年 3 月，第十届全国人民代表大会一次会议通过了《国务院机构改革方案》。根据该改革方案，国务院在国家药品监督管理局的基础上组建国家食品药品监督管理局（State Food and Drug Administration，SFDA）。其为国务院直属机构，除继续行使国家对药品、生物制品、医疗器械的监督管理职能外，还负责食品、保健品、化妆品安全管理的综合监督和组织协调，依法组织开展对重大事故的查处。2008 年 3 月，第十一届全国人民代表大会第一次会议审议批准了《国务院机构改革方案》，根据《国务院关于部委管理的国家局设置的通知》（国发〔2008〕12 号），将国家食品药品监督管理局改由国家卫生部管理的国家局（副部级），从而理顺医疗管理和药品管理的关系，强化食品药品安全监管。同时将食品药品监督管理机构省级以下垂直管理改为由地方政府分级管理，业务接受上级主管部门和同级卫生行政部门的组织指导和监督。

2013 年 3 月，十二届全国人大一次会议通过《国务院机构改革和职能转变方案》和《国务院关于机构设置的通知》（国发〔2013〕14 号），根据此方案，国家食品药品监督管理局改名为国家食品药品监督管理总局，成为国务院直属机构（正部级）。保留国务院食品安全委员会，具体工作由国家食品药品监督管理总局承担。国家食品药品监督管理总局加挂国务院食品安全委员会办公室牌子。同时，不再保留国家食品药品监督管理局和单设的食品安全办。并将国家工商行政管理总局与国家质量监督检验检疫总局的一些职能并入国家食品药品监督管理总局。

2013 年 3 月 22 日，国家食品药品监督管理部门的官网也同步进行了更名，一律改成国家食品药品监督管理总局（China Food and Drug Administration），英文简称由"SFDA"改为"CFDA"，官方微博"中国药监"改为"中国食品药品监管"。

至此国家食品药品监督管理总局整合了食品安全办的职责、食品药品监管局的职责、质检总局的生产环节食品安全监督管理职责、工商总局的流通环节食品安全监督管理的职责。实现了对生产、流通、消费环节的食品安全和药品的安全性、有效性实行统一监督管理。

（三）我国现行的药事管理体制

2018 年 3 月，根据第十三届全国人民代表大会第一次会议批准的《国务院机构改革方案》，将国家工商行政管理总局的职责，国家质量监督检验检疫总局的职责，国家食品药品监督管理总局的职责，国家发展和改革委员会的价格监督检查与反垄断执法职责，商务部的经营者集中反垄断执法以及国务院反垄断委员会办公室等职责整合，组建国家市场监督管理总局（State Administration for Market Regulation），为国务院直属机构（正部级）。

根据党的十九届三中全会审议通过的《中共中央关于深化党和国家机构改革的决定》《深化党和国家机构改革方案》和第十三届全国人民代表大会第一次会议批准的《国务院机构改革方案》、《国务院关于机构设置的通知》（国发〔2018〕6 号）、《国务院关于部委管理的国家局设置的通知》（国发〔2018〕7 号），考虑到药品监管的特殊性，单独组建国家药品监督管理局（National Medical Products Administration，NMPA），由国家市场监督管理总局管理，主要职责是负责药品、医疗器械、化妆品的注册并实施监督管理。市场监管实行分级管理，药品监管机构只设到省一级，药品经营销售等行为的监管，由市县市场监管部门统一承担。

二、药事组织

（一）药事组织的含义

药事组织（pharmaceutical affairs organization）是一个复杂的综合性概念，人们往往把药事组织机构、体系、体制都称为药事组织。一般来说，"药事组织"包含了狭义和广义的含义。狭义的药事组织是指：为了实现药学社会任务所提出的目标，经由人为地分工形成的各种形式的组织机构的总称。广义的药事组织是指：以实现药学社会任务为共同目标的人们的集合体；是药学人员相互影响的社会心理系统；是运用药学知识和技术的技术系统；是人们以特定形式的结构关系而共同工作的系统。

药事组织系统也可以称为药事组织体系，是医药卫生大系统中的子系统，药事组织系统又因具体目标、职能不同（如药品的研制、生产、流通、使用和监督管理等）而分为若干相互协作、相互制约和相互影响的子系统。这个系统运动的产出为医疗卫生系统所利用的药学知识、药学服务、药学人才以及合格药品等。药事组织不是孤立存在于社会，它和卫生组织、经济组织、国家的行政组织等有密切关系，并受历史文化制度的制约。

（二）药事组织的类型

药事组织以药学的社会任务为分类基础，药学的社会任务可分解为：研制新药、生产供应药品、合理用药、药品管理、培养药学专业人员、管理人员企业家、组织药学力量。在现实社会里，药事组织的基本类型有以下几种。

1. 药学教育组织

药学教育组织属于药学事业性组织。其主要功能是教育，是为维持和发展药学事业培养药师、药学家、药学工程师、药学企业家和药事管理干部的机构，药学教育组织的目标是双重的，既培养药学人才，又获得药学研究成果。对社会来说，教育的功能是"揭示"，而不是"实施"，其重要作用只有在长期的发展中才能体现出来。

药学教育组织的子系统基本上可以按学科专业类型划分，或以学历层次划分，也可以根据办学形式划分。

2. 药学科研组织

药学科研组织的主要功能是研究开发新药、改进现有药品，以及围绕药品和药学的发展进行基础研究，提高创新能力，发展药学事业。各类药学科研组织大多进行市场化运作，通过开辟科技市场，利用新药证书转让、专利或技术转让、国家各项自然科学基金及医药科研课题经费支持、合同开发、委托开发、技术服务等方式推动新药的研发，将科技成果尽快转化为生产力，以适应社会主义市场经济体制的需要，推动医药经济的发展。

3. 药品生产、经营组织

药品生产、经营组织是企业型组织，在我国称为药品生产企业、药品经营企业，在欧美称为制药公司、社会药房，在日本称为制药株式会社、经营株式会社和社会药局。虽名称各异，但其主要功能作用都是生产药品和经销药品。

一般生产、经营组织是以营利为目的经济组织，但由于药品生产企业和经营企业所生产经营的是具有防治疾病、保障人们身体健康等社会功能的药品，因此，药品生产、经营组织应将社会效益放在首位。药品生产、经营企业可以从企业的性质、规模、组织形式、生产形态以及药品类型等各种角度进一步划分其子系统。

4. 医疗机构药房组织

这类组织是事业型组织，它的主要功能是，通过给病人采购药品、调配处方、配制制剂、提供用药咨询等活动，以保证合理用药。这类组织的基本特征是直接给病人供应药品和提供药学服务，重点是用药的质量和合理性。

医疗机构药房组织在药事组织中占有重要地位和比重，是我国是药师人数最多的组织，是和医疗系统直接交叉的组织。随着现代医学的发展，医疗机构药房组织已逐步向临床职能型过渡，形成集药品供应、制剂、临床药学、药学服务、科研、管理于一体的综合型科室。

5. 药品管理行政组织

药品管理行政组织是指政府机构中管理药品和药学企事业组织的行政机构。其功能是代表国家对药品和药学企事业组织进行监督控制，以保证国家意志的贯彻执行。

政府药品监督管理机构的主要职能，是以法律授予的权力，负责对药品（含中药、民族药，下同）运行全过程的质量进行严格监督，保证向社会提供合格药品，并依法处理违反药品管理法律、法规和规章的行为。

6. 药事社团组织

药事社团组织是指药学人员或药学行业自愿组成并经政府审查同意的非营利性社会组织（学会、协会），是药学企事业组织与政府机构联系的纽带，发挥协助政府管理药事的作用。它的任务是组织药学力量，功能体现在行业、职业的管理及学术研究、咨询服务等。

药学行业协会、学术组织在药事组织的兴起和成长过程中，发挥了统一行为规范、实现自我管理、开展对外联系与协调的积极作用，推动了药学事业的健康发展。

第二节　药品监督管理组织

一、我国药品监督管理组织体系

药品监督管理的组织体系主要由药品监督管理行政机构和药品监督管理专业技术机构两部分组成（见图2-1）。

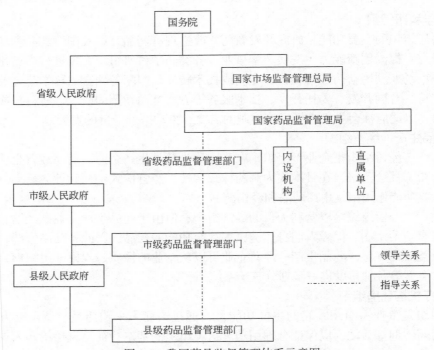

图 2-1 我国药品监督管理体系示意图

二、我国药品监督管理组织的机构设置

（一）药品监督管理的行政机构

药品监督管理部门是指依照法律法规的授权和相关规定，承担药品研制、生产、流通和使用环节监督管理职责的组织机构。《中华人民共和国药品管理法》规定，国务院药品监督管理部门主管全国药品监督管理工作。国务院有关部门在各自职责范围内负责与药品有关的监督管理工作。国务院药品监督管理部门配合国务院有关部门，执行国家药品行业发展规划和产业政策。省、自治区、直辖市人民政府药品监督管理部门负责本行政区域内的药品监督管理工作。设区的市级、县级人民政府承担药品监督管理职责的部门负责本行政区域内的药品监督管理工作。县级以上地方人民政府有关部门在各自职责范围内负责与药品有关的监督管理工作。

同时还规定，县级以上地方人民政府对本行政区域内的药品监督管理工作负责，统一领导、组织、协调本行政区域内的药品监督管理工作以及药品安全突发事件应对工作，建立健全药品监督管理工作机制和信息共享机制。

1. 国家药品监督管理局

由国家市场监督管理总局管理，贯彻落实党中央关于药品监督管理工作的方针政策和决策部署，在履行职责过程中坚持和加强党对药品监督管理工作的统一领导。国家药品监督管理局设 11 个内设机构，17 个直属单位（见图 2-2）。

2. 地方药品监督管理部门

（1）省级药品监督管理部门 负责药品、医疗器械、化妆品生产环节的许可及检查、处罚，以及药品批发许可、零售连锁总部许可、互联网销售第三方平台备案及检查、处罚。由于各省（区、市）机构改革和社会、经济发展情况不同，各地药品监督管理部门职责不完全一致，但基本的任务是相同的。

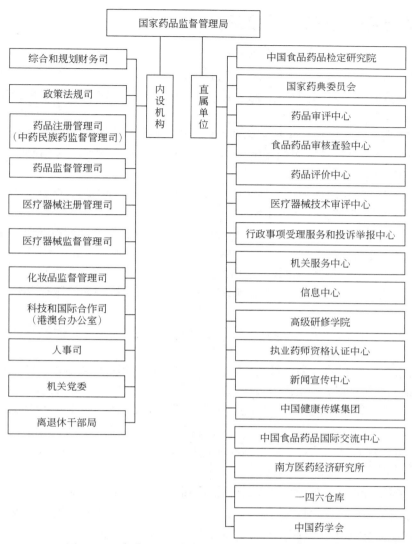

图 2-2　国家药品监督管理局内设机构和主要直属部门

（2）市、县级药品监督管理部门　按照改革和理顺市场监管体制，整合监管职能，加强监管协同，形成市场监管合力等有关要求，除个别地方外，均为设区的市、县两级市场监督管理部门中承担药品监督管理职责的部门负责药品零售、医疗器械经营的许可、检查和处罚，以及化妆品经营和药品、医疗器械使用环节质量的检查和处罚。

（二）药品监督管理的技术机构

药品监督管理技术机构是药品监督管理的重要组成部分，为药品行政监督提供技术支撑与保障。《药品管理法》规定，药品监督管理部门设置或指定的药品专业技术机构，承担依法实施药品监督管理所需的审评、检验、核查、监测与评价等工作。国家药品监督管理局的药品监督管理专业技术机构主要有：中国食品药品检定研究院、国家药典委员会、药品审评中心、食品药品审核查验中心、药品评价中心、行政事项受理服务和投诉举报中心、执业药师资格认证中心、高级研修学院、国家中药品种保护审评委员会、药品审评检查分中心等。

三、药品监督管理的行政机构及职能

（一）国家药品监督管理局的职能

1）负责药品、医疗器械和化妆品安全监督管理。拟订监督管理政策规划，组织起草法律法规草案，拟订部门规章，并监督实施。研究拟订鼓励药品、医疗器械和化妆品新技术新产品的管理与服务政策。

2）负责药品、医疗器械和化妆品标准管理。组织制定、公布国家药典等药品、医疗器械标准，组织拟订化妆品标准，组织制定分类管理制度，并监督实施。参与制定国家基本药物目录，配合实施国家基本药物制度。

3）负责药品、医疗器械和化妆品注册管理。制定注册管理制度，严格上市审评审批，完善审评审批服务便利化措施，并组织实施。

4）负责药品、医疗器械和化妆品质量管理。制定研制质量管理规范并监督实施。制定生产质量管理规范并依职责监督实施。制定经营、使用质量管理规范并指导实施。

5）负责药品、医疗器械和化妆品上市后风险管理。组织开展药品不良反应、医疗器械不良事件和化妆品不良反应的监测、评价和处置工作。依法承担药品、医疗器械和化妆品安全应急管理工作。

6）负责执业药师资格准入管理。制定执业药师资格准入制度，指导监督执业药师注册工作。

7）负责组织指导药品、医疗器械和化妆品监督检查。制定检查制度，依法查处药品、医疗器械和化妆品注册环节的违法行为，依职责组织指导查处生产环节的违法行为。

8）负责药品、医疗器械和化妆品监督管理领域对外交流与合作，参与相关国际监管规则和标准的制定。

9）负责指导省、自治区、直辖市药品监督管理部门工作。

10）完成党中央、国务院交办的其他任务。

（二）国家药品监督管理局负责药品管理职能部门的职责

国家药品监督管理局设 11 个内设机构，其中负责药品管理的业务机构主要有政策法规司、药品注册管理司（中药民族药监督管理司）、药品监督管理司。

1. 政策法规司

研究药品、医疗器械和化妆品监督管理重大政策。组织起草法律法规及部门规章草案。承担规范性文件的合法性审查工作。承担执法监督、行政复议、行政应诉、重大案件法制审核工作。承担行政执法与刑事司法衔接管理工作。承担普法宣传和涉及世界贸易组织的相关工作。承担全面深化改革的有关协调工作。承担疫苗质量管理体系 QMS 办公室日常工作。

2. 药品注册管理司（中药民族药监督管理司）

组织拟订并监督实施国家药典等药品标准、技术指导原则，拟订并实施药品注册管理制度。监督实施药物非临床研究和临床试验质量管理规范、中药饮片炮制规范，实施中药品种保护制度。承担组织实施分类管理制度、检查研制现场、查处相关违法行为工作。参与制定国家基本药物目录，配合实施国家基本药物制度。

3. 药品监督管理司

组织拟订并依职责监督实施药品生产质量管理规范，组织拟订并指导实施经营、使用质量管理规范。承担组织指导生产现场检查、组织查处重大违法行为。组织质量抽查检验，定期发布质量公告。组织开展药品不良反应监测并依法处置。承担放射性药品、麻醉药品、毒性药品及精神药品、药品类易制毒化学品监督管理工作。指导督促生物制品批签发管理工作。

（三）省级药品监督管理部门的主要职责

1）负责药品、医疗器械和化妆品安全监督管理。组织实施相关法律法规，拟订监督管理政策规划，组织起草相关地方性法规、规章草案，并监督实施。

2）负责药品、医疗器械和化妆品标准的监督实施。监督实施国家药典等药品、医疗器械、化妆品标准和分类管理制度。依法制定地方中药材标准、中药饮片炮制规范并监督实施，配合实施基本药物制度。

3）负责药品、医疗器械和化妆品相关许可和注册管理。负责药品、医疗器械和化妆品生产环节的许可、医疗机构制剂配制许可，以及药品批发许可、零售连锁总部许可、互联网药品和医疗器械信息服务资格审批、互联网销售第三方平台备案。依法负责医疗机构制剂、医疗器械注册、化妆品备案。

4）负责药品、医疗器械和化妆品质量管理。监督实施生产质量管理规范，依职责监督实施研制、经营质量管理规范，指导实施使用质量管理规范。

5）负责药品、医疗器械和化妆品上市后风险管理。组织开展药品不良反应、医疗器械不良事件和化妆品不良反应的监测、评价和处置工作。依法承担药品、医疗器械和化妆品安全应急管理工作。

6）负责组织开展药品、医疗器械和化妆品生产环节以及药品批发、零售连锁总部、互联网销售第三方平台监督检查，依法查处违法行为。

7）实施执业药师资格准入制度，负责执业药师注册管理工作。

（四）市、县级药品监督管理部门的主要职责

1）负责辖区内药品、医疗器械和化妆品安全监督管理。制定药品零售和使用、医疗器械经营和使用、化妆品经营环节安全监管制度。

2）监督实施药品、医疗器械和化妆品相关环节标准以及分类管理制度。

3）依职责组织实施药品、医疗器械、化妆品经营行政许可制度。指导、监督实施药品、医疗器械和化妆品相关环节经营、使用质量管理规范。

4）组织指导实施药品、医疗器械和化妆品相关环节的监督检查。依职责组织查处药品、医疗器械和化妆品相关环节的违法行为。

5）负责药品、医疗器械和化妆品上市后相关风险管理，组织开展药品不良反应、医疗器械不良事件和化妆品不良反应的监测、评价和处置工作，组织开展相关环节质量抽查检验工作。

6）依法承担药品、医疗器械和化妆品安全应急管理工作。

7）依职责开展执业药师监督管理相关工作。

四、药品监督管理专业技术机构及职能

（一）中国食品药品检定研究院（国家药品监督管理局医疗器械标准管理中心，中国药品检验总所）

中国食品药品检定研究院（National Institutes for Food and Drug Control）（以下简称中检院），是国家药品监督管理局的直属事业单位，是国家检验药品、生物制品质量的法定机构和最高技术仲裁机构。中检院的前身是 1950 年成立的国家卫生部药物食品检验所和

生物制品检定所。1961 年，两所合并为国家卫生部药品生物制品检定所。2010 年，经中央编办批准更名为中国食品药品检定研究院。2018年，根据中央编办关于国家药品监督管理局所属事业单位机构编制的批复，中检院为国家药品监督管理局所属公益二类事业单位（保留正局级）。

中检院已发展成为集检定、科研、教学、标准化研究于一体的综合性国家级检验机构，目前承担着 7 个国家级中心及重点实验室的工作：国家病毒性肝炎研究中心、国家药品监督管理局细菌耐药性监测中心、中国医学细菌保藏管理中心、国家啮齿类实验动物种子中心、国家实验动物质量检测中心、国家麻醉品检定实验室、国家卫生部生物技术产品检定方法及其标准化重点实验室。

1. 主要职责

1）承担食品、药品、医疗器械、化妆品及有关药用辅料、包装材料与容器（以下统称为食品药品）的检验检测工作。组织开展药品、医疗器械、化妆品抽验和质量分析工作。负责相关复验、技术仲裁。组织开展进口药品注册检验以及上市后有关数据收集分析等工作。

2）承担药品、医疗器械、化妆品质量标准、技术规范、技术要求、检验检测方法的制修订以及技术复核工作。组织开展检验检测新技术、新方法、新标准研究。承担相关产品严重不良反应、严重不良事件原因的实验研究工作。

3）负责医疗器械标准管理相关工作。

4）承担生物制品批签发相关工作。

5）承担化妆品安全技术评价工作。

6）组织开展有关国家标准物质的规划、计划、研究、制备、标定、分发和管理工作。

7）负责生产用菌毒种、细胞株的检定工作。承担医用标准菌毒种、细胞株的收集、鉴定、保存、分发和管理工作。

8）承担实验动物饲育、保种、供应和实验动物及相关产品的质量检测工作。

9）承担食品药品检验检测机构实验室间比对以及能力验证、考核与评价等技术工作。

10）负责研究生教育培养工作。组织开展对食品药品相关单位质量检验检测工作的培训和技术指导。

11）开展食品药品检验检测国际（地区）交流与合作。

12）完成国家局交办的其他事项。

2. 内设机构

中检院的组织机构包括办公室、综合业务处、食品检定所、技术监督中心、中药民族药检定所、化学药品检定所、生物制品检定所、化妆品检定所、医疗器械检定所、体外诊断试剂检定所、药用辅料和包装材料检定所、实验动物资源研究所、标准物质和标准化管理中心、安全评价研究所、化妆品安全技术评价中心、仪器设备管理中心、检验机构能力评价研究中心（质量管理中心）、科研管理处、人事处、教育培训中心（研究生院）、后勤服务中心（基建处）、国际合作处（港澳台办公室）、党委办公室（纪检监察室）、计划财务处、信息中心（档案室）、离退休干部处、安全保卫处、医疗器械标准管理研究所28 个内设机构。

（二）国家药典委员会

国家药典委员会（Chinese Pharmacopoeia Commission），为国家药品监督部门直属事业单位，是国家药品标准工作专业管理的法定机构。成立于 1950 年。1993 年 5 月，国家卫生部将药典委员会常设机构从中国药品生物制品检定所分离出来，作为卫生部的直属单位。1998 年 9 月，卫生部药典委员会更名为国家药典委员会，并成建制划转国家药品监督管理局管理。

1. 主要职责

1）组织编制、修订和编译《中华人民共和国药典》（以下简称《中国药典》）及配套标准。

2）组织制定修订国家药品标准。参与拟订有关药品标准管理制度和工作机制。

3）组织《中国药典》收载品种的医学和药学遴选工作。负责药品通用名称命名。

4）组织评估《中国药典》和国家药品标准执行情况。

5）开展药品标准发展战略、管理政策和技术法规研究。承担药品标准信息化建设工作。

6）开展药品标准国际（地区）协调和技术交流，参与国际（地区）间药品标准适用性认证合作工作。

7）组织开展《中国药典》和国家药品标准宣传培训与技术咨询，负责《中国药品标准》等刊物编辑出版工作。

8）负责药典委员会各专业委员会的组织协调及服务保障工作。

9）承办国家局交办的其他事项。

2. 内设机构

国家药典委员会下设办公室、业务综合处（质量管理处）、中药处、化学药品处、生物制品处、通则辅料包材处、人事处（党委办公室）、财务处、信息管理处（编辑部）9个处室。

（三）国家药品监督管理局药品审评中心

国家药品监督管理局药品审评中心（Center for Drug Evaluation，NMPA）是国家药品监督管理局的直属单位。是国家药品注册技术审评机构。

1. 主要职责

1）负责药物临床试验、药品上市许可申请的受理和技术审评。

2）负责仿制药质量和疗效一致性评价的技术审评。

3）承担再生医学与组织工程等新兴医疗产品涉及药品的技术审评。

4）参与拟订药品注册管理相关法律法规和规范性文件，组织拟订药品审评规范和技术指导原则并组织实施。

5）协调药品审评相关检查、检验等工作。

6）开展药品审评相关理论、技术、发展趋势及法律问题研究。

7）组织开展相关业务咨询服务及学术交流，开展药品审评相关的国际（地区）交流与合作。

8）承担国家局国际人用药品注册技术协调会议（ICH）相关技术工作。

9）承办国家局交办的其他事项。

2. 内设机构及职责

国家药品监督管理局药品审评中心内设 7 处、2 室和 10 部，分别是：业务管理处、质量管理处、合规处、临床试验管理处、数据管理处、人事处、财务处、办公室、党委办公室（纪检监察室）、中药民族药药学部、化药药学一部、化药药学二部、生物制品药学部、药理毒理学部、中药民族药临床部、化药临床一部、化药临床二部、生物制品临床部、统计与临床药理学部（见表 2-1）。

表 2-1　药品审评中心主要内设机构及职责

机构设置	主要职责
业务管理处	负责药品申请受理。负责审评资料管理。负责审评任务的综合管理。负责协调与注册申请人的沟通交流和业务咨询。负责审评专家咨询委员会的相关工作。承办中心交办的其他事项
质量管理处	组织拟订中心管理制度等规范性文件并监督实施。组织拟订药品审评技术指导原则。承担药品审评质量管理。承担药品审评相关法务工作。承担复审组织工作。承担药品审评科研课题管理。组织开展相关理论研究。承担国家局国际人用药品注册技术协调会议（ICH）相关技术工作。承办中心交办的其他事项
合规处	承担与药品审评相关的检查、检验等合规性审查的沟通协调，并提出处理建议。负责拟订并实施相关技术性文件。承办中心交办的其他事项
临床试验管理处	负责药物临床试验登记与信息公示平台的信息审核等相关工作。负责组织与药品审评相关的药物临床试验期间非预期严重不良反应及药物研发期间安全性更新报告的接收、分析和评估。负责拟订并实施相关技术性文件。承办中心交办的其他事项
数据管理处	负责药品审评信息化相关工作。承担数据及网络安全工作。组织开展审评工作数据的分析和利用。负责拟订并实施相关技术性文件。承办中心交办的其他事项
中药民族药药学部	负责中药民族药、天然药物临床试验申请、上市申请、进口再注册申请、相关补充申请及其他申请的药学技术审评工作。负责拟订并实施相关技术审评指导原则。承办中心交办的其他事项
化药药学一部	负责化学药物新药、改良型新药和原研药品未在国内上市的仿制药、原研进口药临床试验申请、上市申请及其他申请的药学技术审评工作。负责拟订并实施相关技术审评指导原则。承办中心交办的其他事项
化药药学二部	负责化学药物原研药品已在国内上市的仿制药临床试验申请、上市申请，化学药物进口再注册申请、相关补充申请及其他申请的药学技术审评工作。负责拟订并实施相关技术审评指导原则。承办中心交办的其他事项
生物制品药学部	负责生物制品临床试验申请、上市申请、进口再注册申请、相关补充申请及其他申请的药学技术审评。负责血源筛查诊断试剂的临床试验申请、上市申请、进口再注册申请、相关补充申请及其他申请的药学技术审评。负责拟订并实施相关技术审评指导原则。承办中心交办的其他事项
药理毒理学部	负责各类药品临床试验申请、上市申请、进口再注册申请、相关补充申请及其他申请的药理毒理学技术审评。负责拟订并实施相关技术审评指导原则。承办中心交办的其他事项
中药民族药临床部	负责中药民族药、天然药物临床试验申请、上市申请、进口再注册申请、相关补充申请及其他申请的临床技术审评。负责拟订并实施相关技术审评指导原则。承办中心交办的其他事项
化药临床一部	负责精神障碍疾病药物、镇痛药及麻醉科药物、内分泌疾病药物、抗风湿及免疫药物、呼吸系统疾病及抗过敏药物、抗肿瘤药物、血液病药物、医学影像学等化学药物和治疗用生物制品（血液制品、基因治疗产品、细胞治疗产品除外）临床试验申请、上市申请、相关补充申请、进口再注册申请及其他申请的临床技术审评。负责拟订并实施相关技术审评指导原则。承办中心交办的其他事项
化药临床二部	负责神经系统疾病药物、循环系统疾病药物、肾脏泌尿系统疾病药物、生殖系统药物、消化系统疾病药物、抗感染药物、电解质酸碱平衡及营养药、扩容药、皮肤科及五官科疾病药物、器官移植、外科等化学药物和治疗用生物制品（血液制品、基因治疗产品、细胞治疗产品除外）临床试验申请、上市申请、相关补充申请、进口再注册申请及其他申请的临床技术审评。负责拟订并实施相关技术审评指导原则。承办中心交办的其他事项
生物制品临床部	负责预防用生物制品、血液制品及新型医疗产品（基因治疗、细胞治疗及其他再生医学与组织工程中涉及药品的产品）临床试验申请、上市申请、进口再注册申请、相关补充申请及其他申请的临床技术审评。负责拟订并实施相关技术审评指导原则。承办中心交办的其他事项
统计与临床药理学部	负责各类药品临床试验申请、上市申请、进口再注册申请、相关补充申请及其他申请的生物统计学、临床药理学及生物等效性试验的技术审评。负责拟订并实施相关技术审评指导原则。承担仿制药质量和疗效一致性评价相关技术协调工作。承办中心交办的其他事项

（四）国家药品监督管理局食品药品审核查验中心

根据《中央编办关于国家药品监督管理局所属事业单位机构编制的批复》（中央编办复字〔2018〕115 号），国家药品监督管理局食品药品审核查验中心（Center for Food and Drug Inspection of NMPA）为国家药品监督管理局所属公益二类事业单位（保留正局级）。

1. 主要职责

1）组织制定修订药品、医疗器械、化妆品检查制度规范和技术文件。

2）承担药物临床试验、非临床研究机构资格认定（认证）和研制现场检查。承担药品注册现场检查。承担药品生产环节的有因检查。承担药品境外检查。

3）承担医疗器械临床试验监督抽查和生产环节的有因检查。承担医疗器械境外检查。

4）承担化妆品研制、生产环节的有因检查。承担化妆品境外检查。

5）承担国家级检查员考核、使用等管理工作。

6）开展检查理论、技术和发展趋势研究、学术交流及技术咨询。

7）承担药品、医疗器械、化妆品检查的国际（地区）交流与合作。

8）承担市场监管总局委托的食品检查工作。

9）承办国家局交办的其他事项。

2. 内设机构及职责

国家药品监督管理局食品药品审核查验中心设置10个内设机构，包括办公室、信息管理处、检查一处、检查二处、检查三处、检查四处、检查五处、检查六处、人事处（党委办公室）、财务处（见表2-2）。

表 2-2　食品药品审核查验中心主要内设机构及职责

机构设置	主要职责
信息管理处	负责中心信息系统、数据库及网站的建设管理工作。组织开展信息安全等级保护工作。承担中心质量管理体系日常管理。承办中心交办的其他事项
检查一处	组织制修订药物临床研究相关检查制度规范和技术文件。组织开展药物临床研究机构检查。组织开展新药、生物制品临床试验研制现场检查、注册现场检查、有因检查。组织开展医疗器械临床试验的监督抽查、有因检查。承担相关检查员的考核、使用等管理工作。开展相关领域境外检查、国际（地区）交流合作及相关技术研究。承办中心交办的其他事项
检查二处	组织制修订药物非临床研究相关检查制度规范和技术文件。组织开展药物研制、药品注册相关药理毒理研究、临床药理学及人体生物等效性试验的注册现场检查、有因检查。组织开展药物非临床研究质量管理规范认证检查。组织开展仿制药质量和疗效一致性评价临床试验检查工作。承担相关检查员的考核、使用等管理工作。开展相关领域境外检查、国际（地区）交流合作及相关技术研究。承办中心交办的其他事项
检查三处	组织制修订中药、生物制品检查制度规范和技术文件。组织开展中药、生物制品注册现场检查及生产环节的有因检查。承担相关检查员的考核、使用等管理工作。开展相关领域境外检查、国际（地区）交流合作及相关技术研究。承办中心交办的其他事项
检查四处	组织制修订化学药品检查制度规范和技术文件。组织开展化学药品注册现场检查及生产环节的有因检查。承担相关检查员的考核、使用等管理工作。开展相关领域境外检查、国际（地区）交流合作及相关技术研究。承办中心交办的其他事项
检查五处	组织制修订医疗器械检查制度规范和技术文件。组织开展医疗器械生产环节的有因检查。承担相关检查员的考核、使用等管理工作。开展相关领域境外检查、国际（地区）交流合作及相关技术研究。承办中心交办的其他事项
检查六处	组织制修订化妆品检查制度规范和技术文件。组织开展化妆品研制、生产环节的有因检查。承担相关检查员的考核、使用等管理工作。承担市场监管总局委托的食品相关检查工作。开展相关领域境外检查、国际（地区）交流合作及相关技术研究。承办中心交办的其他事项

（五）国家药品监督管理局药品评价中心（国家药品不良反应监测中心）

根据《中央编办关于国家药品监督管理局所属事业单位机构编制的批复》（中央编办复字〔2018〕115号），国家药品监督管理局药品评价中心（Center for Drug Reevaluation，NMPA）〔国家药品不良反应监测中心（National Center for ADR Monitoring，China）〕为国家药品监督管理局所属公益一类事业单位（保留正局级）。

1. 主要职责

1）组织制定修订药品不良反应、医疗器械不良事件、化妆品不良反应监测与上市后安全性评价以及药物滥用监测的技术标准和规范。

2）组织开展药品不良反应、医疗器械不良事件、化妆品不良反应、药物滥用监测工作。

3）开展药品、医疗器械、化妆品的上市后安全性评价工作。

4）指导地方相关监测与上市后安全性评价工作。组织开展相关监测与上市后安全性评价的方法研究、技术咨询和国际（地区）交流合作。

5）参与拟订、调整国家基本药物目录。

6）参与拟订、调整非处方药目录。

7）承办国家局交办的其他事项。

2. 内设机构及职责

根据国家药品监督管理局药品评价中心的主要职责，国家药品监督管理局药品评价中心设置 8 个内设机构，包括办公室（人事党务处）、综合业务处、化学药品监测和评价一部、化学药品监测和评价二部（生物制品监测与评价部）、中药监测和评价部、医疗器械监测和评价一部、医疗器械监测和评价二部、化妆品监测和评价部（见表 2-3）。

表 2-3 药品评价中心主要内设机构及职责

机构设置	主要职责
综合业务处	负责中心业务工作的综合协调和组织管理。组织开展相关监测与安全性评价工作的技术标准、规范及质量管理规章制度的制订修订并监督实施。组织开展相关监测与上市后安全性评价的方法研究、技术咨询和国际（地区）交流合作。承担《中国药物警戒》的编辑出版工作。指导地方相关监测与上市后安全性评价工作。承办中心交办的其他事项
化学药品监测和评价一部	承担神经系统药物、精神障碍疾病药物、镇痛药及麻醉科药物、生殖系统药物、抗感染药物、电解质酸碱平衡及营养药、扩容药、皮肤科及五官科药物、器官移植、外科等化学药物的不良反应监测与上市后安全性评价工作。参与拟订、调整国家基本药物目录。承担药物滥用监测工作。承办中心交办的其他事项
化学药品监测和评价二部（生物制品监测与评价部）	承担循环系统疾病药物、肾脏泌尿系统疾病药物、内分泌疾病药物、抗风湿及免疫药物、呼吸系统疾病及抗过敏药物、消化系统药物、抗肿瘤药物、血液病药物、医学影像学等化学药物的不良反应监测与上市后安全性评价工作。承担生物制品的不良反应监测与上市后安全性评价工作。承办中心交办的其他事项
中药监测和评价部	承担中药、民族药及天然药物的不良反应监测与安全性评价工作。组织开展非处方药转换评价工作，参与拟订、调整非处方药品种目录。承办中心交办的其他事项
医疗器械监测和评价一部	承担有源类、体外诊断类医疗器械不良事件监测与上市后安全性评价工作。承办中心交办的其他事项
医疗器械监测和评价二部	承担无源类医疗器械不良事件监测与上市后安全性评价工作。承办中心交办的其他事项
化妆品监测和评价部	承担化妆品不良反应监测与上市后安全性评价工作。承办中心交办的其他事项

（六）国家药品监督管理局行政事项受理服务和投诉举报中心

2018 年 12 月，经中编办批准，国家药品监督管理局行政事项受理服务和投诉举报中心为国家药品监督管理局所属公益一类事业单位（正局级）。市场监管总局《关于整合建设 12315 行政执法体系更好服务市场监管执法的意见》（国市监网监〔2019〕46 号）明确，整合工商、质检、食品药品、物价、知识产权等部门对外设置的投诉举报热线电话、互联网、微信、手机 App 等网络诉求接收渠道，建立统一、权威、高效的 12315 一个号码对外、全国一个 12315 平台受理，为企业和社会公众提供便捷高效的市场监管投诉举报服务。

1. 主要职责

1）负责药品、医疗器械、化妆品行政事项的受理服务和审批结果相关文书的制作、送达工作。

2）受理和转办属于国家局药品监管职能的投诉举报。

3）负责药品、医疗器械、化妆品行政事项受理和投诉举报相关信息的汇总、分析、报送工作。

4）负责药品、医疗器械、化妆品重大投诉举报办理工作的组织协调、跟踪督办，监督办理结果反馈。

5）参与拟订药品、医疗器械、化妆品行政事项和投诉举报相关法规、规范性文件和规章制度。

6）负责投诉举报新型、共性问题的筛查和分析，提出相关安全监管建议。承担国家局执法办案、整治行动的投诉举报案源信息报送工作。

7）承担国家局行政事项受理服务大厅的运行管理工作。参与国家局行政事项受理、审批网络系统的运行管理。承担国家局行政事项收费工作。

8）参与药品、医疗器械审评审批制度改革以及国家局"互联网+政务服务"平台建设、受理服务工作。

9）指导协调省级药品监管行政事项受理服务及投诉举报工作。

10）开展与药品、医疗器械、化妆品行政事项受理及投诉举报工作有关的国际（地区）交流与合作。

11）承办国家局交办的其他事项。

2. 内设机构及职责

根据国家药品监督管理局行政事项受理服务和投诉举报中心的主要职责，国家药品监督管理局行政事项受理服务和投诉举报中心设置 6 个内设机构：办公室、信息与综合业务处、行政受理服务处、行政许可发证处、举报受理处、举报督办处（见表 2-4）。

表 2-4　国家药品监督管理局行政事项受理服务和投诉举报中心主要内设机构及职责

机构设置	主要职责
信息与综合业务处	承担中心业务工作综合管理、培训指导及监督检查工作。组织拟订并依职责监督实施投诉举报相关标准、规范。承担国家局监管投诉举报信息的汇总和分析工作。承担中心政务信息管理工作。负责中心信息化工作和网络安全。承办中心交办的其他事项
行政受理服务处	负责药品、医疗器械、化妆品行政事项的受理服务工作。承担国家局行政受理服务大厅的运行管理工作。拟订并监督实施行政事项受理服务规范和大厅管理制度。承担国家局网站行政受理服务版块相关栏目的日常维护管理工作。参与药品、医疗器械审评审批制度改革以及国家局"互联网+政务服务"平台建设和受理服务工作。承担行政事项的收费工作。承担行政事项受理、发证和收费等相关信息的汇总、分析工作。指导协调省级药品行政事项受理服务工作。承办中心交办的其他事项
行政许可发证处	负责药品、医疗器械、化妆品行政事项审批结果相关文书的制作、送达工作。承担行政事项文书制证送达相关咨询工作。参与拟订药品、医疗器械、化妆品行政事项制证送达相关法规、规范性文件和规章制度。承办中心交办的其他事项
举报受理处	受理信函、走访等渠道涉及药品、医疗器械、化妆品质量安全方面存在的涉嫌违法行为的投诉举报。拟订投诉举报受理服务规范。承担投诉举报咨询和政策宣传解释工作。承担信访窗口日常管理工作。参与投诉举报突发事件的应急处置工作。承办中心交办的其他事项
举报督办处	承担投诉举报转办、督办、报送和重大投诉举报办理工作的组织协调、跟踪督促和结果反馈工作。指导协调省级药品监管部门相关药品、医疗器械、化妆品投诉举报办理工作。承担投诉举报信息公开工作。负责投诉举报查实率、成案率的统计工作。参与制定修订药品、医疗器械、化妆品投诉举报相关法规和规范性文件。承办中心交办的其他事项

（七）国家药品监督管理局执业药师资格认证中心

根据《中央编办关于国家药品监督管理局所属事业单位机构编制的批复》（中央编办复字〔2018〕115号），国家药品监督管理局执业药师资格认证中心（Certification Center for Licensed Pharmacist of NMPA）为国家药品监督管理局所属公益二类事业单位（保留正局级）。

1. 主要职责

1）开展执业药师资格准入制度及执业药师队伍发展战略研究，参与拟订完善执业药师资格准入标准并组织实施。

2）承担执业药师资格考试相关工作。组织开展执业药师资格考试命审题工作，编写考试大纲和考试指南。负责执业药师资格考试命审题专家库、考试题库的建设和管理。

3）组织制定执业药师认证注册工作标准和规范并监督实施。承担执业药师认证注册管理工作。

4）组织制定执业药师认证注册与继续教育衔接标准。拟订执业药师执业标准和业务规范，协助开展执业药师配备使用政策研究和相关执业监督工作。

5）承担全国执业药师管理信息系统的建设、管理和维护工作，收集报告相关信息。

6）指导地方执业药师资格认证相关工作。

7）开展执业药师资格认证国际（地区）交流与合作。

8）协助实施执业药师能力与学历提升工程。

9）承办国家局交办的其他事项。

2. 内设机构及职责

根据国家药品监督管理局执业药师资格认证中心的主要职责，国家药品监督管理局执业药师资格认证中心设置4个内设机构：办公室（人事党务处）、考试处、注册管理处、信息处（见表2-5）。

表2-5　国家药品监督管理局执业药师资格认证中心主要内设机构及职责

机构设置	主要职责
考试处	组织制定并实施执业药师资格考试相关工作管理制度。承担执业药师资格考试相关工作。开展执业药师资格准入制度研究，参与拟订完善执业药师资格准入制度。组织开展执业药师资格考试命题、组卷、审卷及考试测评等工作，编写考试大纲、考试指南等考试用书。负责执业药师命审题专家库、考试题库的建设和管理。研究制定执业药师资格制度与对应职称制度的衔接标准和方案。组织制定执业药师资格准入与药学教育衔接标准。承办中心交办的其他事项
注册管理处	组织制定执业药师认证注册工作标准和规范并监督实施。承担执业药师认证注册管理工作。开展执业药师队伍发展战略研究。拟订执业药师执业标准和业务规范。协助开展执业药师相关执业监督工作。组织制定执业药师认证注册与继续教育衔接标准。组织拟订并指导实施执业药师实训培养方案。协助实施执业药师能力与学历提升工程。指导地方执业药师认证注册相关工作。协助开展执业药师在国际或地区间的执业资格互认与合作研究。承办中心交办的其他事项
信息处	承担中心信息化工作。拟订中心信息化建设规划并组织实施。承担全国执业药师管理信息系统管理工作。负责中心网站的运行维护及信息发布工作。负责中心数据安全、保密工作。负责执业药师数据收集统计、信息服务工作。承担全国执业药师管理信息系统培训工作。承办中心交办的其他事项

（八）国家药品监督管理局高级研修学院

国家药品监督管理局高级研修学院（National Medical Products Administration Institute of Executive Development）成立于1984年，是国家药品监督管理局直属事业单位、唯一的教育

培训机构，是药监系统唯一以社会科学研究为主的博士后科研工作站，唯一的国家级药品安全应急演练中心。

1. 主要职责

1）承担国家局计划内培训任务。承担地方药品监管部门及其所属事业单位负责人国家级轮训。

2）承担国家局相关司局、直属单位的培训任务，开展公务员初任、任职、在职及专门业务培训。承担省级局委托的培训任务。

3）实施公务人员高级研修。

4）承担国家局党校党员干部教学培训，开展相关学科建设。

5）承担监管政策理论研究及人才队伍发展战略研究。

6）负责有关学科、课程和教材体系建设。

7）承担安全应急培训与演练相关工作。

8）负责系统教育培训师资队伍建设及管理工作。

9）承担博士后科研工作站管理工作。合作开展有关学历、学位教育。

10）面向社会开展监管法规政策培训和专业技术培训。组织开展行业安全关键岗位从业人员职业（工种）技能鉴定工作。

11）承担教育培训国际（地区）交流与合作。

12）承办国家局交办的其他事项。

2. 内设机构及职责

国家药品监督管理局高级研修学院内设13个部门。分别为：办公室（人事处）、教务部、党校教研部（党委办公室）、研修一部、研修二部、研修三部、研修四部、教材部、应急演练部、网络培训部、发展研究部、财务部、总务部（见表2-6）。

表2-6　国家药品监督管理局高级研修学院主要内设机构及职责

机构设置	主要职责
教务部	承担学院教学综合管理工作。参与拟订药品监管系统队伍建设教育培训规划。拟订药品监管系统教育培训师资队伍建设规划并组织实施。组织学院专、兼职师资的业务考评和兼职师资遴选聘任工作。拟订教学培训规章制度并组织实施。承担教学质量评估与分析工作。承担学员培训考核和培训档案管理工作。承担培训教学改革的实施和协调工作。指导药品监管系统培训业务工作。承担现场教学基地、实训基地等辅助教学范围的遴选与管理工作。承办学院交办的其他事项
研修一部	参与拟订并实施国家局相关综合司局年度培训计划。承担地方药品监管部门及其所属事业单位负责人国家级轮训工作。依照《中华人民共和国公务员法》开展公务员初任、任职、在职及专门业务培训，实施公务人员高级研修，组织开展法治能力建设、监管能力提升、网络监管、人事及财务等综合业务培训。承办学院交办的其他事项
研修二部	参与拟订并实施国家局化妆品监管相关司局年度培训计划。承担化妆品监管教育培训工作。开展化妆品安全专业技术人员培训工作，承担化妆品检查员教育培训工作。承办市场监管总局委托的食品监管相关教育培训工作。承办学院交办的其他事项
研修三部	参与拟订并实施国家局药品监管相关司局年度培训计划。承担药品监管教育培训工作。开展药品安全专业技术人员培训工作，承担药品检查员教育培训工作。组织开展执业药师考前培训、继续教育、师资培训及相关工作。承办学院交办的其他事项
研修四部	参与拟订并实施国家局医疗器械监管相关司局年度培训计划。承担医疗器械监管教育培训工作。开展医疗器械安全专业技术人员培训工作，承担医疗器械检查员教育培训工作。承办学院交办的其他事项
教材部	拟订食品药品监管教育培训相关学科、课程和教材体系建设规划并组织实施。承担培训教材工作。负责食品药品安全关键岗位从业人员职业（工种）技能鉴定相关工作。承担全国食品药品职业教育教学指导委员会秘书处日常工作。承办学院交办的其他事项

续表

机构设置	主要职责
网络培训部	承担监管干部网络学院教育培训相关工作。参与拟订网络教育培训工作规划和年度工作计划并组织实施。负责网络教学资源课件体系建设，承担影视音像、教学科研软件、多媒体资料管理工作。负责远程网络教育及培训考试的组织实施工作。承担监管干部网络教育培训平台的建设、管理和维护。负责建立电子课件资源服务平台。承担学院计算机网络、网站等信息技术设备的建设、管理、安全保障及信息咨询服务等工作。承办学院交办的其他事项
发展研究部	组织开展药品监管政策理论和现代教育培训理论研究。开展药品监管人才队伍发展战略研究和智库建设。拟订学院理论研究规划和年度研究计划并组织实施。承担本系统案例征集、研究工作，建立案例库。承担学院理论研究工作的组织管理和学术交流工作。承担博士后科研工作站业务管理，组织开展学历、学位教育。牵头协调学院教育培训国际（地区）交流与合作。承办学院交办的其他事项

（九）国家中药品种保护审评委员会

国家中药品种保护审评委员会（National Committee on Assessment of the Protected Traditional Chinese Medicinal Products）目前与国家市场监督管理总局食品审评中心实行一套机构、两块牌子管理，为国家市场监督管理总局直属事业单位，负责组织国家中药品种保护的技术审评工作。

1. 主要职责

1）参与制修订保健食品、特殊医学用途配方食品、婴幼儿配方乳粉产品配方（以下简称特殊食品）和中药品种保护注册备案管理的制度措施。开展保健食品原料目录和允许保健食品声称的保健功能目录的研究工作。

2）组织制修订特殊食品和中药品种保护注册备案管理相关配套技术文件并组织实施。受总局委托，组织制修订食品许可审查通则细则，承担食品许可、食品安全监管措施研究等技术支撑工作。

3）承担特殊食品和中药品种保护注册的受理和技术审评、进口保健食品备案等工作。

4）组织开展特殊食品境内外注册现场核查以及食品生产企业检查相关工作。组织开展保健食品上市后技术评价。协助开展食品安全风险研判。

5）承担特殊食品注册备案专业档案及品种档案的建立和管理工作。

6）受总局委托，承担国家级食品检查队伍、注册现场核查队伍以及技术审评、食品许可等业务相关专家队伍的建设管理工作。

7）开展业务相关的国际交流合作、技术培训和咨询服务等。

8）承办总局交办的其他事项。

2. 内设机构及职责

国家市场监督管理总局国家中药品种保护审评委员会（食品审评中心）内设 13 个部门。分别为：办公室（人力资源部）、党委办公室（纪委办公室）、财务管理部、综合业务部、信息和档案管理部、保健食品功能审评部、保健食品安全审评部、保健食品工艺标准审评部、特医审评部、婴配审评部、注册核查部、食品检查部、中药品种保护部（见表 2-7）。

表 2-7　国家中药品种保护审评委员会主要内设机构及职责

机构设置	主要职责
综合业务部	承担申报受理与特殊食品许可决定文书的制作、送达等工作。承担技术审评专家队伍的建设管理。承担科研管理、外事管理和国际交流合作，开展相关技术培训及咨询服务

续表

机构设置	主要职责
信息和档案管理部	负责中心信息化工作。承担特殊食品注册备案专业档案及品种档案的建立、管理、查询服务等工作。协助开展业务相关的信息化建设、数据库管理、信息公开等工作
保健食品功能审评部	承担保健食品保健功能的技术审评。参与制修订保健食品注册备案管理的制度措施，组织制修订保健食品新产品相关配套技术文件。开展允许保健食品声称的保健功能目录研究
保健食品安全审评部	承担保健食品安全性的技术审评和进口保健食品的备案审核。组织制修订保健食品延续产品相关配套技术文件。开展保健食品原料目录研究和上市后技术评价
保健食品工艺标准审评部	承担保健食品工艺标准、质量可控性的技术审评。组织制修订保健食品变更、转让技术和证书补发相关配套技术文件
特医审评部	承担特殊医学用途配方食品的技术审评。参与制修订特殊医学用途配方食品注册管理的制度措施，组织制修订相关配套技术文件
婴配审评部	承担婴幼儿配方乳粉产品配方的技术审评。参与制修订婴幼儿配方乳粉产品配方注册管理的制度措施，组织制修订相关配套技术文件
注册核查部	组织开展特殊食品境内外注册现场核查工作，承担注册现场核查队伍的建设管理。组织制修订注册现场核查技术规范
食品检查部	承担食品生产企业检查相关工作，承担国家级食品检查队伍、食品许可专家队伍的建设管理。组织制修订食品许可审查通则细则，承担食品许可、食品安全监管措施研究等技术支撑工作。协助开展食品安全风险研判。参与食品安全国家标准制修订工作
中药品种保护部	承担中药品种保护的技术审评。参与制修订中药品种保护的制度措施，组织制修订相关配套技术文件

（十）药品审评检查分中心

2020 年 12 月国家药品监督管理局分别在上海市成立药品审评检查长三角分中心、在广东省深圳市成立药品审评检查大湾区分中心。主要承担协助国家药品监督管理局药品审评中心开展药品审评事前事中沟通指导和相关检查等工作。国家药品监督管理局将和当地政府建立科学高效专业的区域性审评检查工作体系，为药品企业研发创新提供优质服务，将分中心打造为推动长江三角地区、粤港澳大湾区高质量一体化发展的实践平台、深化药品审评审批制度改革的合作平台、服务医药产业创新发展的孵化平台。

五、药品监督管理的相关部门

根据现行法律法规和相关部委的主要职责、内设机构和人员编制规定，药品管理工作涉及多个政府职能部门，除药品监督管理部门以外还涉及以下行政管理部门。

1. 市场监督管理部门

国家、省（区、市）市场监督管理机构管理同级药品监督管理机构。市场监督管理部门负责药品生产、经营企业的登记注册和营业执照核发；负责药品、保健食品、医疗器械、特殊医学用途配方食品广告审查；监督处罚虚假违法药品、医疗器械广告的行为；查处准入、生产、经营、交易中的有关违法行为，实施反垄断执法、价格监督检查和反不正当竞争。

2. 卫生行政部门

卫生行政部门负责协调推进深化医药卫生体制改革，组织深化公立医院综合改革，健全现代医院管理制度，提出医疗服务和药品价格政策的建议。组织制定国家药物政策和国家基本药物制度，开展药品使用监测、临床综合评价和短缺药品预警，提出国家基本药物价格政策的建议。制定医疗机构、医疗服务行业管理办法并监督实施，建立医疗服务评价和监督管理体系。

同时，国家药品监督管理局会同国家卫生健康委员会组织国家药典委员会并制定《中国药典》，建立重大药品不良反应和医疗器械不良事件相互通报机制和联合处置机制。

3. 中医药管理部门（国家中医药管理局）

国家中医药管理局负责拟订中医药和民族医药事业发展的战略、规划、政策和相关标准，起草有关法律法规和部门规章草案，参与国家重大中医药项目的规划和组织实施。承担中医医疗、预防、保健、康复及临床用药等的监督管理责任。负责指导民族医药的理论、医术、药物的发掘、整理、总结和提高工作，拟订民族医疗机构管理规范和技术标准并监督执行。组织开展中药资源普查，促进中药资源的保护、开发和合理利用，参与制定中药产业发展规划、产业政策和中医药的扶持政策，参与国家基本药物制度建设。组织拟订中医药人才发展规划，会同有关部门拟订中医药专业技术人员资格标准并组织实施。会同有关部门组织开展中医药师承教育、毕业后教育、继续教育和相关人才培训工作，参与指导中医药教育教学改革，参与拟订各级各类中医药教育发展规划。拟订和组织实施中医药科学研究、技术开发规划，指导中医药科研条件和能力建设，管理国家重点中医药科研项目，促进中医药科技成果的转化、应用和推广。承担保护濒临消亡的中医诊疗技术和中药生产加工技术的责任，组织开展对中医古籍的整理研究和中医药文化的继承发展，提出保护中医非物质文化遗产的建议，推动中医药防病治病知识普及。组织开展中医药国际推广、应用和传播工作，开展中医药国际交流合作和与港澳台的中医药合作。

4. 医疗保障主管部门（国家医疗保障局）

医疗保障主管部门负责组织制定城乡统一的药品、医用耗材、医疗服务项目、医疗服务设施等医保目录和支付标准，建立动态调整机制，制定医保目录准入谈判规则并组织实施。组织制定药品、医用耗材价格和医疗服务项目医疗服务设施收费等政策，建立医保支付医药服务价格合理确定和动态调整机制，推动建立市场主导的社会医药服务价格形成机制，建立价格信息监测和信息发布制度。制定药品、医用耗材的招标采购政策并监督实施，指导药品、医用耗材招标采购平台建设。

5. 人力资源和社会保障部门

人力资源和社会保障部负责拟订人力资源和社会保障事业发展政策、规划。牵头推进深化职称制度改革，拟订专业技术人员管理、继续教育管理等政策。完善职业资格制度，健全职业技能多元化评价政策。

6. 工业和信息化部门

工业和信息化部门负责研究提出工业发展战略，拟订工业行业规划和产业政策并组织实施；拟订高技术产业中涉及生物医药、新材料、航空航天、信息产业等的规划、政策和标准并组织实施，指导行业技术创新和技术进步，以先进适用技术改造提升传统产业；承担食品、医药工业等的行业管理工作；承担中药材生产扶持项目管理；国家药品储备管理工作。

同时，工信主管部门负责配合有关部门依法处置发布药品虚假违法广告、涉嫌仿冒他人网站发布互联网广告的违法违规网站、无线电台，积极引导行业自律。

7. 商务部门

商务部门是药品流通行业的管理部门，负责拟订药品流通发展规划和政策，发放药品类易制毒化学品进口许可证。监督管理部门在药品监督管理工作中，配合执行药品流通发展规划和政策。商务部发放药品类易制毒化学品进口许可前，应当征得国家药品监督管理局同意。

8. 公安部门

公安部门负责组织指导药品、医疗器械和化妆品犯罪案件侦查工作。药品监督管理部门与公安部门建立行政执法和刑事司法工作衔接机制。药品监督管理部门发现违法行为涉嫌犯罪的，按照有关规定及时移送公安机关，公安机关应当迅速进行审查，并依法作出立案或者不予立案的决定。公安机关依法提请药品监督管理部门作出检验、鉴定、认定等协助的，药品监督管理部门应当予以协助。

9. 海关

海关负责药品进出口口岸的设置；药品进口与出口的监管、统计与分析。

10. 互联网信息管理部门（国家互联网信息办公室）

国家互联网信息办公室（简称"网信办"）与中央网络安全和信息化委员会办公室，一个机构两块牌子，列入中共中央直属机构序列。配合相关部门进一步加强互联网药品广告管理，大力整治网上虚假违法违规信息，依法严厉查处发布虚假违法广告信息等的违法违规网站平台，营造风清气正的网络空间。

第三节　药品生产经营与药事事业性组织

一、药品生产企业

（一）药品生产企业的概念

药品生产企业是指生产药品的专营企业或兼营企业，是应用现代科学技术，获准从事药品生产活动，实行自主地进行药品的生产经营，向全社会提供合格药品，实行独立核算，自负盈亏，具有法人资格的经济实体。

（二）药品生产企业的类型

1）按所有制的性质不同，药品生产企业可分为：国有企业、集体所有制企业、私营企业、股份制企业、合营企业（合营形式有同一所有制合营、不同所有制合营、公私合营等）、外资企业（包括中外合资经营企业、中外合作经营企业、外商独资经营企业）等。

2）按企业承担经济责任的不同分为：无限责任公司、有限责任公司、股份有限公司 3种。药品生产企业多以股份有限公司或有限责任公司的形式存在。

3）按所生产的药品类型分为化学药生产企业（化学原料药及其/或者制剂企业）、中药生产企业（中药饮片生产企业、中药制剂）、生化制药企业、生物制品生产企业等。

4）按企业规模分为大型企业、中型企业和小型企业。

5）按生产要素所占的比例分为：劳动密集型企业、资金密集型企业、知识密集型企业。

（三）药品生产企业的组织机构

"药品生产企业应建立生产和质量管理机构"。围绕着不同的生产和质量管理思路，企业内部的机构设置也不完全相同，一般为：生产管理部门、新产品开发部门、工程设备部门、质量管理部门、销售部门、供应部门、财务部门、人事部门等（主要部门见表2-8）。

表 2-8　药品生产企业的内设主要机构及职责

部门	主要职责
新产品开发部门	负责新产品的调研、设计与研究，确定产品的工艺、质量标准；稳定性试验，选择合适的包装形式并制定包装材料的质量规格
供应部门	与质量管理部门共同对供应商进行质量审核，严格按物料的质量标准要求供货；保证供货渠道的畅通，负责原辅料、包装材料的计划采购、加工订制、储存养护等工作
生产管理部门	制订生产计划，下达生产指令，均衡组织生产；对产品制造工艺流程、卫生规范等执行情况进行监督管理；解决生产过程中的技术问题；会同有关部门进行生产工艺等的验证；做好技术经济指标的统计和管理工作
质量管理部门	制定、修订物料、中间产品和成品的内控标准和检验操作规程，制定取样和留样制度；对物料、中间产品和成品进行取样、检验、留样，并出具检验报告；决定物料和中间产品的使用；审核成品发放前批生产记录，决定成品发放
工程设备部门	负责企业设备、设施的采购和建设，维修、保养和管理及验证工作；计量器具校验；保证提供符合生产工艺要求的水、电、气等
销售部门	负责市场推广工作；建立药品销售记录，确保药品售后的可追踪性；确保对问题产品可有效追回，负责将用户投诉信息及时反馈给质量管理部门
人事部门	负责各类人员的编制、员工培训计划，组织实施、检查、考核

根据《药品监督管理统计年度数据（2023 年）》统计，截至 2023 年底，全国有效期内《药品生产许可证》共 8460 个（含中药饮片、医用气体等），其中原料药和制剂生产企业 5652 家，特殊药品生产企业 242 家。

二、药品经营企业

（一）药品经营企业的概念

药品经营企业，指经营药品的专营企业和兼营企业。药品经营企业是从事流通活动，向社会提供药品，为盈利而进行自主经营的法人资格的经济组织。

按照经营方式及药品销售渠道不同，药品经营企业分为药品批发企业和药品零售企业。前者习惯称为医药公司或中药材公司，后者习惯称为零售药房（药店）。

《药品管理法实施条例》对药品批发企业的定义是："药品批发企业是指将购进的药品销售给药品生产企业、药品经营企业、医疗机构的药品经营企业。"对药品零售企业的定义是："药品零售企业是指将购进的药品直接销售给消费者的药品经营企业"。药品零售企业和医疗机构药房不同，前者为企业性质；后者是医疗机构的组成部分，不具法人资格。

（二）药品经营企业的类型

1）按所有制的性质不同，药品经营企业可分为：国有企业、集体所有制企业、私营企业、股份制企业、合营企业、外资企业等。

2）按照经营规模（年销售额）不同，药品经营企业划分为大型经营企业、中型经营企业和小型经营企业。

3）按照经营方式及药品销售渠道不同分为：药品批发企业和药品零售企业。前者习惯称为医药公司或中药材公司，后者习惯称为零售药房（药店）。药品零售企业又分为连锁药店、单体药店和定点零售药店。

（三）药品经营企业的组织机构

药品经营企业设置组织机构，制定管理标准，明确规定各个部门的职能、职责和权限的范围，明确规定配备各类人员任职资格、岗位职责和履职要求，确保部门之间的相互协调和职能的发挥。

按照药品经营质量管理规范要求企业设置的组织机构有：质量管理部门、采购部门、仓储部门、销售部门等，药品零售连锁企业还包括药品的配送机构等。

根据《药品监督管理统计年度数据（2023 年）》统计，截至 2023 年底，全国共有《药品经营许可证》持证企业 68.8 万家。其中，批发企业 1.48 万家，零售连锁总部 6725 家，零售连锁门店 38.56 万家，单体药店 28.14 万家。

三、医疗机构药学部门

医疗机构是药品的终端使用环节，医疗机构中药事活动质量的高低直接关系到人民用药是否安全、有效。为此 2011 年《医疗机构药事管理规定》中指出医疗机构药事管理是指以服务病人为中心，临床药学为基础，对临床用药全过程进行有效的组织实施与管理，促进临床科学、合理用药的药学技术服务和相关的药品管理工作。

医疗机构应当根据本机构功能、任务、规模设置相应的药学部门并配备适当数量的临床药师，三级医院设置药学部，并可根据实际情况设置二级科室，临床药师不少于 5 名；二级医院设置药剂科，临床药师不少于 3 名；其他医疗机构设置药房。医疗机构的药学部门关注的重点是药品质量、用药合理性和药品供应保障，通过采购药品，调剂处方、评价处方和处方中的药物，配制制剂，提供用药咨询，提供临床药学服务，保证合理用药。

四、药学教育、科研组织

（一）药学教育组织

我国现代药学教育经历了百年的发展历程，已形成由高等药学教育、中等药学教育、药学继续教育构成的多层次、多类型、多种办学形式的药学教育体系。

药学研究生教育是精英教育，以药学的分支学科来设计，设置在大学或药物科研机构中，专业有药剂学、药物分析学、药理学、药物代谢动力学、药物化学、天然药物化学、中药学、药事管理学、社会与管理药学、企业管理等 30 余个。

药学本科教育从精英教育转向大众化教育。有些院校设置二级学院，药学院、中药学院、生物制药学院、制药工程学院、生命科学与技术学院、医药商学院、医药信息工程学院等，药学专业细分为药学、中药学、药物制剂、临床药学、药事管理专业等。另外，还有工商管理（医药方向）、国际经济与贸易（医药方向）、市场营销专业（医药方向）、经济学（医药方向）、信息管理与信息系统（医药方向）等相关专业。有些院校以厚基础、宽专业口径，培养通用人才为目标，不设置二级专业学科和方向，也有一些在一级学科范围内自主设置学科专业。

药学专科教育，以培养药学技能人才为目标，设置的专业有药学、中药学、药物制剂技术、药事管理、药品经营与管理专业等。

在职药学人员继续教育是指医药职业技术教育、医药行业职工的岗位培训和继续教育，医药教育涉及培养在职的各岗位普通员工、初级到高级的专业技术人员、行业管理干部（包括执业药师继续教育），涉及各层次、各岗位和各专业领域（研究、生产、流通、使用和监管）。

（二）药学科研组织

我国的药学科研组织主要有独立的药物研究院所，以及附属于高等院校、大型制药企业、大型医院中的药学科研机构。在附属科研机构中除大型企业内设置的药学科研机构外，其他均为国家投资的事业单位。部分独立科研组织则随着政经体制改革从事业性组织过渡为企业。我国著名的药物研究单位有中国科学院上海药物研究所、中国医学科学院药物研究所、中国中医研究院中药研究所、军事医学科学院药物毒理研究所、上海医药工业研究院、天津药物研究院等。

2020年国家级及省级药品监管系统科技经费总计6.38亿元，其中项目经费3.56亿元。科技项目总计2163项，其中软课题261项。

五、药学社会团体

（一）中国药学会（Chinese Pharmaceutical Association，CPA）

中国药学会成立于1907年，是我国近代最早成立的学术团体之一。中国药学会为中国科协团体会员，国际药学联合会、亚洲药物化学联合会成员。是由全国药学工作者自愿组成并依法登记成立、具有法人资格的全国性、学术性、非营利性社会组织，是党和政府联系药学工作者的桥梁和纽带，是国家推动药学科学技术和我国医药事业健康发展及为公共健康服务的重要力量。

截止到2022年1月，中国药学会有普通会员11万余人，高级会员4800人，单位会员96家，15个工作委员会，37个专业委员会，主办25种学术期刊，3个经济实体。学会办事机构内设办公室（人事党务处）、会员服务部、学术部（继续教育部）、编辑出版部（科学普及部）、国际合作部（科技评价与团体标准部）、财务部6个部门。

中国药学会的主要任务是开展药学科学技术的国际、国内交流，编辑出版发行药学学术期刊、书籍，发展同世界各国及地区药学团体、药学工作者的友好交往与合作；举荐药学人才，表彰奖励在科学技术活动中取得优异成绩的会员和药学工作者；组织开展对会员和药学工作者的继续教育培训；开展药学以及相关学科科学技术知识的普及推广工作；反映会员和药学工作者的意见和要求，维护会员和药学工作者的合法权益；建立和完善药学科学研究诚信监督机制；组织会员和药学工作者参与国家有关的科学论证以及科技与经济咨询；组织开展团体标准制定等相关工作；开展医药科研成果中介服务；组织医药产品展览、推荐及宣传活动；接受政府委托，承办与药学发展及药品监督管理等有关事项；承担会员和药学工作者服务相关工作；承办上级交办的其他事项。

（二）药学协会

我国的医药协会主要有中国医药企业管理协会、中国化学制药工业协会、中国非处方药物协会、中国医药商业协会、中国中药协会、中国医药教育协会和中国药师协会。

1. 中国医药企业管理协会（Chinese Pharmaceutical Enterprises Association，CPEA）

中国医药企业管理协会于1985年7月成立，是全国性的、非营利性的社会团体法人组织。中国医药企业管理协会业务指导部门为国务院国有资产监督管理委员会。中国医药企业管理协会的领导机构是理事会和常务理事会，办事机构是秘书处。

协会的基本任务是从医药经济发展的角度调查研究、传播交流、推广应用现代企业管理理论及实践经验；沟通企业与政府间的联系，做好政府委托的工作；引导企业家（经营管理者）增强法治意识，学法、守法，积极支持企业依法维护和规范自身行为，维护企业自身合法权益；向会员单位提供咨询、培训和信息服务，提高医药企业整体素质；出版发行医药企业管理书籍、内部刊物及资料；表彰医药优秀企业和优秀企业家，树立榜样，提高企业知名度和社会声誉；开展医药企业的招商引资中介服务和产品宣传、展览推荐活动；组织交流国内外医药企业先进经验和管理创新成果；组织会员同有关的国际组织及国内外社会团体开展友好交往与合作，不断提高我国医药企业现代化生产经营的管理水平。

2. 中国化学制药工业协会（China Pharmaceutical Industry Association，CPIA）

中国化学制药工业协会成立于 1988 年 9 月，是全国性的工业行业性、非营利性的社会组织。在自愿基础上，主要由从事制药生产的多种经济类型的骨干企业（集团）、地区性医药行业协会和医药科研设计单位及大、中专院校等组成。中国化学制药工业协会是中华人民共和国民政部核准登记的全国性社会团体法人，其业务主管单位是国务院国有资产监督管理委员会。协会是中国工业经济联合会会员和常务理事单位，是民政部社团研究会会员，亦是亚洲药物化学联合会会员和该组织主要发起团体之一。协会是企业和政府之间的桥梁和纽带，承担政府部门委托的化学制药工业行业管理任务。协会现有会员单位 500 余家，下设 10 个办事机构、20 个分支机构。协会的宗旨是：服务企业，服务行业，服务政府，服务社会。

3. 中国非处方药物协会（China Nonprescription Medicines Association，CNMA）

中国非处方药物协会其前称为中国大众药物协会，成立于 1988 年 5 月。是由非处方药（OTC）相关领域的生产经营企业、销售企业，研究、教育机构及媒体等单位组成的行业组织。致力于中国非处方药行业的发展、宣传普及自我药疗的理念和知识，属专业性、非营利性、全国性社团，现有团体会员 200 多个。

CNMA 的任务是沟通会员单位与政府有关部门的联系，提出有关非处方药生产、经营管理方面的政策法规建议；向会员单位提供咨询、培训和信息等各项服务；向广大消费者宣传正确合理的自我药疗知识；开展国际交流活动与合作。

CNMA 于 2003 年成立了自我药疗教育专业委员会，开展自我药疗教育、培训和出版工作，传播自我药疗理念和自我保健知识，促进公众健康；市场营销专业委员会于 2011 年成立，推广科学的非处方药市场营销方法和先进的市场运营模式，提高中国非处方药市场营销水平，推进非处方药企业、产品及服务的品牌建设，在品牌维护、诚信经营、知识宣传等方面开展工作。

4. 中国医药商业协会（China Association of Pharmaceutical Commerce，CAPC）

中国医药商业协会是 1989 年经民政部批准成立的全国医药商业社会团体法人组织。目前共有会员单位 600 家。

中国医药商业协会在政府主管部门的指导和广大会员企业的支持下，充分发挥桥梁纽带作用，积极参与政府决策和政策法规调研，反映企业诉求，维护行业利益和企业合法权益；开展行业自律管理和诚信建设；组织国内外交流、考察、培训活动；介绍企业改革、管理经验，在行业内推动医药供应链管理；开展行业基础信息调查研究，进行医药市场发展趋势分析预测，引领行业向规模化、集约化、现代化、国际化方向发展。

5. 中国中药协会（China Association of Traditional Chinese Medicine，CATCM）

中国中药协会成立于 2000 年 12 月，是国内代表中药行业的权威社团法人组织，于 2000 年 12 月 18 日经民政部（民社登〔2000〕2 号）批准成立。

6. 中国医药教育协会（China Medicine Education Association，CMEA）

中国医药教育协会是经中华人民共和国民政部批准的国家一级协会，成立于 1992 年 7 月 3 日。中国医药教育协会是国家一级学术性社会组织，属于非营利性社会组织。

7. 中国药师协会（Chinese Pharmacists Association，CPA）

2003 年 2 月 22 日，经中华人民共和国民政部批准，中国执业药师协会正式成立。协会于

2013 年 11 月召开了第三届会员代表大会，选举产生了新一届理事会和领导机构。2014 年 5 月，经中华人民共和国民政部批准，正式更名为中国药师协会。

中国药师协会是由具有药学专业技术职务或执业药师职业资格的药学技术人员及相关单位企事业单位自愿结成的全国性、行业性社会团体，是非营利性社会组织。

 案例

药品监督管理部门、药品生产企业不同组织机构的职能区分

某制药企业设有研发部、生产部、质量管理部、仓储部、人力资源部、财务部等部门，不同部门各有权责和分工。

问题：

（1）该企业研制出一种治疗糖尿病的药物，准备申报注册，此项工作应由企业哪个部门负责？应去国家药品监督管理局哪个机构办理？

（2）该企业上报药品不良反应数据，应当由企业哪个部门负责？应由国家药品监督管理局哪个直属单位负责？

 习题

一、A 型选择题（最佳选择题）

备选答案中只有一个最佳答案。

1. 负责国家药品标准的制定和修订的主要是（　　）。

　　A. 国家药品监督管理局　　　　　　B. 省级药品监督管理部门

　　C. 省级药品检验所　　　　　　　　D. 国家药典委员会

　　E. 中国食品药品检定研究院

2. 全国药品检验的最高技术仲裁机构，全国药品检验所业务技术指导中心是（　　）。

　　A. 中国食品药品检定研究院　　　　B. 药品审评中心

　　C. 省级药品检验所　　　　　　　　D. 国家药典委员会

　　E. 药品评价中心

3. 国家药品监督管理局所属的管理部门是（　　）。

　　A. 国家市场监督管理总局　　　　　B. 国家发展和改革委员会

　　C. 国家卫生健康委员会　　　　　　D. 国家技术监督局

　　E. 国务院

4. 制定药品、医用耗材的招标采购政策并监督实施的部门是（　　）。

　　A. 卫生行政部门　　　　　　　　　B. 药品监督管理部门

　　C. 医疗保障部门　　　　　　　　　D. 市场监督管理部门

　　E. 工业和信息化部门

5. 负责拟定和实施生物医药产业规划的部门是（　　）。

　　A. 国务院药品监督管理部门　　　　B. 卫生行政部门

　　C. 发展和改革宏观调控部门　　　　D. 工业和信息化管理部门

　　E. 商务主管部门

6. 下列属于国家药品监督管理局职责的是（　　）。
    A. 承担中药材生产扶持项目管理和国家药品储备管理工作
    B. 负责制定药品研制质量管理规范并监督实施
    C. 负责组织制定药品政策和完善国家基本医疗保险制度
    D. 组织指导药品犯罪案件侦查工作
    E. 拟定医疗保险、生育保险、医疗救助等医疗保障制度的法律法规

7. "国家药品不良反应监测中心"设在（　　）。
    A. 中国食品药品检定研究院
    B. 国家药品监督管理局药品评价中心
    C. 国家药品监督管理局药品审评中心
    D. 国家药品监督管理局高级研修学院
    E. 国家药品监督管理局食品药品审核查验中心

8. 承担中药材生产扶持项目管理工作的是（　　）。
    A. 国家发展和改革宏观调控部门 　　 B. 工业和信息化部门
    C. 卫生健康部门 　　 D. 国家药品监督管理部门
    E. 商务主管部门

9. 下列对我国药品监督管理部门职责划分不正确的是（　　）。
    A. 国家药品监督管理局负责制定药品、医疗器械和化妆品安全监督管理
    B. 省级药品监督管理部门负责药品生产环节的许可、检查和处罚
    C. 省级药品监督管理部门负责药品、医疗器械和化妆品上市后风险管理
    D. 市县两级市场监督管理部门负责医疗器械使用环节质量的检查和处罚
    E. 市县两级市场监督管理部门负责药品批发许可、互联网销售第三方平台备案及检查和处罚

10. 拟定并实施药品注册管理制度的部门是（　　）。
    A. 国家药品监督管理局政策法规司
    B. 国家药品监督管理局药品监督管理司
    C. 国家药品监督管理局药品注册管理司
    D. 国家药品监督管理局化妆品监督管理司
    E. 国家药品监督管理局综合和规划财务司

二、B型选择题（配伍选择题）

备选答案在前，试题在后。每组2～4题，每组题均对应同一组备选答案，每个备选答案可以重复选用，也可不选用。

[1～3]
    A. 国家卫生健康委员会 　　 B. 国家医疗保障主管部门
    C. 国家中医药管理部门 　　 D. 商务部
    E. 国家互联网信息办公室

1. 负责拟定药品流通发展规划和政策的机构是（　　）。

2. 国家药品监督管理局会同组织国家药典委员会制定《中国药典》的机构是（　　）。

3. 组织制定药品价格，推动建立市场主导的社会医药服务价格形成机制的机构是（　　）。

[4～6]

    A．国家药品监督管理部门   B．国家中医药管理部门

    C．省级药品监督管理部门   D．设区的市级药品监督管理部门

    E．国家卫生健康部门

4．医疗机构炮制市场上没有供应的中药饮片，应向所在地的哪个部门备案？（　　）。

5．中药保护品种在保护期内向国外申请注册时，必须经哪个部门批准同意？（　　）。

6．委托配制中药制剂，应向委托方所在地的哪个部门备案？（　　）。

[7～9]

    A．国家药品监督管理局药品监督管理司

    B．国家药品监督管理局药品审评中心

    C．国家药品监督管理局

    D．省级药品监督管理部门

    E．设区的市级药品监督管理部门

7．负责药品、医疗器械和化妆品注册管理的部门是（　　）。

8．负责境外生产药品再注册审评工作的部门是（　　）。

9．负责境内生产药品再注册申请的受理审查和审批的部门是（　　）。

[10～12]

    A．中国食品药品检定研究院

    B．国家药品监督管理局药品审评中心

    C．国家药品监督管理局药品评价中心

    D．国家药品监督管理局药品审核查验中心

    E．国家中药品种保护审评委员会

10．组织开展检验检测新技术、新方法、新标准研究的机构是（　　）。

11．开展药品、医疗器械的上市后安全性评价工作的机构是（　　）。

12．负责药品上市许可申请的受理和技术审评的机构是（　　）。

三、X型选择题（多项选择题）

备选答案中有2个或2个以上的正确答案。少选或多选均不得分。

1．下列不属于国家药品监督管理局药品评价中心职责的是（　　）。

    A．组织开展药品不良反应、医疗器械不良事件、化妆品不良反应、药物滥用监测工作

    B．承担药物临床试验、非临床研究机构资格认定和研制现场检查

    C．开展药品、医疗器械、化妆品上市后安全性评价工作

    D．组织国家药典委员会并制定药典

    E．参与拟定、调整非处方药目录

2．药事组织的基本类型有（　　）。

    A．医疗机构药房组织   B．药品生产、经营组织

    C．药品管理行政组织   D．药学教育组织

    E．药学科研组织

3．国家药品监督管理局中负责药品管理的业务机构为（　　）。

    A．政策法规司   B．医疗器械监督管理司

    C．化妆品监督管理司   D．药品监督管理司

    E．药品注册管理司

4. 国家药典委员会执行委员会的主要职责为（　　）。

    A. 编制、修订和编译《中国药典》及配套标准

    B. 负责药品通用名称命名

    C. 开展药品标准发展战略、管理政策和技术法规研究

    D. 开展药品标准国际协调和技术交流，参与国际药品标准适用性认证合作工作

    E. 组织制定修订国家药品标准

四、判断题

正确的画（√），错误的画（×），并将错误之处改正。

1. 主管国家药品监督管理局的部门是国务院。（　　）

2. 省级药品监督管理部门组织开展药品不良反应监测、评价和处置工作。（　　）

3. 国家药品监督管理局直属行政机构包括国家药典委员会、药品审评中心、食品药品审核查验中心等。（　　）

4. 国家药品监督管理局药品审评中心负责组织开展专业技术人员培训。（　　）

5. 国家药品监督管理局执业药师资格认证中心承担执业药师资格考试、注册、继续教育等专业技术业务组织工作。（　　）

五、术语解释

1. 药事组织

2. 药事管理体制

3. 药品生产企业

4. 药品经营企业

六、问答题

1. 药事组织的类型包括哪些？

2. 简述我国药品监督管理组织体系。

3. 简述国家药品监督管理局的主要职能。

4. 简述省级药品监督管理部门的主要职能。

5. 简述国家药典委员会的职责。

（隋娜娜）

第三章　药品管理立法

本章学习重点

1. 立法和法的分类
2. 药事管理法概念、渊源
3. 《药品管理法》的立法宗旨
4. 《药品管理法》和《药品管理法实施条例》总则
5. 药品生产、经营企业及医疗机构的药剂管理规定
6. 药品管理规定
7. 药品价格和广告的管理规定
8. 违反《药品管理法》及《药品管理法实施条例》应承担的法律责任

药品管理立法是指由特定的国家机关依照其职权范围通过一定程序制定（包括修改或废止）法律规范的活动，既包括拥有立法权的国家机关的立法活动，也包括被授权的其他国家机关制定从属于法律的规范性法律文件的活动。通过立法所产生的药事法规是药品研制、生产、经营、使用、监督管理单位及个人都必须严格遵守和认真执行的行为规范。

第一节　药品管理立法概述

一、立法和法的分类

（一）立法

1. 立法的定义

立法是指法的创制。从现代立法的意义讲，广义的立法主要是指法的制定，即指有关国家机关在其法定的职权范围内，依照法定程序，制定、修改、补充和废止规范性法律文件的活动。狭义的立法，专指国家最高权力机关（或称国会、国家立法机关等）制定、修改、补充、废止基本法律（或法典）和法律的活动。

2. 立法的特点

无论是广义的立法，还是狭义的立法，都具有如下特点。①主体特征：立法是享有立法权的国家机关依照法定职能进行的活动。②运行特征：立法是享有立法权的国家机关依照法定程序进行的活动。③技术特征：立法是制定、修改、补充和废止规范性文件的活动。

3. 立法的职能

立法的职能是法的职能在立法过程中的体现，是法的职能的组成部分。

（1）指引职能　通过立法活动，国家可以为法律关系主体的行为提供法定的模式。

（2）评价职能　国家可以为判断、衡量法律关系主体行为的合法或违法与否，提供法律上的尺度或标准。

（3）**预测职能**　可以使法律关系主体预先估计到自己或他人的行为所导致的法律后果。

4. 我国立法的原则

2000年通过的《立法法》（2015年修正）确立了我国立法的几个基本原则。

（1）**宪法原则**　立法应当遵循宪法的基本原则，以经济建设为中心，坚持社会主义道路，坚持人民民主专政，坚持中国共产党的领导，坚持马克思列宁主义毛泽东思想邓小平理论，坚持改革开放。

（2）**法治原则**　立法应当依照法定权限和程序，从国家整体利益出发，维护社会主义法制的统一和尊严。

（3）**民主原则**　立法应当体现人民的意志，发扬社会主义民主，坚持立法公开，保障人民通过多种途径参与立法活动。

（4）**科学原则**　立法应当从实际出发，适应经济社会发展和全面深化改革的要求，科学合理地规定公民、法人和其他组织的权利与义务、国家机关的权力与责任。

（二）法的分类

从立法主体角度，法归结为以下几个类别。

1. 宪法与法律

立法主体：全国人民代表大会和全国人民代表大会常务委员会行使国家立法权。立法内容：法律和法律解释。

2. 行政法规

立法主体：国务院。立法内容：为执行法律的规定需要制定行政法规的事项；宪法第八十九条规定的国务院行政管理职权的事项。

3. 地方性法规

立法主体：省、自治区、直辖市的人民代表大会及其常务委员会根据本行政区域的具体情况和实际需要，在不同宪法、法律、行政法规相抵触的前提下，可以制定地方性法规。立法内容：为执行法律、行政法规的规定，需要根据本行政区域的实际情况做具体规定的事项；属于地方性事务需要制定地方性法规的事项。

4. 自治条例和单行条例

立法主体：民族自治地方的人民代表大会。立法内容：可以依照当地民族的特点，对法律和行政法规的规定做出变通规定，但不得违背法律或者行政法规的基本原则。不得对宪法和民族区域自治法的规定以及其他有关法律、行政法规专门就民族自治地方所作的规定作出变通规定。

5. 经济特区地方性法规

立法主体：经济特区所在地的省、市的人民代表大会及其常务委员会。立法内容：根据全国人民代表大会的授权决定，制定法规，在经济特区范围内实施。

6. 部门规章

立法主体：国务院各部委、委员会、中国人民银行、审计署和具有行政管理职能的直属机构。立法内容：根据法律和国务院的行政法规、决定、命令，在本部门的权限范围内，制定规章。其规定事项应当属于执行法律或者国务院的行政法规、决定、命令的事项。

7. 地方政府规章

立法主体：省、自治区、直辖市和设区的市、自治州人民政府。立法内容：为执行法律、行政法规、地方性法规的规定需要制定规章的事项；属于本行政区域的具体行政管理事项。

按照维护法治统一的原则，《立法法》规定了各层级法之间的关系。

1）宪法具有最高的法律效力，一切法律、行政法规、地方性法规、自治条例和单行条例、规章都不得同宪法相抵触。

2）法律的效力高于行政法规、地方性法规、规章。

3）行政法规的效力高于地方性法规、规章。

4）地方性法规的效力高于本级和下级地方政府规章。

5）省、自治区的人民政府制定的规章的效力高于本行政区域内的设区的市、自治州人民政府的规章。

6）自治条例和单行条例依法对法律、行政法规、地方性法规做变通规定的，在本自治地方适用自治条例和单行条例的规定。

7）经济特区法规根据授权对法律、行政法规、地方性法规做变通规定的，在本经济特区适用经济特区法规的规定。

8）部门规章之间、部门规章与地方政府规章之间具有同等效力，在各自的权限范围内施行。

9）同一机关制定的法律、行政法规、地方性法规、自治条例和单行条例、规章，特别规定与一般规定不一致的，适用特别规定；新的规定与旧的规定不一致的，适用新的规定。

10）法律、行政法规、地方性法规、自治条例和单行条例、规章不溯及既往，但为了更好地保护公民、法人和其他组织的权利和利益而作的特别规定除外。

11）法律之间对同一事项的新的一般规定与旧的特别规定不一致，不能确定如何适用时，由全国人民代表大会常务委员会裁决。

12）行政法规之间对同一事项的新的一般规定与旧的特别规定不一致，不能确定如何适用时，由国务院裁决。

13）同一机关制定的新的一般规定与旧的特别规定不一致时，由制定机关裁决。

14）地方性法规与部门规章之间对同一事项的规定不一致时，不能确定如何适用时，由国务院提出意见。国务院认为应适用地方性法规则直接适用，认为应当适用部门规章，应提请全国人民代表大会常务委员会裁决。

15）部门规章之间、部门规章与地方政府规章之间对同一事项的规定不一致时，由国务院裁决。

16）根据授权制定的法规与法律规定不一致，不能确定如何适用时，由全国人民代表大会常务委员会裁决。

二、药品管理立法

（一）药品管理法的含义

药品管理法概念，有广义和狭义之分。广义的药品管理法是指药事管理法律体系整体，是由药事管理法律、法规、规章和其他规范性文件等构成的整体。广义的药品管理法与药事管理法律体系或者药事管理法同义。狭义的药品管理法仅指1984年第六届全国人大常委会第七次会议通过，2019年十三届全国人大常委会第十二次会议修订施行的《药品管理法》这一个法律文件。

（二）药品管理立法的含义

药品管理立法有两种含义。一种含义是指特定的国家机关，依据法定的权限和程序，制定、修改、补充和废止药品管理法律规范的活动。在这种含义上，药品管理立法是一种活动，其直接结果是引起药品管理法律法规的产生或变更。药品管理立法的另一种含义，是指调整药品的研制、生产、流通、使用和监督管理过程中发生的社会关系的各种法律、法规、规章及其他规范性文件的总称，与广义的药品管理法同义。由于药品管理立法的重点是药品质量管理，因此，药品管理法涉及的药品管理的概念范畴主要是药品质量的管理。

（三）药事管理法的含义

药事管理法是指由国家制定或认可，并由国家强制力保证实施，具有普遍效力和严格程序的行为规范体系，是调整与药事活动相关的行为和社会关系的法律规范的总和，是一种广义的概念。一方面，为了区别于具体的法律名称（如我国的《药品管理法》，日本的《药事法》），另一方面，指药事管理法律体系，包括有关药事管理的法律、行政法规、规章、规范性文件等的总和。

（四）药事管理法的渊源

药事管理法的渊源是指药事管理法律规范的具体表现形式，主要有以下几种。

1. 宪法

宪法是我国的根本法，是全国人大通过最严格的程序制定的，具有最高法律效力的规范性法律文件。宪法是我国所有法律，包括药事管理法的重要渊源。

2. 药事管理法律

由全国人大常委会制定的单独的药事管理法律有《中华人民共和国药品管理法》。与药事管理有关的法律有《刑法》《民法》《行政处罚法》《行政诉讼法》《行政复议法》《标准化法》《计量法》《广告法》《价格法》《消费者权益保护法》《反不正当竞争法》《专利法》等。

3. 药事管理行政法规

由国务院制定、发布的药事管理行政法规有《药品管理法实施条例》《麻醉药品和精神药品管理条例》《医疗用毒性药品管理办法》《放射性药品管理办法》《中药品种保护条例》《野生药材资源保护管理条例》《关于建立城镇职工基本医疗保险制度的决定》等。

4. 药事管理规章

由国务院药品监督管理部门依法定职权和程序，制定、修订、发布的《药品注册管理办法》《药品生产质量管理规范》《药品经营质量管理规范》《药品流通监督管理办法》等多种药事管理规章。还有由国务院药品监督管理部门与其他部、委联合制定发布的多种规章。

5. 药事管理地方性法规

由各省、自治区、直辖市人大及其常委会制定的药事管理法规，效力低于宪法、法律及行政法规。

6. 中国政府承认或加入的国际条约

国际条约一般属于国际法范畴，但经中国政府缔结的双边、多边协议、条约和公约等，在我国也具有约束力，也构成当代中国法源之一。例如：1985年我国加入《1961年麻醉药品单一公约》和《1971年精神药物公约》以及2001年11月我国加入世界贸易组织（WTO），该组织的法律条文如《马拉喀什建立世界贸易组织协定》（《WTO协定》）等，都对我国具有约束力。另如我国加入濒危动物国际保护公约后，虎骨已不能作为药品原料和制剂。

（五）药品管理立法的基本特征

药品管理立法具有以下特征。

（1）立法目的是维护人们健康 第32届世界卫生大会批准的《阿拉木图宣言》提出"健康是一项基本人权"。由于药品质量问题将直接影响一切用药人的健康和生命，现代的药品管理立法的目的是加强药品监督管理，保证药品质量，维护人们的健康，保障用药人的合法权益，保障人的健康权。

（2）以药品质量标准为核心的行为规范 药品管理立法是规范人们在研究、制造、经营、使用药品的行为，这些行为必须确保药品的安全性和有效性。现代药品管理立法虽然颁布了许多法律、法规，但国家颁布的药品标准和保证药品质量的工作标准仍然是行为规范的核心问题。这和其他法律部门有很大区别。

（3）药品管理立法的系统性 现代社会药品管理立法活动日益频繁，药事法规不断增加，条文也更加详尽、精确，并紧密衔接。包括药品质量、过程质量、工作质量、药品质量控制和质量保证的管理质量，国内药品质量、进出口药品质量，从事药事工作人员的质量等，无一不受法律规范的控制管理。可以说药品和药事工作是受系统的法律约束。

（4）药品管理法内容国际化的倾向 药品管理法主要是为保证药品的质量和控制药品（指麻醉药品、精神药品）。而衡量药品的标准不会因国家的国体、政体不同而发生变化。加之药品的国际贸易和技术交流日益频繁，客观环境要求统一标准。因此，近40年来各国药品管理法的内容越来越相似，国际性药品管理、控制药品管理的公约、协议、规范、制度和参加缔约的国家也不断增加。这是现代药品管理立法的一个特征。

三、药品管理立法的发展

（一）世界药品管理立法的发展

世界上，各国实施对药品的监管历史悠久。在公元前3000年古埃及的纸草文和公元前18世纪的《汉谟拉比法典》就已有医药法律条文的记载。近代一些国家开始制定单独的药事法规，如13世纪西西里皇帝腓特烈二世和14世纪意大利热那亚市制定的药师法；17世纪美国各州制定的药房法等。19世纪末20世纪初，随着医药科技和药品工业化生产的发展，贸易扩大，也出现了一些严重的药害事件，不但危害了本国人民，而且遍布多国，工业化较早的国家开始制定并重视全国性、综合性药品监督法律，如美国1906年国会颁布了《食品、药品管理法》。1906年在我国上海召开了"万国禁烟会"；1912年的荷兰海牙会议通过了《海牙禁止阿片会议》；1931年54个国家在日内瓦缔结《限制麻醉药品制造、运销公约》。第二次世界大战以后，药品生产、销售持续增长，促进了药品国际贸易高速发展，药品市场竞争力、科技和管理的现代化发展及保证提高药品质量的能力的增强。同时，由于麻醉药品和精神药品的危害变本加厉，使世界范围的药品管理立法得到加强，各国广泛实行药品质量监督。当前，世界上大多数国家都颁布了综合性的药品管理法律和大量的药品管理法规，建立健全了国家法定的药品监督管理、监督检验机构和执法队伍。国际性药品规范和药事管理制度及麻醉药品、精神药品的控制物质公约也得到了很大发展。

（二）我国药品管理立法的发展

我国现代药品管理立法，始于1911年辛亥革命之后。1984年制定颁布了我国第一部药品管理的法律。现行药品管理法是2019年修订施行的。我国药品管理立法大体经历了5个阶段。

1. 开始制定药政法规（1911～1948 年）

1911～1948 年间，中华民国南京临时政府先后发布的主要药品管理法规有《药师暂行条例》（1929 年 1 月）、《修正麻醉药品管理条例》（1929 年 4 月）、《管理药商规则》（1929 年 8 月）、《修正管理成药规则》（1930 年 4 月）、《细菌学免疫学制品管理规则》（1937 年 5 月）、《药师法》（1944 年 9 月）等。

2. 新中国大力加强药政法规建设（1949～1983 年）

1949～1957 年间，主要配合戒烟禁毒工作和清理旧社会遗留下来的伪劣药品充斥市场的问题，卫生部制定了《关于严禁鸦片烟毒的通令》《关于管理麻醉药品暂行条例的公布令》《关于麻醉药品临时登记处理办法的通令》《关于抗疲劳素药品管理的通知》《关于资本主义国家进口西药检验管理问题的指示》。

1958～1965 年间，我国制药工业迅速发展，在总结经验的基础上，卫生部会同有关部委制定了一系列加强生产管理的规章，如《关于综合医院药剂科工作制度和各级人员职责》《食用合成染料管理暂行办法》《关于药政管理的若干规定》《管理毒药限制性剧药暂行规定》《关于药品宣传工作的几点意见》《管理中药的暂行管理办法》。

1966～1983 年间，"十年动乱"期间，药政管理被当做管卡压的典型，给药政工作造成了很大的破坏，人们终于认识到依法治乱、依法治国的重要性。1978 年 7 月，国务院批转了卫生部关于颁发《药政管理条例（试行）》的报告，它是这一时期的纲领性文件，另外，卫生部会同有关部门颁布了一系列规章，如《麻醉药品管理条例》《新药管理办法》《医疗用毒药、限制性剧药管理办法》等。

1949～1983 年间，我国编纂、修订、颁布了《中华人民共和国药典》（简称《中国药典》）（1953 年版）、（1963 年版）、（1977 年版）。

药品管理的行政法规、规章，对保证药品质量、安全、有效，维护人民身体健康，发挥了重大作用，促进了医药卫生事业的发展。但是，由于大多数药政法规仅规定了权利和义务，而没有明确规定法律责任，没有明确执法主体，其法律效力有限。

3. 国家制定颁布实施《中华人民共和国药品管理法》（1984～2000 年）

《中华人民共和国药品管理法》由中华人民共和国第六届全国人民代表大会常务委员会第七次会议于 1984 年 9 月 20 日通过，自 1985 年 7 月 1 日起施行。

《药品管理法》是我国第一部全面的、综合性药品法律。《药品管理法》的制定、颁布具有划时代的意义，标志我国药品监督管理工作进入法治化新阶段，使药品监督管理工作有法可依，依法办事。它的颁布实施更有利于发挥人民群众对药品质量监督的作用；使药品经济活动在法律的保护和制约下，健康高速地发展。

1985～2000 年我国药品监督管理法规体系建设取得很大成绩。《药品管理法》颁布实施以来，根据宪法和药品管理法，国务院制定发布和批准发布了相关的行政法规 7 部，卫生部制定发布规章及规范性文件 410 部（件）。1998 年国务院机构改革中，对药政、药检管理体制进行了改革，新组建了国家药品监督管理局，直属国务院领导。该局于 1998～2001 年期间，为贯彻实施好《药品管理法》，制定、修订发布的局令、规章、规范性文件约有 395 部（件）。在此期间，修订、颁布了《中国药典》（1985 年版）、（1990 年版）、（1995 年版）及（2000 年版）。各省人大常委会也制定了一系列有关药品管理的地方性法规。全国大部分地区成立了地、市、县药品监督管理行政机构、药品检验所。

4. 修订颁布《药品管理法》，公布《药品管理法实施条例》

修订《药品管理法》的主要原因有几方面：①1984 年药品管理法规定的执法主体发生变

化，全国药品监督管理的主管部门，由国务院卫生行政部门改为国务院药品监督管理部门；②实践中行之有效的药品监督管理制度应在法律中做出规定；实践中已改变的制度、规定需修改有关法律条文；③1984 年《药品管理法》对违法行为规定的处罚过轻；对药品流通领域出现的问题缺乏相应的处罚规定；对执法主体的违法行为缺乏处罚规定；④为适应我国加入世贸组织的需要，修改的《药品管理法》中有关药品标准、药品商标、药品定价、药品进口的条款，以及《药品管理法实施条例》中关于新药的规定都与 WTO 规则的要求相适应。

2000 年 8 月下旬，国务院将"药品管理法修订草案"提请第九届人大常委会第十七次会议审议。依照立法规定的程序对"药品管理法修订草案"进行了三审，于 2001 年 2 月 28 日通过并公布，自 2001 年 12 月 1 日开始实施。

2002 年 8 月 4 日国务院第 360 号国务院令，公布了《中华人民共和国药品管理法实施条例》，于 2002 年 9 月 5 日起施行。

2013 年 12 月 28 日，第十二届全国人民代表大会常务委员会第六次会议对《中华人民共和国药品管理法》第十三条进行了修改，由省级食品药品监督管理部门负责审批药品的委托生产。2015 年 4 月 24 日，第十二届全国人民代表大会常务委员会第十四次会议通过了《关于修改〈中华人民共和国药品管理法〉的决定》，删除了"凭《药品生产许可证》到工商行政管理部门办理登记注册"和"凭《药品经营许可证》到工商行政管理部门办理登记注册"的相关规定；同时取消了大部分药品政府定价（删除了 2001 年版第五十五条）。

《药品管理法》的修订和公布是我国药品管理立法的重大进展，为我国加入 WTO 后药业的发展奠定了法律基础。

5. 第二次修订颁布《药品管理法》

2018 年 10 月，十三届全国人大常委会第六次会议对《药品管理法（修正草案）》进行了审议，建议将药品领域改革成果和行之有效的做法上升为法律，将修正草案改为修订草案，这一变化充分体现了新时期党中央、国务院对药品安全的高度重视，是 2001 年首次修订后，时隔 18 年对《药品管理法》的第二次修订。依照立法规定的程序对"药品管理法修订草案"进行了审议，于 2019 年 8 月 26 日通过并公布，自 2019 年 12 月 1 日开始实施。

《药品管理法》的第二次修订和公布标志着我国药品管理进入全新时代，为公众健康提供更有力的法治保障。

第二节　《药品管理法》和《药品管理法实施条例》

《中华人民共和国药品管理法》简称《药品管理法》，共 155 条；《中华人民共和国药品管理法实施条例》简称《实施条例》，共 80 条。

《药品管理法》章目录

第一章	总则	第七章	药品上市后管理
第二章	药品研制和注册	第八章	药品价格和广告
第三章	药品上市许可持有人	第九章	药品储备和供应
第四章	药品生产	第十章	监督管理
第五章	药品经营	第十一章	法律责任
第六章	医疗机构药事管理	第十二章	附则

　　《药品管理法》与《实施条例》是一个整体。《实施条例》遵循《药品管理法》的立法宗旨和原则，依据《药品管理法》的相关规定进一步细化，增加了操作性规定。

　　本节介绍《药品管理法》和《实施条例》，内容以《药品管理法》为主。有关药品注册管理、特殊管理的药品、中药管理、药品包装管理等内容，将在相关章节中介绍。

一、《药品管理法》和《药品管理法实施条例》总则

（一）立法目的

　　药品的基本属性是用于防病治病的，以人体为作用对象，因此制定药品管理法，就是要加强对药品的监督管理，保证药品质量，保障人体用药安全，维护人民身体健康。只有保证药品的质量，才能收到以药防病治病的效果；另外，药品是用于防病治病的特殊商品，人们付出代价取得这种商品，有权利要求它是安全有效的，应当维护用药者这种正当的权利和利益。上述两个方面是药品管理的基本立足点，因此在制定药品管理法时，就将加强药品管理，保证药品质量，保障公众用药安全和合法权益，保护和促进公众健康作为立法的出发点和落脚点。或者说，药品管理法是为人而制定的，它所体现的是人的需要，关心的是人的生命健康，维护的是人在用药时的合法权益。当然这些目的是通过采取法律措施来实现的，因此它就体现于这部法律的各项有关规定中，这也就是以法律的形式确立人们所需要的有关药品的行为规则，国家用强制力作为后盾保证其得到普遍遵守，建立药品管理的法律秩序。这从立法来说，就是药品管理法的立法目的。

（二）药品管理法适用范围的规定

　　（1）适用的地域范围　药品管理法适用的地域范围是在中华人民共和国境内。

　　（2）适用的对象范围　药品管理法适用的对象范围是与药品有关的各个环节和主体，包括药品的研制者、药品的生产者、经营者和使用者（这里的使用仅指医疗单位对患者使用药品的活动，不包括患者）以及具有药品监督管理的责任者。"者"包括单位或个人，单位包括中国企业、中外合资企业、中外合作企业、外资企业；个人包括中国人、外国人。

（三）我国发展药品的方针

1. 国家发展现代药和传统药，充分发挥其在预防、医疗和保健中的作用

　　这是由于人类在长期与疾病斗争中，不断积累，反复总结，逐渐认识到某些物质尤其是某些自然产物可以用来防病治病，保障健康，形成了药物。在中国，则是形成了中药，它是指中国传统医学用以预防、诊断和治疗疾病的药物。中药主要来源于天然药及其加工品。与近一二百年形成的现代医学联系在一起的是现代药，也就是19世纪以来，随着药物化学的进步，不但可以用人工的方法合成天然药物的有效成分，而且还能改造天然药物及合成新的化学药品。对于现代药和传统药采取什么方针，这是一个十分重要的事情，所以在宪法中做出了规定，即：国家发展医疗卫生事业，发展现代医药和我国传统医药。在药品管理中必须遵循宪法的规定，确立有关的指导原则，实质是国家要坚持发展现代药和传统药，二者都应充分发挥其在预防、医疗和保健中的作用。

2. 国家保护野生药材资源，鼓励培育中药材

　　中药是中华民族在长期防病治病实践中积累起来的宝贵财富，融合了各民族的智慧和丰富的物质资源。在中药中以植物药居多，还包括动物药、矿物药等。中药的来源有野生的，也有人工培育的，为了能保证有丰富的药材资源满足防病治病的需要，应当在药品管理中充分重视保护野生药材资源，同时积极鼓励人工培育中药材。任何忽视野生药材资源保护，不

积极采取措施培育中药材的行为，都是有悖于国家利益，对人民健康缺乏责任感的。在药品管理法中所以规定这项关于保护和增加药材资源的原则，是从中国国情出发，并且是有利于人民健康的。

3. 国家鼓励研究和创制新药，保护公民、法人和其他组织研究开发新药的合法权益

这是国家促进新药开发，发展医药事业的一条重要原则。新药就是指未曾在中国境内外上市销售的药品。为了适应医药事业发展的需要，推进研究、开发、生产新药，应当是药品管理的重要任务之一。国家应当引导科研机构、企业或者科研人员研究开发新药，要支持降低新药研制和审批管理成本，提高技术水平，促进产品更新换代。对于研究和创制新药所产生的合法权益，依法给予保护，制止不法侵害科研人员、研究机构、企业的合法权益，保护和激励开发新药的积极性。

4. 药品监督管理体制

在《药品管理法》中所确定的药品监督管理体制如下。

1）国务院药品监督管理部门主管全国药品监督管理工作。对于哪些事项属于主管范围，怎样进行主管，都应依照法律规定而确定。

2）国务院有关部门在各自的职责范围内负责与药品有关的监督管理工作。有关部门是指：卫生行政部门、科技部、国家中医药管理局、国家市场监督管理总局、人力资源和社会保障部等。这是因为药品的监督管理涉及研制、生产、经营、使用等多个环节，在各个环节、各个层次又涉及诸多方面，因而需要明确各有关部门的职责，并要求其负起有关责任。

3）上述是就全国的情况即中央政府这一层次而做的规定，对于省、自治区、直辖市这个层次则规定，省、自治区、直辖市人民政府药品监督管理部门负责本行政区域内的药品监督管理工作；省、自治区、直辖市人民政府有关部门在各自的职责范围内负责与药品有关的监督管理工作。这就是对一定行政区域内的药品监督管理体制确立了法律上的框架，具体管理事项则根据法律上的具体规定执行。

4）国务院药品监督管理部门应当配合国务院经济综合主管部门，执行国家制定的药品行业发展规划和产品政策。这是由于药品行业是一个重要行业，在国民经济中占有重要地位，对人民生活有重要影响，需要由国家制定发展规划，纳入产业政策的调控范围，从而在法律上明确在这方面的职责分工，使有关部门之间的关系定型化。

5）药品检验机构的地位。在药品管理中需要实施药品检验，并且这种检验有明确的任务和相当的权威性，因此在药品管理法中对药品检验机构的设置及其作用做出规定，并由于它是药品监督管理的一个组成部分，所以将其列入药品管理体制的内容。药品管理法对其所做规定的内容为，药品监督管理部门设置或者确定的药品检验机构，承担依法实施药品审批和药品质量监督检查所需的药品检验工作。

二、药品生产企业管理、药品经营企业管理和医疗机构药剂管理

建立并严格实施对药品生产、经营和医疗机构制剂的管理制度，是保证药品质量、保障用药安全的关键环节，也是药品管理法的重点内容。这种制度在药品管理法中确立后，就是一种法定的制度，人人必须遵守，强制实施。对于药品这种特定的物质、特殊的商品，实施这种制度是必要的、必须坚持的。这项管理制度的主要内容如下。

（一）实行许可证制度

法律规定，从事药品生产、经营和医疗机构配制制剂必须取得许可证，未取得许可证

的，不得从事这项业务。这种许可制度是国家对药品生产、经营实施严格管制的一项法律措施，是对符合法定条件者的一种特许。给予许可的对象为三类。

1. 药品生产许可

开办药品生产企业，须经企业所在地省、自治区、直辖市人民政府药品监督管理部门批准并发给《药品生产许可证》，许可证标明有效期、生产范围。无《药品生产许可证》的，不得生产药品。药品生产许可是开办药品生产企业的必要条件，但是有了药品生产许可不一定就能开办药品生产企业，因为开办企业还有有关企业的特定的设立条件。

开办药品生产企业，应当按照规定办理《药品生产许可证》。

（1）申办人应当向拟办企业所在地省、自治区、直辖市人民政府药品监督管理部门提出申请 省、自治区、直辖市人民政府药品监督管理部门应当自收到申请之日起 30 个工作日内，按照国家发布的药品行业发展规划和产业政策进行审查，并做出是否同意筹建的决定。

（2）申办人完成拟办企业筹建后，应当向原审批部门申请验收 原审批部门应当自收到申请之日起 30 个工作日内，依据《药品管理法》规定的开办条件组织验收；验收合格的，发给《药品生产许可证》。

（3）药品生产企业变更许可事项 药品生产企业变更《药品生产许可证》许可事项的，应当在许可事项发生变更 30 日前，向原发证机关申请《药品生产许可证》变更登记。《药品生产许可证》有效期为 5 年。有效期届满需要继续生产药品的，持证企业应当在许可证有效期届满前 6 个月，按照国家药品监督管理部门规定申请换发《药品生产许可证》。药品生产企业终止生产药品或关闭的，《药品生产许可证》由原发证部门撤销。

2. 药品经营许可

开办经营药品的批发或者零售企业，都必须先经药品监督管理部门批准并发给《药品经营许可证》；未取得许可证的，不得经营药品。对于药品经营的许可证，还规定应当标明有效期和经营范围，到期重新审查发证。所以规定药品经营许可证的有效期，目的是要药品经营者持续地保持合乎发证条件。

（1）开办药品经营企业的审批规定和程序 开办药品批发、零售经营企业。审批规定开办药品批发企业，须经企业所在地省、自治区、直辖市人民政府药品监督管理部门批准并发给《药品经营许可证》；开办药品零售企业，须经企业所在地县级以上地方药品监督管理部门批准并发给《药品经营许可证》。无《药品经营许可证》的，不得经营药品。

（2）有关《药品经营许可证》的规定 应标明有效期和经营范围。药品经营企业变更许可事项的，应在许可事项发生变更 30 日前，向原发证机关申请变更登记。《药品经营许可证》有效期为 5 年。有效期届满，需继续经营药品的，应在届满前 6 个月，按国务院药品监督管理部门规定申请换发《药品经营许可证》。药品经营企业终止经营药品或者关闭的，由原发证机关撤销《药品经营许可证》。

3. 医疗机构制剂许可

医疗机构由于本单位临床需要而市场上没有供应，可以配制制剂，但要经过许可。按照规定，医疗机构配制制剂，须经所在省、自治区、直辖市人民政府卫生行政部门审核同意，由省、自治区、直辖市人民政府药品监督管理部门批准，发给《医疗机构制剂许可证》，未取得许可证的不得配制制剂，并且该许可证也是定期有效的。

（二）必须具备的法定条件

药品管理法对从事药品生产、经营的企业规定了必须具备的条件，也就是从许可其从事药品生产、经营的要求着眼，规定所应具备的人员、设备、技术等各项条件，并且这些条件由法律确定，必不可少。具体内容如下。

（1）从事药品生产的企业 必须具有：①依法经过资格认定的药学技术人员、工程技术人员及相应的技术工人；②与药品生产相适应的厂房、设施和卫生环境；③能对所生产药品进行质量管理和质量检验的机构、人员及必要的仪器设备；④保证药品质量的规章制度，并符合国务院药品监督管理部门制定的药品生产质量管理规范要求。这四项是必须具有的法定条件，缺一不可，其他的条件虽然不是法定的，但也是根据药品生产的需要而具备。

（2）从事药品经营的企业 根据经营的要求必须具备下列条件：①依法经过资格认定的药师或者其他药学技术人员；②与所经营药品相适应的营业场所、设备、仓储设施和卫生环境；③与所经营药品相适应的质量管理机构或者人员；④保证药品质量的规章制度，并符合国务院药品监督管理部门依据药品管理法制定的药品经营质量管理规范要求。这四项条件也都是要求依法——具备的，缺一不可，目的就是保证药品经营的必要条件。

（3）医疗机构 应当配备依法经过资格认定的药师或者其他药学技术人员，负责本单位的药品管理、处方审核和调配、合理用药指导等工作。医疗机构配制制剂，应当有能够保证制剂质量的设施、管理制度、检验仪器和卫生条件。以此强有力的方式保证制剂的安全与有效。

（三）制定和实施两个质量管理规范

对药品生产、经营的质量管理应当是全过程的，必须根据实际需要和借鉴国际经验，制定药品生产、经营的质量管理规范并要求严格执行，这是保证药品生产、经营质量的有效管理手段，也是对药品质量管理全过程进行监控的法律依据。因此在药品管理法中做出以下基本规定。

1. 质量管理规范的制定

药品管理法明确，由国务院药品监督管理部门依照药品管理法制定《药品生产质量管理规范》和《药品经营质量管理规范》。药品管理法对制定药品质量管理规范的规定，不仅明确了制定的依据，而且也明确上述两个管理规范是法律授权有关部门制定的，并不是一般部门制定的一般规章。当然这两个药品质量管理规范从内容到形式都必须是符合药品管理法的规定的。

2. 质量管理规范的效力

药品管理法规定，药品生产企业必须按照《药品生产质量管理规范》组织生产；药品经营企业必须按照《药品经营质量管理规范》经营药品。在这里，法律规定是很明确的，即药品生产、经营必须按照依法制定的质量管理规范进行，并没有在法律上留下可以不执行的余地。所以，所有的药品生产、经营者和药品监督管理部门都有遵守上述质量管理规范的法定义务，这是作为生产、经营的法定规则，也是监督管理所必须遵循的规则。

（四）特定要求

1. 药品生产的特定要求

针对药品生产的特点，药品管理法还专门做出如下内容的规定。

1）药品应当按照国家药品标准和经药品监督管理部门核准的生产工艺进行生产。生产、检验记录应当完整准确，不得编造。

2）在药品标准方面，对中药饮片有特别规定，即有国家标准的必须按国家标准炮制，没有国家标准的，必须按省、自治区、直辖市人民政府药品监督管理部门制定的炮制规范炮制，这种规定考虑了中药饮片的特殊性，不同于一般药品。

3）生产药品所需的原料、辅料，必须符合药用要求；生产企业对所生产的药品，必须进行质量检验，不合格的不得出厂。生产药品所使用的原料药，必须具有国务院药品监督管理部门核发的药品批准文号；但是未实施批准文号管理的中药材、中药饮片除外。

4）关于委托生产药品的规定。

① 药品上市许可持有人可以自行生产药品，也可以委托药品生产企业生产。

② 药品上市许可持有人自行生产药品的，应当依照《药品管理法》规定取得《药品生产许可证》；委托生产的，应当委托符合条件的药品生产企业。药品上市许可持有人和受托生产企业应当签订委托协议和质量协议，并严格履行协议约定的义务。

③ 国务院药品监督管理部门制定药品委托生产质量协议指南，指导、监督药品上市许可持有人和受托生产企业履行药品质量保证义务。

④ 血液制品、麻醉药品、精神药品、医疗用毒性药品、药品类易制毒化学品不得委托生产；但是，国务院药品监督管理部门另有规定的除外。

2. 药品经营的特定要求

药品进入经营企业，也就是进入了流通领域，药品管理法根据这个领域的特点做出了若干专门规定。

1）药品经营企业购进药品，应当建立并执行进货检查验收制度，验明药品合格证明和其他标识；不符合规定要求的，不得购进和销售，这实际上是明确了进货责任。

2）药品经营企业购销药品，必须有真实完整的购销记录，购销记录应当注明药品的通用名称、剂型、规格、产品批号、有效期、上市许可持有人、生产企业、购销单位、购销数量、购销价格、购销日期及国务院药品监督管理部门规定的其他内容。

3）明确销售药品的基本规则，即药品经营企业销售药品必须准确无误，并正确说明用法、用量和注意事项，调配处方必须经过核对，对处方所列药品不得擅自更改或者代用，对有配伍禁忌或者超剂量的处方应当拒绝调配，必要时经处方医师更正或者重新签字，方可调配。这些规定都是规范药品销售行为的，也是保证用药安全的，在法律中做这样具体的规定，不仅表明这些规则的重要性，而且是必须普遍做到的经营规则，只要是销售药品就不能违反。药品作为一种特殊商品，国家必须加强对市场的管制，包括约束经营者的行为，维护社会公众的利益，防止用药安全事故的发生。

4）对药品销售的限制。城乡集市贸易市场可以出售中药材，国务院另有规定的除外。疫苗、血液制品、麻醉药品、精神药品、医疗用毒性药品、放射性药品、药品类易制毒化学品等国家实行特殊管理的药品不得在网络上销售。新发现和从境外引种的药材，经国务院药品监督管理部门批准后，方可销售。

3. 医疗机构制剂的特定要求

根据医疗机构配制制剂的特点确定了以下特定规则。

1）应当配备依法经过资格认定的药师或者其他药学技术人员，负责本单位的药品管理、处方审核和调配、合理用药指导等工作。非药学技术人员不得直接从事药剂技术工作。

2）医疗机构配制制剂，应当经所在地省、自治区、直辖市人民政府药品监督管理部门批准，取得医疗机构制剂许可证。无医疗机构制剂许可证的，不得配制制剂。医疗机构制剂许可证应当标明有效期，到期重新审查发证。

3）医疗机构配制制剂，应当有能够保证制剂质量的设施、管理制度、检验仪器和卫生环境。医疗机构配制制剂，应当按照经核准的工艺进行，所需的原料、辅料和包装材料等应当符合药用要求。

4）医疗机构配制的制剂，应当是本单位临床需要而市场上没有供应的品种，并应当经所在地省、自治区、直辖市人民政府药品监督管理部门批准；但是，法律对配制中药制剂另有规定的除外。

5）医疗机构配制的制剂应当按照规定进行质量检验；合格的，凭医师处方在本单位使用。经国务院药品监督管理部门或者省、自治区、直辖市人民政府药品监督管理部门批准，医疗机构配制的制剂可以在指定的医疗机构之间调剂使用。

6）医疗机构配制的制剂不得在市场上销售。

7）医疗机构购进和使用药品，有些规则与药品经营中实行的规则是相同的。

三、药品管理、药品价格和广告的管理

（一）药品管理

主要包括：药品注册管理、国家药品标准、药品审评和再评价、药品采购、特殊管理的药品、几种药品制度、中药材管理、假药劣药定义。相关各条都有配套的行政法规和规章，详细内容将在有关章节介绍。

药品注册管理、药品临床试验、生产药品和进口药品，应当符合《药品管理法》及《实施条例》的规定，经国务院药品监督管理部门审查批准；国务院药品监督管理部门可以委托省、自治区、直辖市人民政府药品监督管理部门对申报药物的研制情况及条件进行审查，对申报资料进行形式审查，并对试制的样品进行检验。根据此规定，国务院监督管理部门发布了《药品注册管理办法》。第四章将详细介绍。

1. 新药的管理

（1）新药定义　"新药，是指未曾在中国境内外上市销售的药品"。

（2）新药临床研究的审批和新药生产审批的规定　开展药物临床试验，应当按照国务院药品监督管理部门的规定如实报送研制方法、质量指标、药理及毒理试验结果等有关数据、资料和样品，经国务院药品监督管理部门批准。国务院药品监督管理部门应当自受理临床试验申请之日起六十个工作日内决定是否同意并通知临床试验申办者，逾期未通知的，视为同意。其中，开展生物等效性试验的，报国务院药品监督管理部门备案。开展药物临床试验，应当在具备相应条件的临床试验机构进行。药物临床试验机构实行备案管理，具体办法由国务院药品监督管理部门、国务院卫生健康主管部门共同制定。开展药物临床试验，应当符合伦理原则，制定临床试验方案，经伦理委员会审查同意。伦理委员会应当建立伦理审查工作制度，保证伦理审查过程独立、客观、公正，监督规范开展药物临床试验，保障受试者合法权益，维护社会公共利益。实施药物临床试验，应当向受试者或者其监护人如实说明和解释临床试验的目的和风险等详细情况，取得受试者或者其监护人自愿签署的知情同意书，并采取有效措施保护受试者合法权益。

在中国境内上市的药品，应当经国务院药品监督管理部门批准，取得药品注册证书；但是，未实施审批管理的中药材和中药饮片除外。实施审批管理的中药材、中药饮片品种目录由国务院药品监督管理部门会同国务院中医药主管部门制定。申请药品注册，应当提供真实、充分、可靠的数据、资料和样品，证明药品的安全性、有效性和质量可控性。对申请注册的药品，国务院药品监督管理部门应当组织药学、医学和其他技术人员进行审评，对药品的安全性、有效性和质量可控性以及申请人的质量管理、风险防控和责任赔偿等能力进行审

查；符合条件的，颁发药品注册证书。国务院药品监督管理部门在审批药品时，对化学原料药一并审评审批，对相关辅料、直接接触药品的包装材料和容器一并审评，对药品的质量标准、生产工艺、标签和说明书一并核准。

（3）GLP 和 GCP 为了加强新药研制的质量管理，并与国际接轨，药品管理法及条例规定：药物的非临床安全性评价研究机构和临床试验机构必须分别执行《药物非临床研究质量管理规范》《药物临床试验质量管理规范》。《药物非临床研究质量管理规范》《药物临床试验质量管理规范》由国务院药品监督管理部门和国务院卫生行政部门制定。

（4）批准文号及药品批准文件的规定 药品生产批准文号是药品生产合法性的标志。药品管理法和条例规定了生产新药或者已有国家标准的药品，须经国务院药品监督管理部门批准，并发给药品批准文号；生产没有实施批准文号管理的中药材和中药饮片除外。实施批准文号管理的中药材、中药饮片品种目录由国务院药品监督管理部门会同国务院中医药管理部门制定。药品生产企业在取得药品批准文号后，才可生产药品。变更研制新药、生产药品和进口药品已获批准证明文件及其附件中载明事项的，应当向国务院药品监督管理部门提出补充申请；国务院药品监督管理部门经审核符合规定的，应当予以批准。

（5）新型化学成分药品的未披露材料的保护规定 国家对获得生产或者销售含有新型化学成分药品许可的生产者或者销售者提交的自行取得且未披露的试验数据和其他数据实施保护，任何人不得对该未披露的试验数据和其他数据进行不正当的商业利用。自药品生产者或者销售者获得生产、销售新型化学成分药品和许可证明文件之日起 6 年内，对其他申请人未经已获得许可的申请人同意，使用前款数据申请生产、销售新型化学成分药品许可的，药品监督管理部门不予许可；但是，其他申请人提交自行取得数据的除外。

除下列情形外，药品监督管理部门不得披露上述规定的数据：①公共利益需要；②已采取措施确保该类数据不会被不正当地进行商业利用。

2. **生产已有国家标准药品的申报审批和试行标准的规定**

（1）生产已有国家标准药品的申报审批的规定 生产已有国家标准的药品，应当按照国务院药品监督管理部门的规定，向省、自治区、直辖市人民政府药品监督管理部门或者国务院药品监督管理部门提出申请，报送有关技术资料并提供相关证明文件。省、自治区、直辖市人民政府药品监督管理部门应当自受理申请之日起30个工作日内进行审查，提出意见后报送国务院药品监督管理部门审核，并同时将审查意见通知申报方。国务院药品监督管理部门经审核符合规定的，发给药品批准文号。

（2）有关药品试行期标准的规定 生产有试行期标准的药品，应当按照国务院药品监督管理部门的规定，在试行期满前 3 个月，提出转正申请；国务院药品监督管理部门应当自试行期满之日起12个月内对该试行期标准进行审查，对符合国务院药品监督管理部门规定的转正要求的，转为正式标准；对试行标准期满未按照规定提出转正申请或者原试行标准不符合转正要求的，国务院药品监督管理部门应当撤销该试行标准和依据该试行标准生产药品的批准文号。

3. **进口药品的管理**

1）进口药品注册申请的规定。禁止进口疗效不确、不良反应大或者其他原因危害人体健康的药品。药品进口，须经国务院药品监督管理部门组织审查，经审查确认符合质量标准、安全有效的，方可批准进口，医疗机构因临床急需进口少量药品的，经国务院药品监督管理部门或者国务院授权的省、自治区、直辖市人民政府批准，可以进口。进口的药品应当在指定医疗机构内用于特定医疗目的。个人自用携带入境少量药品，按照国家有关规定办理。

2）申请进口的药品，应当是在生产国家或者地区获得上市许可的药品；未在生产国家或者地区获得上市许可的，经国务院药品监督管理部门确认该药品品种安全、有效而且临床需要的，可以依照《药品管理法》及《实施条例》的规定批准进口。

3）进口麻醉药品和国家规定范围内的精神药品，应当持有国务院药品监督管理部门颁发的进口准许证。

4）药品进口的口岸、报关、检验的规定。药品必须从允许药品进口的口岸进口，并由进口药品的企业向口岸所在地药品监督管理部门登记备案。海关凭药品监督管理部门出具的《进口药品通关单》放行。无《进口药品通关单》的，海关不得放行。口岸所在地药品监督管理部门应当通知药品检验机构按照国务院药品监督管理部门的规定对进口药品进行抽查检验。允许药品进口的口岸由国务院药品监督管理部门会同海关总署提出，报国务院批准。

5）国务院药品监督管理部门对下列药品在进口时，应当指定药品检验机构进行检验；未经检验或者检验不合格的，不得进口：①首次在中国境内销售的药品；②国务院药品监督管理部门规定的生物制品；③国务院规定的其他药品。

4. 药品标准的管理

1）除中药饮片的炮制外，药品必须按照国家药品标准和国务院药品监督管理部门批准的生产工艺进行生产，生产记录必须完整准确。药品生产企业改变影响药品质量的生产工艺的，必须报原批准部门审核批准。

2）国务院药品监督管理部门颁发的《中华人民共和国药典》和药品标准为国家药品标准。

3）国务院药品监督管理部门组织药典委员会，负责国家药品标准的制定和修订。

4）国务院药品监督管理部门的药品检验机构负责标定国家药品标准品、对照品。

5）列入国家药品标准的药品名称为药品通用名称。已经作为药品通用名称的，该名称不得作为药品商标使用。

5. 药品审评、再评价及国家检验规定

1）国务院药品监督管理部门组织药学、医学和其他技术人员，对新药进行审评，对已经批准生产的药品进行再评价。为了保证药品的质量，国务院药品监督管理部门除在其内部设置有关机构，负责新药审评和对已生产药品进行再评价的工作外，还要按规定，聘请药学、医学和其他技术专家作为国家药品审评专家，负责对新药、新生物制品、进口药品、仿制药品的审批注册及已生产药品再评价提供技术咨询意见。国家药品审评专家以专家库形式进行管理。

2）国务院药品监督管理部门对已经批准生产或者进口的药品，应当组织调查；对疗效不确、不良反应大或者其他原因危害人体健康的药品，应当撤销批准文号。已被撤销批准文号的药品，不得生产或者进口、销售和使用；已经生产或者进口的，由当地药品监督管理部门监督销毁或者处理。国务院药品监督管理部门对已批准生产、销售的药品进行再评价，根据药品再评价结果，可以采取责令修改药品说明书，暂停生产、销售和使用的措施；对不良反应大或者其他原因危害人体健康的药品，应当撤销该药品批准证明文件。

3）国务院药品监督管理部门对下列药品在销售前或者进口时，在指定药品检验机构进行检验，检验不合格的，不得销售或者进口：国务院药品监督管理部门规定的生物制品；首次在中国销售的药品；国务院规定的其他药品。

6. 中药管理、特殊管理的药品规定

1）新发现和从国外引种的药材，经国务院药品监督管理部门审核批准后，才可销售。地区性民间习用药材的管理办法，由国务院药品监督管理部门会同国务院中医药管理部门制定。国家鼓励培育中药材。对集中规模化栽培养殖、质量可以控制并符合国务院药品监督管理部门规定条件的中药材品种，实行批准文号管理。

2）国家对麻醉药品、精神药品、医疗用毒性药品、放射性药品，实行特殊管理。管理办法由国务院制定。进口、出口麻醉药品和国家规定范围内的精神药品，必须持有国务院药品监督管理部门发给的《进口准许证》《出口准许证》。

7. 药品管理制度及与药品管理有关的规定

（1）国家实行中药品种保护制度 国家对药品实行处方药与非处方药分类管理制度，具体办法由国务院制定；国家实行药品储备制度；国内发生重大灾情、疫情及其他突发事件时，国务院规定的部门可以紧急调用企业药品。

（2）购进药品管理的规定 药品上市许可持有人、药品生产企业、药品经营企业和医疗机构应当从药品上市许可持有人或者具有药品生产、经营资格的企业购进药品；但是，购进未实施审批管理的中药材除外。

（3）出口药品管理的规定 对短缺药品，国务院可以限制或者禁止出口。必要时，国务院有关部门可以采取组织生产、价格干预和扩大进口等措施，保障药品供应。

（4）从业人员健康检查规定 药品上市许可持有人、药品生产企业、药品经营企业和医疗机构中直接接触药品的工作人员，应当每年进行健康检查。患有传染病或者其他可能污染药品的疾病的，不得从事直接接触药品的工作。

8. 禁止生产、销售假药、劣药

禁止生产、销售假药、劣药，是药品监督管理的重要环节。对违者，特别是造成严重后果者，坚决实施法律制裁，直至死刑。为了"有法可依"，《药品管理法》第九十八条对假药、劣药做出规定。

有关假药、劣药的规定：禁止生产（包括配制，下同）、销售、使用假药、劣药。

（1）有下列情形之一的为假药 ①药品所含成分与国家药品标准规定的成分不符；②以非药品冒充药品或者以他种药品冒充此种药品；③变质的药品；④药品所标明的适应证或者功能主治超出规定范围。

（2）有下列情形之一的为劣药 ①药品成分的含量不符合国家药品标准；②被污染的药品；③未标明或者更改有效期的药品；④未注明或者更改产品批号的药品；⑤超过有效期的药品；⑥擅自添加防腐剂、辅料的药品；⑦其他不符合药品标准的药品。

（二）药品价格的管理

1. 药品价格形成机制

认真落实党中央、国务院决策部署，按照使市场在资源配置中起决定性作用和更好地发挥政府作用的要求，逐步建立以市场为主导的药品价格形成机制，最大限度减少政府对药品价格的直接干预。坚持放管结合，强化价格、医保、招标采购等政策的衔接，充分发挥市场机制作用，同步强化医药费用和价格行为综合监管，有效规范药品市场价格行为，促进药品市场价格保持合理水平。除麻醉药品和第一类精神药品外，取消药品政府定价，完善药品采购机制，发挥医保控费作用，药品实际交易价格主要由市场竞争形成。因此在药品管理法中规定，依法实行市场调节价的药品，药品上市许可持有人、药品生产企业、药品经营企业和医疗机构应当按照公平、合理和诚实信用、质价相符的原则制定价格，为用药者提供价格合理的药品。

2. 市场调节价的实施

药品不允许以市场调节价的形式从事价格违法活动，特别是虚增成本，虚高定价，中间环节不合理加价，欺骗消费者，牟取暴利或者不应有的收入，以及其他干扰破坏药品价格秩序的行为。因此药品管理法规定，依法实行市场调节价的药品，药品上市许可持有人、药品生产企业、药品经营企业和医疗机构应当按照公平、合理和诚实信用、质价相符的原则制定价格，为用药者提供价格合理的药品。药品上市许可持有人、药品生产企业、药品经营企业和医疗机构应当遵守国务院药品价格主管部门关于药品价格管理的规定，制定和标明药品零售价格，禁止暴利、价格垄断和价格欺诈等行为。这些规定是符合药价管理现实需要的，关键是要求药品价格应当质价相符，公平合理，禁止暴利，反对欺诈，依法行事。

3. 实施药价监测

国家完善药品采购管理制度，对药品价格进行监测，开展成本价格调查，加强药品价格监督检查，依法查处价格垄断、哄抬价格等药品价格违法行为，维护药品价格秩序。药品价格应当由政府进行监测，也就是加强经常性的监督，防止药品价格中的欺诈行为、暴利行为、干扰药品价格秩序的不法行为，同时也是鼓励、保护合法经营，维护用药者合法利益的措施。监测的对象是在市场中活动的药品生产企业、经营企业和医疗机构，药品管理法明确规定，药品上市许可持有人、药品生产企业、药品经营企业和医疗机构应当依法向药品价格主管部门提供其药品的实际购销价格和购销数量等资料。这是一项法定的义务，实际上就是将其价格活动置于政府监督的视野之内。

4. 保护用药者权利并受其监督

这是调整供药者与用药者关系的一项法律措施，它的目的是，供应药品的医疗机构公开药品价格，用药者知悉所用药品的价格，这样有利于保护用药者的权利，也有利于对供药者实施监督。所以药品管理法规定，医疗机构应当向患者提供所用药品的价格清单，按照规定如实公布其常用药品的价格，加强合理用药管理。具体办法由国务院卫生健康主管部门制定。

5. 禁止非法的行销手段

药品的销售和购进中出现了许多违法现象，尤其是非法的行销手段严重地危害了药品的购销秩序，药品生产、经营企业借此推销药品甚至还包括混入其中的不合格药品；购进药品的单位或个人借此牟取不正当利益；医疗机构和医务人员受到非法手段的侵蚀，败坏了医风，走上违法道路；药品价格因这种非法手段而被抬高，虚高定价，高回扣，大折扣，最终是严重损害了人民群众特别是患者的利益。因此，对以非法手段行销药品的行为必须予以禁止，并坚决给予制裁，药品管理法明确规定，一是，禁止药品上市许可持有人、药品生产企业、药品经营企业和医疗机构在药品购销中给予、收受回扣或者其他不正当利益；二是，禁止药品上市许可持有人、药品生产企业、药品经营企业或者代理人以任何名义给予使用其药品的医疗机构的负责人、药品采购人员、医师、药师等有关人员财物或者其他不正当利益；三是，禁止医疗机构的负责人、药品采购人员、医师、药师等有关人员以任何名义收受药品上市许可持有人、药品生产企业、药品经营企业或者代理人给予的财物或者其他不正当利益。上述从三个方面做出三项规定，就是对非法采用行销手段、建立不正当的利益关系、收受不正当的利益三种行为予以禁止，从法律上清除非法的行销手段、切断非法的利益关系、禁止收受非法利益，这都是必要的，对这些违法行为的制裁，所应给予的处罚在《药品管理法》法律责任一章中和其他法律中包括在刑法中做出规定。

（三）药品广告的管理

1. 发布药品广告须经批准

药品广告应当经广告主所在地省、自治区、直辖市人民政府确定的广告审查机关批准；未经批准的，不得发布。

2. 对处方药的广告予以限制

根据处方药须凭医师处方购买、使用的特点，因此规定，处方药可以在国务院卫生行政部门和国务院药品监督管理部门共同指定的医学、药学专业刊物上介绍，但不得在大众传播媒介发布广告或者以其他方式进行以公众为对象的广告宣传。

3. 药品广告必须真实、合法

广告的真实性是广告的生命，广告的合法性是广告存在的前提，对药品广告更应强调这种要求，并应有明确的依据，因此规定，药品广告的内容必须真实、合法，以国务院药品监督管理部门批准的说明书为准，不得含有虚假的内容。在药品管理法中强调药品广告的真实、合法，正是针对现实中药品广告内容虚假、欺骗患者、诈人钱财、违法经营等问题而采取的法律措施。

4. 药品广告禁止的内容

药品广告不得欺骗和误导消费者，但有些药品广告往往以不正当的手段，含有不正当的内容，借以迷惑、误导、欺骗消费者，因此药品管理法明确规定，药品广告不得含有表示功效、安全性的断言或者保证；不得利用国家机关、科研单位、学术机构、行业协会或者专家、学者、医师、药师、患者等的名义或者形象作推荐、证明。应当重申的是药品广告只应以依法批准的说明书为准，不得以其他一些形式或方法骗取人们的信任，误导消费者，损害患者。

5. 非药品广告不得涉及药品的宣传

这就是当前经常出现的在非药品广告中宣传药品，实际上是做药品广告，这种做法首先是欺骗公众，同时回避了对药品广告的监督管理。所以针对这种现象，明确规定非药品广告不得有涉及药品的宣传。在广告法中，对此也曾明确规定，食品、酒类、化妆品广告的内容不得使用易与药品混淆的用语。至于其他广告中，包括医疗广告，都不允许宣传药品，如有宣传就是违法行为。

6. 加强对药品广告的监督检查

对于药品广告不但要采取立法措施，确立和完善有关规则，而且在这些行为规则中应加强对药品广告的监督检查，促进严肃执法。因此规定，药品监督管理部门应当对其批准的药品广告进行检查，对于违反药品管理法和广告法的广告，应当向广告监督管理机关通报并提出处理建议，广告监督管理机关应当依法做出处理。这里所指的广告监督管理机关，依照广告法的规定是县级以上人民政府市场监督管理部门，药品管理法所确立的机制就是有关的行政执法部门协同动作，强化对药品广告的监督管理。药品价格和广告，《药品管理法》未作规定的，适用《中华人民共和国价格法》《中华人民共和国反垄断法》《中华人民共和国反不正当竞争法》《中华人民共和国广告法》等的规定。

四、药品监督和法律责任

（一）药品监督

药品监督是指药品监督管理的行政主体，依照法定职权，对行政相对方是否遵守法律、法规、行政命令、决定和措施所进行的监督检查活动。本章所指药品监督的内容，主要是经常性药品监督检查，包括药品质量监督抽查检验，行政强制措施，药品不良反应报告制度。明确了药品监督行政主体和行政相对方的权利、义务及禁止，并规定了药品监督收费原则。

1. 法定监管部门依法实施监督权

在药品管理中，作为法定的药品监督管理部门，有权依法对报经其审批的药品研制和药品的生产、经营以及医疗机构使用药品的事项进行监督检查，有关单位和个人不得拒绝和隐瞒。同时规定，进行监督检查时，必须出示证明文件，对监督检查中知悉的技术秘密、业务秘密有为被检查人保密的义务。这些规定确定了监督检查的主体、被监督检查的范围、相关的权利义务，使药品管理中的监督检查有规则地进行，而防止不规范的行为，这是监督检查中的一项重要法律原则。

2. 药品质量抽查检验

药品质量抽查检验是药品监督检查的一项重要内容，法律规定，药品监督管理部门根据监督检查的需要，可以对药品质量进行抽查检验；应当按规定抽样，不得收取任何费用；对有证据证明可能危害人体健康的药品及其有关材料可以采取查封、扣押的行政强制措施；药品抽样必须由两名以上药品监督检查人员实施，并按照国家药品监督管理部门的规定进行抽样；被抽检方应当提供抽检样品，不得拒绝。药品被抽检单位没有正当理由，拒绝抽查检验的，国家药品监督管理部门和被抽检单位所在地省、自治区、直辖市人民政府药品监督管理部门可以宣布停止该单位拒绝抽检的药品上市销售和使用。此外还有一些时限的规定。这些规定的用意都是使行政的监督检查行为规范化，包括做出行政处理决定应当有明确时限，以促进提高行政效率，有利于保护被检查人的合法权利。

3. 公告抽查检验结果

药品质量抽查检验结果应当有透明度，定期公告有利于促进提高药品质量，也有助于社会公众或医疗机构择优选用药品，摒弃不合格的药品。公告药品质量抽查检验结果的法定机构是国务院和省、自治区、直辖市人民政府的药品监督管理部门；从时间上是规定定期公告，这种定期实质上是要求经常地予以公告，使它成为药品监督管理部门的一项应当履行的义务。

4. 药品检验结果的异议

药品检验结果是对药品实施监督，并作出相关判断的重要依据，应当从制度上保证它是正确无误的，所以规定有异议时，当事人有权申请复验，这是提高监督水平，保障当事人合法权益的必要程序。因此，药品管理法规定，当事人对药品检验机构的检验结果有异议的，可以在法定的时限内申请复验，申请者可以在三种药品检验机构中进行选择，具体提出申请复验，这样有利于检验的公正性。可以选择申请复验的三种药品检验机构为：一是原来进行检验的机构；二是上一级药品监督管理部门设置或者确定的药品检验机构；三是国家药品监督管理部门设置或者确定的药品检验机构。如果再从法律上深一层地分析，因为这些药品检验机构都是药品监督管理部门设置或者确定的，就有必要关心这些药品检验机构的检验状况，使之保持公正性。

5. 监督检查责任

药品监督管理部门应当依照法律、法规的规定对药品研制、生产、经营和药品使用单位使用药品等活动进行监督检查，必要时可以对为药品研制、生产、经营、使用提供产品或者服务的单位和个人进行延伸检查，有关单位和个人应当予以配合，不得拒绝和隐瞒。药品监督管理部门应当对高风险的药品实施重点监督检查。药品监督管理部门应当对药品上市许可持有人、药品生产企业、药品经营企业和药物非临床安全性评价研究机构、药物临床试验机构等遵守药品生产质量管理规范、药品经营质量管理规范、药物非临床研究质量管理规范、药物临床试验质量管理规范等情况进行检查，监督其持续符合法定要求。

6. 制止地方保护

药品管理法中明确规定，地方人民政府和药品监督管理部门不得以要求实施药品检验、审批等手段限制或者排斥非本地区药品生产企业依照规定生产的药品进入本地区。

7. 监督管理者不得参与药品生产经营活动

这是专门为药品监督管理部门及法定的药品检验机构确定的行为规则，目的是保证其履行职责的独立性和监督管理的公正性；防止因参与生产经营活动，存在利益上的联系，从而出现的种种弊端，损害执法者的形象，妨碍客观公正地判断是非，不能秉公执法。因此药品管理法在审议过程中增加规定，药品监督管理部门及其设置的药品检验机构和确定的专业从事药品检验的机构不得参与药品生产经营活动，不得以其名义推荐或者监制、监销药品；药品监督管理部门及其设置的药品检验机构和确定的专业从事药品检验机构的工作人员不得参与药品生产经营活动。

8. 药品不良反应报告制度

药品不良反应报告制度是一项保证药品质量、保障用药安全的法定制度。规定药品生产企业、药品经营企业和医疗机构必须经常考察本单位所生产、经营、使用的药品质量、疗效和反应；如果发现可能与用药有关的严重不良反应，必须及时向当地省、自治区、直辖市人民政府药品监督管理部门和卫生行政部门报告。同时药品管理法中还规定，对已确认发生严重不良反应的药品，国务院或者省、自治区、直辖市人民政府的药品监督管理部门可以采取停止生产、销售、使用的紧急控制措施，并应当在 5 日内组织鉴定，自鉴定结论做出之日起 15 日内依法做出行政处理决定。

9. 行政强制措施

药品监督管理部门对有证据证明可能危害人体健康的药品及其有关材料可以采取查封、扣押的行政强制措施，并在 7 日内做出行政处理决定；药品需要检验的，必须自检验报告书发出之日起 15 日内做出行政处理决定。不符合立案条件的，应当解除行政强制措施；需要暂停销售和使用的，应当由国务院或者省、自治区、直辖市人民政府药品监督管理部门做出决定。

（二）法律责任

药品监督的法律责任主要包括：违反《许可证》及药品批准证明文件管理应当承担的法律责任；生产、销售假药、劣药及为假、劣药提供运输、保管、仓储等便利条件应当承担的法律责任；违反药品管理法其他有关规定应当承担的法律责任；药品监督管理部门及设置、确定的药品检验所（机构及个人）违反药品管理法规定应当承担的法律责任。

1. 法律责任的含义与分类

法律责任是指因违反了法定义务或契约义务，或不当行使法律权利、权力所产生的，由行为人承担的不利后果。就其性质而言，法律责任方式可以分为补偿性方式和制裁性方式。

法律责任的特点如下：

1）法律责任首先表示一种因违反法律上的义务（包括违约等）关系而形成的责任关系，它是以法律义务的存在为前提的。

2）法律责任还表示为一种责任方式，即承担不利后果。

3）法律责任具有内在逻辑性，即存在前因与后果的逻辑关系。

4）法律责任的追究是由国家强制力实施或者潜在保证的。

根据违法行为所违反的法律的性质，可以把法律责任分为民事责任、刑事责任、行政责任与违宪责任和国家赔偿责任。民事责任是指由于违反民事法律、违约或者由于民法规定所应承担的一种法律责任。刑事责任是指行为人因其犯罪行为所必须承受的，由司法机关代表国家所确定的否定性法律后果。行政责任是指因违反行政法规定或因行政法规定而应承担的法律责任。违宪责任是指由于有关国家机关制定的某种法律、法规、规章，或有关国家机关、社会组织或公民从事了与宪法规定相抵触的活动而产生的法律责任。国家赔偿责任是指在国家机关行使公权力时，由于国家机关及其工作人员违法行使职权所引起的由国家作为承担主体的赔偿责任。

2. 法律制裁

法律制裁是指由特定的国家机关对违法者因其所应负的法律责任而实施的惩罚性措施。它不同于法律责任，仅属于承担法律责任的一类方式，即惩罚性措施这一类方式。法律责任中还有另一类非惩罚性方式，例如《中华人民共和国民法典》179 条中的承担民事责任的方式，停止侵害、排除妨碍、消除危险、恢复原状等均为非惩罚性方式。只有承担惩罚性责任的才是法律制裁，分为刑事制裁、民事制裁、行政制裁。

3. 行政处罚

药品管理法法律责任中大多涉及行政处罚，2014 年国家食品药品监督管理部门发布了《食品药品行政处罚程序规定》。

（1）行政处罚的概念　行政处罚是指行政机关或其他行政主体依照法定权限和程序对违反行政法规但尚未构成犯罪的相对方给予行政制裁的具体行政行为。

（2）行政处罚的种类　行政处罚法规定的行政处罚有：①警告；②罚款；③没收违法所得、没收非法财物；④责令停产停业；⑤暂扣或者吊销许可证；⑥行政拘留；⑦法律、行政法规规定的其他行政处罚。《药品管理法》的行政处罚未涉及行政拘留。

（3）行政处罚的原则

1）处罚法定原则：一是行政处罚必须由具有处罚权的行政机关实施，药品管理法规定的行政处罚，大多由县级以上药品监督管理部门实施，涉及广告、价格、集贸市场等方面的违法行为，由工商行政管理部门、物价主管部门等决定执行；二是行政处罚的依据是法定的，也就是实施行政处罚必须有法律、行政法规、规章的明确规定；三是行政处罚的程序是合法的。行政处罚法规定有三种程序，即简易程序、一般程序和听证程序。没有法定依据或者不遵守法定程序的，行政处罚无效。

2）行政处罚遵循公开、公正原则。

3）实施行政处罚，纠正违法行为，应当坚持处罚与教育相结合。

4. 行政处分

行政处分是国家行政法律规范规定的责任形式，与一般的纪律处分要区别开来。行政处分的主体是公务员所在地行政机关，上级主管部门或监察机关。而纪律处分是指一般组织内部按其章程、决议等做出的，如大学教职员工的纪律处分，由大学校董事会或校长或校务会做出；公司员工处分由公司董事会或总经理决定。

行政处分是一种内部责任形式，是国家行政机关对其行政系统内部的公务员实施的一种惩戒，不涉及一般相对人的权益。2005 年第十届全国人民代表大会常务委员会第十五会议通过并公布的《中华人民共和国公务员法》（2017 年修正，2018 年修订）规定，行政处分共 6种：警告、记过、记大过、降级、撤职和开除。

5. 违反有关药品许可证，药品批准证明文件的规定的违法行为应当承担的法律责任

1）未取得药品生产许可证、药品经营许可证或者医疗机构制剂许可证生产、销售药品的，责令关闭，没收违法生产、销售的药品和违法所得，并处违法生产、销售的药品（包括已售出和未售出的药品，下同）货值金额十五倍以上三十倍以下的罚款；货值金额不足十万元的，按十万元计算。

2）违反《药品管理法》规定，药品上市许可持有人、药品生产企业、药品经营企业或者医疗机构未从药品上市许可持有人或者具有药品生产、经营资格的企业购进药品的，责令改正，没收违法购进的药品和违法所得，并处违法购进药品货值金额两倍以上十倍以下的罚款；情节严重的，并处货值金额十倍以上三十倍以下的罚款，吊销药品批准证明文件、药品生产许可证、药品经营许可证或者医疗机构执业许可证；货值金额不足五万元的，按五万元计算。

3）伪造、变造、出租、出借、非法买卖许可证或者药品批准证明文件的，没收违法所得，并处违法所得一倍以上五倍以下的罚款；情节严重的，并处违法所得五倍以上十五倍以下的罚款，吊销药品生产许可证、药品经营许可证、医疗机构制剂许可证或者药品批准证明文件，对法定代表人、主要负责人、直接负责的主管人员和其他责任人员，处两万元以上二十万元以下的罚款，十年内禁止从事药品生产经营活动，并可以由公安机关处五日以上十五日以下的拘留；违法所得不足十万元的，按十万元计算。

4）提供虚假的证明、数据、资料、样品或者采取其他手段骗取临床试验许可、药品生产许可、药品经营许可、医疗机构制剂许可或者药品注册等许可的，撤销相关许可，十年内不受理其相应申请，并处五十万元以上五百万元以下的罚款；情节严重的，对法定代表人、主要负责人、直接负责的主管人员和其他责任人员，处两万元以上二十万元以下的罚款，十年内禁止从事药品生产经营活动，并可以由公安机关处五日以上十五日以下的拘留。

6. 生产、销售假药、劣药应承担的法律责任

1）生产、销售假药的，没收违法生产、销售的药品和违法所得，责令停产停业整顿，吊销药品批准证明文件，并处违法生产、销售的药品货值金额十五倍以上三十倍以下的罚款；货值金额不足十万元的，按十万元计算；情节严重的，吊销药品生产许可证、药品经营许可证或者医疗机构制剂许可证，十年内不受理其相应申请；药品上市许可持有人为境外企业的，十年内禁止其药品进口。

2）生产、销售劣药的，没收违法生产、销售的药品和违法所得，并处违法生产、销售的药品货值金额十倍以上二十倍以下的罚款；违法生产、批发的药品货值金额不足十万元的，按十万元计算，违法零售的药品货值金额不足一万元的，按一万元计算；情节严重的，责令停产停业整顿直至吊销药品批准证明文件、药品生产许可证、药品经营许可证或者医疗机构制剂许可证。生产、销售的中药饮片不符合药品标准，尚不影响安全性、有效性的，责令限期改正，给予警告；可以处十万元以上五十万元以下的罚款。

3）生产、销售假药，或者生产、销售劣药且情节严重的，对法定代表人、主要负责人、直接负责的主管人员和其他责任人员，没收违法行为发生期间自本单位所获收入，并处所获收入百分之三十以上三倍以下的罚款，终身禁止从事药品生产经营活动，并可以由公安机关处五日以上十五日以下的拘留。对生产者专门用于生产假药、劣药的原料、辅料、包装材料、生产设备予以没收。药品使用单位使用假药、劣药的，按照销售假药、零售劣药的规定处罚；情节严重的，法定代表人、主要负责人、直接负责的主管人员和其他责任人员有医疗卫生人员执业证书的，还应当吊销执业证书。

4）知道或者应当知道属于假药、劣药或者《药品管理法》第一百二十四条第一款第一项至第五项规定的药品，而为其提供储存、运输等便利条件的，没收全部储存、运输收入，并处违法收入一倍以上五倍以下的罚款；情节严重的，并处违法收入五倍以上十五倍以下的罚款；违法收入不足五万元的，按五万元计算。

5）有下列行为之一的，在《药品管理法》规定的处罚幅度内从重处罚：

以麻醉药品、精神药品、医疗用毒性药品、放射性药品、药品类易制毒化学品冒充其他药品，或者以其他药品冒充上述药品；生产、销售以孕产妇、儿童为主要使用对象的假药、劣药；生产、销售的生物制品属于假药、劣药；生产、销售假药、劣药，造成人身伤害后果；生产、销售假药、劣药，经处理后再犯；拒绝、逃避监督检查，伪造、销毁、隐匿有关证据材料，或者擅自动用查封、扣押物品。

7. 违反药品管理法其他相关规定应承担的法律责任

1）除《药品管理法》另有规定的情形外，药品上市许可持有人、药品生产企业、药品经营企业、药物非临床安全性评价研究机构、药物临床试验机构等未遵守药品生产质量管理规范、药品经营质量管理规范、药物非临床研究质量管理规范、药物临床试验质量管理规范等的，责令限期改正，给予警告；逾期不改正的，处十万元以上五十万元以下的罚款；情节严重的，处五十万元以上二百万元以下的罚款，责令停产停业整顿直至吊销药品批准证明文件、药品生产许可证、药品经营许可证等，药物非临床安全性评价研究机构、药物临床试验机构等五年内不得开展药物非临床安全性评价研究、药物临床试验，对法定代表人、主要负责人、直接负责的主管人员和其他责任人员，没收违法行为发生期间自本单位所获收入，并处所获收入百分之十以上百分之五十以下的罚款，十年直至终身禁止从事药品生产经营等活动。

2）进口已获得药品注册证书的药品，未按照规定向允许药品进口的口岸所在地药品监督管理部门备案的，责令限期改正，给予警告；逾期不改正的，吊销药品注册证书。

3）违反《药品管理法》规定，医疗机构将其配制的制剂在市场上销售的，责令改正，没收违法销售的制剂和违法所得，并处违法销售制剂货值金额两倍以上五倍以下的罚款；情节严重的，并处货值金额五倍以上十五倍以下的罚款；货值金额不足五万元的，按五万元计算。

4）除依法应当按照假药、劣药处罚的外，药品包装未按照规定印有、贴有标签或者附有说明书，标签、说明书未按照规定注明相关信息或者印有规定标志的，责令改正，给予警告；情节严重的，吊销药品注册证书。

5）药品上市许可持有人、药品生产企业、药品经营企业或者医疗机构在药品购销中给予、收受回扣或者其他不正当利益的，药品上市许可持有人、药品生产企业、药品经营企业或者代理人给予使用其药品的医疗机构的负责人、药品采购人员、医师、药师等有关人员财物或者其他不正当利益的，由市场监督管理部门没收违法所得，并处三十万元以上三百万元以下的罚款；情节严重的，吊销药品上市许可持有人、药品生产企业、药品经营企业营业执照，并由药品监督管理部门吊销药品批准证明文件、药品生产许可证、药品经营许可证。

药品上市许可持有人、药品生产企业、药品经营企业在药品研制、生产、经营中向国家工作人员行贿的，对法定代表人、主要负责人、直接负责的主管人员和其他责任人员终身禁止从事药品生产经营活动。

6）药品上市许可持有人、药品生产企业、药品经营企业的负责人、采购人员等有关人员在药品购销中收受其他药品上市许可持有人、药品生产企业、药品经营企业或者代理人给予的财物或者其他不正当利益的，没收违法所得，依法给予处罚；情节严重的，五年内禁止从事药品生产经营活动。

7）医疗机构的负责人、药品采购人员、医师、药师等有关人员收受药品上市许可持有人、药品生产企业、药品经营企业或者代理人给予的财物或者其他不正当利益的，由卫生健康主管部门或者本单位给予处分，没收违法所得；情节严重的，还应当吊销其执业证书。

8）违反《药品管理法》规定，有下列行为之一的，没收违法生产、进口、销售的药品和违法所得以及专门用于违法生产的原料、辅料、包装材料和生产设备，责令停产停业整顿，并处违法生产、进口、销售的药品货值金额十五倍以上三十倍以下的罚款；货值金额不足十万元的，按十万元计算；情节严重的，吊销药品批准证明文件直至吊销药品生产许可证、药品经营许可证或者医疗机构制剂许可证，对法定代表人、主要负责人、直接负责的主管人员和其他责任人员，没收违法行为发生期间自本单位所获收入，并处所获收入百分之三十以上三倍以下的罚款，十年直至终身禁止从事药品生产经营活动，并可以由公安机关处五日以上十五日以下的拘留：①未取得药品批准证明文件生产、进口药品；②使用采取欺骗手段取得的药品批准证明文件生产、进口药品；③使用未经审评审批的原料药生产药品；④应当检验而未经检验即销售药品；⑤生产、销售国务院药品监督管理部门禁止使用的药品；⑥编造生产、检验记录；⑦未经批准在药品生产过程中进行重大变更。销售前款第一项至第三项规定的药品，或者药品使用单位使用前款第一项至第五项规定的药品的，依照前款规定处罚；情节严重的，药品使用单位的法定代表人、主要负责人、直接负责的主管人员和其他责任人员有医疗卫生人员执业证书的，还应当吊销执业证书。未经批准进口少量境外已合法上市的药品，情节较轻的，可以依法减轻或者免予处罚。

9）违反《药品管理法》规定，有下列行为之一的，没收违法生产、销售的药品和违法所得以及包装材料、容器，责令停产停业整顿，并处五十万元以上五百万元以下的罚款；情节严重的，吊销药品批准证明文件、药品生产许可证、药品经营许可证，对法定代表人、主要负责人、直接负责的主管人员和其他责任人员处两万元以上二十万元以下的罚款，十年直至终身禁止从事药品生产经营活动：①未经批准开展药物临床试验；②使用未经审评的直接接触药品的包装材料或者容器生产药品，或者销售该类药品；③使用未经核准的标签、说明书。

10）违反《药品管理法》规定，有下列行为之一的，责令限期改正，给予警告；逾期不改正的，处十万元以上五十万元以下的罚款：①开展生物等效性试验未备案；②药物临床试验期间，发现存在安全性问题或者其他风险，临床试验申办者未及时调整临床试验方案、暂停或者终止临床试验，或者未向国务院药品监督管理部门报告；③未按照规定建立并实施药品追溯制度；④未按照规定提交年度报告；⑤未按照规定对药品生产过程中的变更进行备案或者报告；⑥未制定药品上市后风险管理计划；⑦未按照规定开展药品上市后研究或者上市后评价。

11）违反《药品管理法》规定，药品经营企业购销药品未按照规定进行记录，零售药品未正确说明用法、用量等事项，或者未按照规定调配处方的，责令改正，给予警告；情节严重的，吊销药品经营许可证。

违反《药品管理法》规定，药品网络交易第三方平台提供者未履行资质审核、报告、停止提供网络交易平台服务等义务的，责令改正，没收违法所得，并处二十万元以上二百万元以下的罚款；情节严重的，责令停业整顿，并处二百万元以上五百万元以下的罚款。

12）药品上市许可持有人未按照规定开展药品不良反应监测或者报告疑似药品不良反应的，责令限期改正，给予警告；逾期不改正的，责令停产停业整顿，并处十万元以上一百万元以下的罚款。

药品经营企业未按照规定报告疑似药品不良反应的，责令限期改正，给予警告；逾期不改正的，责令停产停业整顿，并处五万元以上五十万元以下的罚款。

医疗机构未按照规定报告疑似药品不良反应的，责令限期改正，给予警告；逾期不改正的，处五万元以上五十万元以下的罚款。

13）药品上市许可持有人在省、自治区、直辖市人民政府药品监督管理部门责令其召回后，拒不召回的，处应召回药品货值金额五倍以上十倍以下的罚款；货值金额不足十万元的，按十万元计算；情节严重的，吊销药品批准证明文件、药品生产许可证、药品经营许可证，对法定代表人、主要负责人、直接负责的主管人员和其他责任人员，处两万元以上二十万元以下的罚款。药品生产企业、药品经营企业、医疗机构拒不配合召回的，处十万元以上五十万元以下的罚款。

14）药品上市许可持有人、药品生产企业、药品经营企业或者医疗机构违反《药品管理法》规定，给用药者造成损害的，依法承担赔偿责任。

因药品质量问题受到损害的，受害人可以向药品上市许可持有人、药品生产企业请求赔偿损失，也可以向药品经营企业、医疗机构请求赔偿损失。接到受害人赔偿请求的，应当实行首负责任制，先行赔付；先行赔付后，可以依法追偿。

生产假药、劣药或者明知是假药、劣药仍然销售、使用的，受害人或者其近亲属除请求赔偿损失外，还可以请求支付价款十倍或者损失三倍的赔偿金；增加赔偿的金额不足一千元的，为一千元。

15）药品上市许可持有人、药品生产企业、药品经营企业或者医疗机构违反《药品管理法》规定聘用人员的，由药品监督管理部门或者卫生健康主管部门责令解聘，处五万元以上二十万元以下的罚款。

8. 行政主体违反药品管理法应承担的法律责任

1）药品检验机构出具虚假检验报告的，责令改正，给予警告，对单位并处二十万元以上一百万元以下的罚款；对直接负责的主管人员和其他直接责任人员依法给予降级、撤职、开除处分，没收违法所得，并处五万元以下的罚款；情节严重的，撤销其检验资格。药品检验机构出具的检验结果不实，造成损失的，应当承担相应的赔偿责任。

2）药品监督管理部门或者其设置、指定的药品专业技术机构参与药品生产经营活动的，由其上级主管机关责令改正，没收违法收入；情节严重的，对直接负责的主管人员和其他直接责任人员依法给予处分。

药品监督管理部门或者其设置、指定的药品专业技术机构的工作人员参与药品生产经营活动的，依法给予处分。

3）药品监督管理部门或者其设置、指定的药品检验机构在药品监督检验中违法收取检验费用的，由政府有关部门责令退还，对直接负责的主管人员和其他直接责任人员依法给予处分；情节严重的，撤销其检验资格。

4）违反《药品管理法》规定，药品监督管理部门有下列行为之一的，应当撤销相关许可，对直接负责的主管人员和其他直接责任人员依法给予处分：①不符合条件而批准进行药物临床试验；②对不符合条件的药品颁发药品注册证书；③对不符合条件的单位颁发药品生产许可证、药品经营许可证或者医疗机构制剂许可证。

5）违反《药品管理法》规定，县级以上地方人民政府有下列行为之一的，对直接负责的主管人员和其他直接责任人员给予记过或者记大过处分；情节严重的，给予降级、撤职或者开除处分：①瞒报、谎报、缓报、漏报药品安全事件；②未及时消除区域性重大药品安全隐患，造成本行政区域内发生特别重大药品安全事件，或者连续发生重大药品安全事件；③履行职责不力，造成严重不良影响或者重大损失。

6）违反《药品管理法》规定，药品监督管理等部门有下列行为之一的，对直接负责的主管人员和其他直接责任人员给予记过或者记大过处分；情节较重的，给予降级或者撤职处分；情节严重的，给予开除处分：①瞒报、谎报、缓报、漏报药品安全事件；②对发现的药品安全违法行为未及时查处；③未及时发现药品安全系统性风险，或者未及时消除监督管理区域内药品安全隐患，造成严重影响；④其他不履行药品监督管理职责，造成严重不良影响或者重大损失。

7）药品监督管理人员滥用职权、徇私舞弊、玩忽职守的，依法给予处分。查处假药、劣药违法行为有失职、渎职行为的，对药品监督管理部门直接负责的主管人员和其他直接责任人员依法从重给予处分。

9. 实施法律责任的有关规定

1）违反《药品管理法》规定，构成犯罪的，依法追究刑事责任。

2）对假药、劣药的处罚决定，应当依法载明药品检验机构的质量检验结论。

3）药品上市许可持有人为境外企业的，其指定的在中国境内的企业法人未依照《药品管理法》规定履行相关义务的，适用《药品管理法》有关药品上市许可持有人法律责任的规定。

4）《药品管理法》第一百一十五条至第一百三十八条规定的行政处罚，由县级以上人民政府药品监督管理部门按照职责分工决定；撤销许可、吊销许可证件的，由原批准、发证的部门决定。

5）违反《药品管理法》规定，编造、散布虚假药品安全信息，构成违反治安管理行为的，由公安机关依法给予治安管理处罚。

6）《药品管理法》规定的货值金额以违法生产、销售药品的标价计算；没有标价的，按照同类药品的市场价格计算。

7）中药材种植、采集和饲养的管理，依照有关法律、法规的规定执行。

 案例

制售"亮菌甲素注射液"假药案

江苏省泰兴市不法商人王某以某地质矿业总公司泰兴化工总厂的名义，伪造药品生产许可证等证件，于2005年10月将工业原料二甘醇假冒药用辅料丙二醇，出售给齐齐哈尔第二制药有限公司（以下简称齐二药）。齐二药采购员钮某违规购入假冒丙二醇，化验室主任陈某等人严重违反操作规程，未将检测图谱与"药用标准丙二醇图谱"进行对比鉴别，并在发现检验样品"相对密度值"与标准严重不符的情况下，将其改为正常值，签发合格证，致使假药用辅料投入生产，制造出假药"亮菌甲素注射液"并投放市场。广州中山三院和广东龙川县中医院使用此假药后，11名患者出现急性肾衰竭并死亡。

按照国务院的指示，2006年5月20日，由监察部牵头，公安部、卫生部、国家食品药品监督管理局参加的调查工作组，会同黑龙江和江苏省政府，对齐齐哈尔第二制药有限公司制售假药案件进行了深入调查。查明：这是一起不法商人销售假冒药用辅料，齐二药采购和质量检验人员严重违规操作，使假冒药用辅料制成假药投放市场进而致人死亡的恶性案件。在这起案件中，有关药品监管及工商行政管理部门监管不力，工作严重失职。

依据《药品管理法》的规定，黑龙江省食品药品监督管理局对齐二药制售"亮菌甲素注射液"假药案处理如下：没收查封扣押的假药；没收其违法所得238万元，并处罚款1682万元，罚没款合计1920万元；吊销其《药品生产许可证》，撤销其药品批准文号，收回GMP认证证书。

鉴于齐二药原总经理尹某，法定代表人向某，副总经理郭某、朱某，化验室主任陈某，采购员钮某，泰兴市不法商人王某，泰兴化工总厂法定代表人沙某，南京正一联合会计师事务所副主任张某，泰兴市祥瑞联合会计师事务所负责人李某等涉嫌犯罪，公安机关对上述10人立案侦查并采取强制措施。

经查，黑龙江省药监局对齐齐哈尔市药监局质量安全监管工作领导不力、管理存在疏漏，齐齐哈尔市药监局对齐二药药品生产质量安全监管流于形式，齐齐哈尔市政府及齐二药原上级主管企业黑龙集团放松对齐二药的领导和管理、工作严重失职。江苏省泰兴市工商行政管理部门对不法商人王某违法经营问题严重失察。鉴于上述单位的有关人员严重违反了政纪，监察部决定给予黑龙江省药监局副局长陈某行政警告处分，齐齐哈尔市副市长任某行政警告处分，齐齐哈尔市药监局局长曹某行政记大过处分，齐齐哈尔市药监局副局长茍某和安监科科长姜某行政撤职处分，齐齐哈尔市黑龙集团董事长张某行政记大过处分，黑龙集团总经理王某行政撤职处分；给予江苏省泰兴市工商局局长刘某行政记大过处分，泰兴市工商局城北分局局长叶某行政撤职处分，泰兴市工商局工作人员叶某开除公职处分，泰兴市工商局工作人员余某行政记大过处分。

习题

一、A型选择题（最佳选择题）

备选答案中只有一个最佳答案。

1. 《药品管理法》规定，主管全国药品监督管理工作的是（　　）。
   A. 国务院药品监督部门　　　　　　　B. 国务院卫生行政部门
   C. 国务院产品质量监督部门　　　　　D. 国务院药品监督管理部门
   E. 国务院发展与改革宏观调控部门

2. 开办药品经营企业，必备的条件之一是具有（　　）。
   A. 依法经过资格认定的药师或者其他药学技术人员
   B. 依法经过资格认定的药师
   C. 依法经过资格认定的执业药师
   D. 依法经过资格认定的主管药师
   E. 依法经过资格认定的药学技术人员和执业药师

3. 《药品管理法》规定，医疗机构配制的制剂应当是本单位（　　）。
    A. 临床需要而市场上供应不足的品种
    B. 临床需要而市场上没有供应的品种
    C. 临床需要而市场上没有供应或供应不足的品种
    D. 科研需要而市场上没有供应或供应不足的品种
    E. 临床、科研需要而市场上没有供应或供应不足的品种
4. 生产、销售假药，或者生产、销售劣药且情节严重的，其法定代表人、主要负责人、直接负责的主管人员和其他责任人员多长时间内禁止从事药品生产经营活动。（　　）
    A. 10 年内　　　B. 8 年内　　　C. 5 年内
    D. 3 年内　　　E. 终身
5. 新药是指（　　）。
    A. 我国未生产过的药品　　　B. 我国未使用过的药品
    C. 未曾在中国境内外上市销售的药品　D. 未曾在中国境内生产销售的药品
    E. 未收载于国家标准的药品
6. 根据《药品管理法》，依法对药品研制、生产、经营、使用全过程中药品的安全性、有效性和质量可控性负责的是（　　）。
    A. 药品生产企业　　　B. 药品上市许可持有人
    C. 市场监督管理部门　D. 药品监督管理部门
    E. 药品经营企业
7. 根据《药品管理法》，药品经营企业中，对本企业的药品经营活动全面负责的是（　　）。
    A. 质量部负责人　　　B. 法定代表人、主要负责人
    C. 药师　　　　　　　D. 执业药师
    E. 质量负责人
8. 医疗机构新增配制剂型应当依法办理（　　）。
    A. 向国家药品监督管理部门申报审批
    B. 《医疗机构制剂许可证》
    C. 《医疗机构制剂许可证》变更登记
    D. 申请发给制剂批准文号
    E. 向卫生行政部门申报手续
9. 对国内供应不足的药品，有权限制或禁止出口的是（　　）。
    A. 国家药品监督管理局　　　B. 国家卫生行政部门
    C. 中华人民共和国海关总署　D. 商务部
    E. 国务院
10. 药品批准文号的有效期是（　　）
    A. 10 年　　　B. 4 年　　　C. 5 年
    D. 6 年　　　E. 8 年

二、B 型选择题（配伍选择题）
备选答案在前，试题在后。每组题均对应同一组备选答案，每个备选答案可以重复选用，也可不选用。

[1～4]
    A．二十万元以上一百万元以下   B．三十万元以上三百万元以下
    C．十五倍以上三十倍以下的罚款   D．十倍以上二十倍以下的罚款
    E．五倍以上十倍以下的罚款

1．生产、销售假药的，没收违法生产、销售的药品和违法所得，并处违法生产、销售药品货值金额（　　　）。

2．生产、销售劣药的，没收违法生产、销售的药品和违法所得，并处违法生产、销售药品货值金额（　　　）。

3．药品检验机构出具虚假检验报告，构成犯罪的，依法追究刑事责任；不构成犯罪的，责令改正，给予警告，对单位并处的罚款是（　　　）。

4．药品上市许可持有人、药品生产企业、药品经营企业或者医疗机构在药品购销中给予、收受回扣或者其他不正当利益的，药品上市许可持有人、药品生产企业、药品经营企业或者代理人给予使用其药品的医疗机构的负责人、药品采购人员、医师、药师等有关人员财物或者其他不正当利益的，由市场监督管理部门没收违法所得，并处的罚款是（　　　）。

[5～8]
    A．国务院药品监督管理部门   B．省级药品监督管理部门
    C．县级药品监督管理部门   D．市级药品监督管理部门
    E．地区药品监督管理部门

5．开办药品生产企业，审批的药品监督管理部门是（　　　）。

6．科学研究、教学单位需要使用麻醉药品和精神药品开展实验、教学活动的，其批准部门应当是（　　　）。

7．药品上市许可持有人应当建立年度报告制度，每年将药品生产销售、上市后研究、风险管理等情况按照规定报告（　　　）。

8．销售新发现和从境外引种的药材，其批准部门应当是（　　　）。

[9～12]
    A．假药   B．按假药论处   C．劣药
    D．按劣药论处   E．处方药

9．药品成分的含量不符合国家药品标准的（　　　）。

10．所标明的适应证或者功能主治超出规定范围的药品（　　　）。

11．药品所含成分与国家药品标准规定的成分不符的（　　　）。

12．擅自添加防腐剂、辅料的药品（　　　）。

[13～15]
    A．精神药品   B．戒毒药品   C．生化药品
    D．诊断药品   E．中药材

13．《药品管理法》规定，国家对其实行特殊管理的药品是（　　　）。

14．《药品管理法》规定，药品经营企业销售时必须标明产地的是（　　　）。

15．《药品管理法》规定，城乡集市贸易市场可以出售的是（　　　）。

三、X型选择题（多项选择题）
备选答案中有2个或2个以上的正确答案。少选或多选均不得分。

1．药品监督管理部门有权依法对药品研制、生产、经营（　　　）。
    A．进行监督检查   B．对药品质量抽查检验

  C. 采取查封、扣押的行政强制措施 D. 采取限制人身自由的行政拘留

  E. 做出行政处罚规定

 2. 《药品管理法》规定，在销售前或进口时，必须经过指定的药品检验机构检验合格才能销售或者进口的药品是（ ）。

  A. 国务院药品监督管理部门规定的生物制品

  B. 国务院药品监督管理部门规定的抗生素

  C. 上市不满 5 年的新药

  D. 首次在中国境内销售的药品

  E. 国务院规定的其他药品

 3. 《药品管理法》的立法宗旨是（ ）。

  A. 加强药品管理   B. 保证药品质量

  C. 保障公众用药安全   D. 保障公众合法权益

  E. 保护和促进公众健康

 4. 对生产、销售假药的行政处罚措施有（ ）。

  A. 没收违法生产、销售的药品和违法所得

  B. 并处违法生产、销售的药品货值金额十五倍以上三十倍以下的罚款

  C. 并处违法生产、销售的药品货值金额五倍以上二十倍以下的罚款

  D. 吊销药品批准证明文件

  E. 责令停产停业整顿

 5. 需要印有规定标志的是（ ）。

  A. 外用药 B. 非处方药 C. 麻醉药品

  D. 处方药 E. 医疗用毒性药品

四、判断题

正确的画（√），错误的画（×），并将错误之处改正。

 1. 药品监督管理部门及其设置的药品检验机构和确定的专业从事药品检验的机构不得参与药品生产经营活动，不得以其名义推荐或者监制、监销药品。（ ）

 2. 经营处方药和非处方药的药品零售企业，应当配备执业药师或者其他依法经资格认定的药学技术人员。（ ）

 3. 药品广告应当经广告主所在地省、自治区、直辖市人民政府确定的广告审查机关批准；未经批准的，不得发布。（ ）

 4. 药物临床试验机构实行备案管理，具体办法由国务院药品监督管理部门、国务院卫生健康主管部门共同制定。（ ）

 5. 开办药品批发企业，须经企业所在地县级以上药品监督管理部门批准并发给《药品经营许可证》。（ ）

 6. 血液制品、麻醉药品、精神药品、医疗用毒性药品、药品类易制毒化学品不得委托生产；但是，国务院药品监督管理部门另有规定的除外。（ ）

 7. 药品上市许可持有人是指取得药品注册证书的企业或者药品研制机构等。（ ）

 8. 医疗机构审核和调配处方的药剂人员必须是取得药师职称以上的药学技术人员。（ ）

 9. 生产、销售以孕产妇、婴幼儿及儿童为主要使用对象的假药、劣药的，由药品监督管理部门在《药品管理法》及其实施条例规定的处罚幅度内从重处罚。（ ）

10．药品上市许可持有人的法定代表人、主要负责人对药品质量全面负责。（　　　）

五、术语解释

1．辅料
2．药品合格证明和其他标识
3．医疗机构制剂
4．药品批发企业
5．药品零售企业
6．药品经营范围

六、问答题

1．我国发展药品的方针是什么？
2．简述药品管理立法的基本特征。
3．我国立法权限是如何划分的？
4．哪些情形是假药？
5．哪些情形是劣药？
6．未取得《药品生产许可证》生产药品，应当承担何种法律责任？
7．生产、销售劣药应当承担何种法律责任？

（于大海）

第四章 药品研究与注册管理

本章学习重点

1. 药品注册的相关概念、药品注册的分类、药品注册管理的基本制度和要求
2. 我国药品注册管理机构
3. 药物的临床前研究和临床试验的主要内容
4. 药物临床试验申报与审批、药品上市许可申请与审批
5. 药品上市许可持有人
6. 药品批准文号的格式、药品注册核查和检验
7. 药品再注册、药品的补充申请

药品的研究与开发是一项系统性的工程,需要科研机构能力的提高、药品公司和企业积极性及魄力,更主要的是需要政府的政策支持、有效举措扶持以及法律保障。

第一节 药品研究与注册管理概述

药品是以生命和健康为功能属性的特殊商品,新药研究已成为制药企业生存与发展的必经之路。药物研究从研究选题的确定,到非临床、临床研究阶段,直至最后获得批准上市,涉及政策、资金、技术、市场、环境等诸多因素,需要多学科、多部门、多人员的协同配合,才能取得最后的成功。因此,只有通过法律的手段才能确保药品研究的质量。

为保证新药研究内容真实、规范,多数国家和地区部门都颁布了药物研究相关的法规、条例及技术指导原则。我国政府借鉴发达国家的先进经验制定了一系列切实可行的相关药品法律、法规,《药品管理法》明确规定:国家鼓励研究和创制新药,保护公民、法人和其他组织研究、开发新药的合法权益。为科研机构、企业进行新药的研究与开发创造了良好的竞争环境。

一、药物研发的类型及特点

20 世纪以来,以"反应停"为代表的药害事件的教训,提高了人们对药品安全性的认识;医学、生理学、病理学等相关学科的发展和技术水平的提高,使药品的深入研究由原来的单一科研临床客观评价,逐渐完善为在政府监管下,形成科学研究、临床验证、应用评价、药品审评审批注册制度为一体的综合评价体系。

(一)药物的研究开发

药物研究开发(research and development,R&D)的实质是研究某种物质对生命过程的影响和控制,是药学科学研究中一项具有探索性、创新性的特殊脑力劳动,是一个国家医药卫

生体系进步和发展的标志。

1）研究和开发新原料药。即新化学实体（new chemical entities，NCEs）、新分子实体（new molecular entities，NMEs）或新活性实体（new active substances，NASs）。其来源主要有：合成新药（synthetic new drugs）、天然药物的单一有效成分、应用基因工程等现代生物技术制得的生物技术药品，习称为创新药。以上是目前药品研究机构和生产企业开发药物的热点。

2）研究开发已知化合物用作药物。

3）对已上市药物进行结构改造，国际上称之为 me-too 化合物，又称模仿性新药研究。

4）已上市药物的进一步研究开发，又称延伸性新药研究开发，如已上市药物新的适应证、新的用途、新的剂型、新的用法用量的研究开发。

5）研究开发新的复方制剂。

6）研究开发新的中药，包括中药材人工制成品、新的药用部位、新的有效部位等。

7）新工艺、新材料（原辅料）的研究开发。

（二）药物研究开发的特点

1. 多学科的协作

新药研究开发的内容具有特殊性，实施过程中涉及技术、管理、政策、环境诸多因素。因此需要掌握相关知识与技能的高科技人才，新药研发涉及生命科学的绝大多数领域及伦理学、计算机、信息技术、数学、统计学、社会学、管理学、经济学、营销学等许多学科。需要多学科专家和高层次研究开发人员的通力协作。新药研究是一项综合运用多种学科知识和高新技术，需要科学管理的系统工程。

2. 高难度、长周期

20 世纪中期新药研究，从 400～500 个化合物中可以筛选出 1 个新药。而新药从开发、临床前、临床研究到上市一般也只需 1～3 年。目前，耗时 10 年以上，耗资几亿美金的一个新药化合物也只有约 10%～20% 的可能进入临床试验，仅仅可能有 1%～2% 化合物能通过 FDA 审查成为新药成功上市。从世界 NCEs 上市情况来看，能成功上市的年平均为 40 个左右。

一个新药从研发开始到最终上市，其时间往往可达十年以上，在这十几年的研发过程中，约有 30% 的时间在进行临床前研究，约有 50% 的时间用在临床实验上，约有 20% 的时间用在等待政府药政部门的审批。

3. 高投入、高风险

药品的研究与开发投入高昂。20 世纪 50 年代研发一个新药费用为 100 万美元，70 年代大约为 5000 万美元，80 年代为 3 亿美元左右，到 21 世纪已达 8 亿美元以上，2014 年塔夫茨大学药物研发中心的一项研究表明：目前研发一个新药的平均成本为 25.58 亿美元，其中包括 13.95 亿美元的直接资金投入，以及同期因研发失败而导致的 11.63 亿美元的间接投入。

新药的研究和开发过程是一个复杂、长期而又充满挑战的过程，在研发的整个过程中，每一环节都存在着失败的风险，即使一个最有希望的新药研究，也有可能中途夭折。一个大型制药公司每年会合成上万种化合物，其中只有一二十种能够成为候选开发产品，而最终很可能只有一种能够通过无数的检测和试验，满足新药物的要求。

4. 高回报

新药研究开发一旦获得技术和商业上的成功，通常会得到丰厚的回报，利润一般可达到销售额的 30% 以上，且大多数新药具有专利保护，保证了研发企业在专利期内的市场独占权。治疗类风湿性关节炎药物"阿达木单抗"，2002 年在美国获批上市至今，累计销售额已超过 1800 亿美元，2021 年全球销售额达到 199.63 亿美元。

5. 注册管理提高法规化

20 世纪以来发生的众多"药害"事件促使人们认识到了控制药品上市许可的重要性。美国率先制定出有关药品注册管理的法规，用以规范药品研究的科研行为，药品注册制度的成效，影响和推动了经济发达的国家和国际经济组织对药品注册制度的效仿和贯彻。20 世纪 90 年代以来，药品注册管理逐渐规范化，新药审评标准化进展迅速，建立了"人用药品注册技术要求国际协调会"（The International Council for Harmonisation of Technical Requirements for Pharmaceuticals for Human Use，ICH）。由于 ICH 参加国的制药工业产值占世界的 80%，新药研究和开发经费占世界的 90%，并且集中了国际上大批有经验的审评和研发新药的专家，ICH 制定的指导原则已被越来越多的国家和企业采用。

6. 职业道德的提升

倡导诚信、严谨的药品研究行为是世界各国有关医药职业道德的主要内容。在我国，包括《药品管理法》、GMP、GLP、GCP 等在内的有关的法规及条例在药品研究中，对从药人员包括药品研究人员提出了严谨、规范、认真、诚信等科学行为标准规范要求，有力地保障药品研究和开发的质量。

二、我国的药品注册管理

我国新药管理从地区分散管理到国家统一规范管理，从简单的研究行政审批规定管理逐步过渡到科学化、法治化、国际化的综合管理，走过了一个漫长而曲折的道路。

20 世纪 60 年代初，由国家卫生部、化工部发布的《药品新产品管理办法》（1965 年试行）是我国第一个新药管理规章，开创了我国新药规范化统一管理的历史。在此基础上卫生部和国家医药管理总局联合发布《新药管理办法》（1978 年试行），进一步明晰管理要求，如对新药的定义、分类、研究、临床、鉴定、审批、生产和管理做了全面规定。除麻醉药品、放射性药品、避孕药、中药人工合成品等少数新药由国家卫生部审批以外，新药审批还基本上由各省、自治区、直辖市卫生厅（局）审批。《新药管理办法》为我国的药品品种结构的健全，民族药品的发展起到了积极作用，同时也为近些年的医药管理体制的改革带来了弊端。1984 年《药品管理法》颁布实施后，国家卫生部修改发布《新药审批办法》（1985 年 7 月），新药集中由国务院卫生行政部门统一审批的体系彻底确立。1998 年医药体制改革，新药审批工作划归国家药品监督管理局主管，并发布修订《新药审批办法》（1999 年）。还相继制定了二十多个类别药物临床研究指导原则，四十多个中医病症临床研究指导原则等一系列技术指标，建立了一批临床药理基地，组建了药品审评委员会，形成了一系列药品注册及管理的法律法规，如《新生物制品审批办法》《新药保护和技术转让的规定》《进口药品管理办法》《仿制药品审批办法》《药品研究和申报注册违规处理办法》《药品非临床研究质量管理规范》《药品临床试验质量管理规范》《药品研究机构登记备案管理办法》《药品研究实验记录暂行规定》《国家药品审评专家管理办法》《药品注册工作程序》《关于国外药品在中国注册及临床试验的规定》《关于审批国外药品临床试验的规定》等。

我国加入世界贸易组织后，根据《与贸易有关的知识产权协定》（TRIPS）宗旨、准则和有关具体规定，修订了有关新药管理办法。将新药概念限定为"未曾在中国境内上市销售的药品"。增加了药品知识产权与《专利法》法律相关性。对含有新化合物新药未披露数据的保护，维护公众健康权益而设置的监测期等按国际法则都做了相应的调整。并规范整理健全了法规体系，增加了对执法主体执法程序和时限的要求。

国家药品监督管理局 2002 年 10 月 30 日修改发布的《药品注册管理办法（试行）》（2002 年 10 月）及其附件，并于 2002 年 12 月 1 日施行。2005 年，为了适应《行政许可法》的有关要求，对《药品注册管理办法（试行）》进行了修订，并对在执行过程中亟待完善的问题做了进一步的明确，修订后的《药品注册管理办法》于 2005 年 5 月 1 日施行。2007 年 7 月 10 日，国家食品药品监督管理局再次修订颁布了《药品注册管理办法》并于 2007 年 10 月 1 日施行。办法以科学监管理念为指导，严格注册审批程序，深化政府对在中国境内申请药物临床试验、药品生产和进口药品审批的监督管理，并建立权威专家技术资源，实现依法科学审评审批。之后相继发布《药品注册现场核查管理规定》《新药注册特殊审批管理规定》《药品技术转让注册管理规定》《药品、医疗器械产品注册收费标准管理办法》等，使我国药品注册管理法律体系日益完善。

随着我国医药产业的快速发展，药品质量和标准不断提高，但由于历史原因，药品注册审评审批中存在的问题日益突出。针对问题，国务院发布《关于改革药品医疗器械审评审批制度的意见》（2015 年 8 月），提出提高审评审批质量、解决注册申请积压、提高仿制药的质量、鼓励研究和创制新药、提高审评审批透明度等一系列改革目标，以及提高药品审评审批标准、推进仿制药质量一致性评价、加快创新药审评审批，开展药品上市许可持有人制度试点等 12 项改革任务，并通过加快修订《药品管理法》《药品管理法实施条例》《药品注册管理办法》等措施，以保障药品审评审批制度改革的实施。

2017 年 10 月 8 日，中共中央办公厅、国务院办公厅印发了《关于深化审评审批制度改革鼓励药品医疗器械创新的意见》，提出改革临床试验管理、加快上市审评审批、促进药品医疗器械创新和仿制药发展、加强药品医疗器械全生命周期管理、提升技术支撑能力和加强组织实施等六大方面共 36 项改革措施。这些措施对于解决临床急需药品和医疗器械短缺难题，激发医药研发的活力，提高我国医药产业的创新发展水平，具有里程碑意义。

新制定的《疫苗管理法》和新修订的《药品管理法》，于 2019 年 12 月 1 日起施行。两部法律全面实施药品上市许可持有人制度，建立药物临床试验默示许可、附条件批准、优先审评审批、上市后变更分类管理等一系列管理制度，并要求完善药品审评审批工作制度，优化审评审批流程，提高审评审批效率。2007 年颁布实施的《药品注册管理办法》，在保证药品的安全、有效和质量可控以及规范药品注册行为等方面发挥了重要作用，但已不适应新制修订法律、药品审评审批制度改革的要求以及科学进步和医药行业快速发展的需要，有必要进行全面修订。

2020 年 1 月 22 日，国家市场监督管理总局通过了新修订的《药品注册管理办法》（以下简称新办法），自 2020 年 7 月 1 日起施行。新办法坚持贯彻新制修订法律要求，吸纳药品审评审批制度改革成果，围绕明确药品注册管理工作的基本要求，对药品注册的基本制度、基本原则、基本程序和各方主要责任义务等作出规定，突出药品注册的管理属性。考虑到药品注册管理中的具体技术要求将结合技术发展不断调整完善，在规章中不宜作具体规定，后续将以配套文件、技术指导原则等形式发布，更好地体现药品研发的科学规律。

第二节　我国的《药品注册管理办法》

为了保证药品的安全、有效和质量可控，规范药品注册行为，国务院药品监督管理部门根据《药品管理法》《中医药法》《疫苗管理法》《行政许可法》《药品管理法实施条例》等法律、行政法规，制定发布了《药品注册管理办法》。其适用范围是，在中华人民共和国境内以药品上市为目的，从事药品研制、注册及监督管理活动。

《药品注册管理办法》共 10 章 126 条，包括：第一章 总则；第二章 基本制度和要求；第三章 药品上市注册；第四章 药品加快上市注册程序；第五章 药品上市后变更和再注册；第六章 受理、撤回申请、审批决定和争议解决；第七章 工作时限；第八章 监督管理；第九章 法律责任；第十章 附则。

一、《药品注册管理办法》中的基本概念

（1）**药品注册**（registration of drugs）　是指药品注册申请人（以下简称申请人）依照法定程序和相关要求提出药物临床试验、药品上市许可、再注册等申请以及补充申请，药品监督管理部门基于法律法规和现有科学认知进行安全性、有效性和质量可控性等审查，决定是否同意其申请的活动。

（2）**药品上市许可持有人**　是指取得药品注册证书的企业或者药品研制机构等。

（3）**药品注册申请人**　是指提出药品注册申请并能够承担相应法律责任的企业或者药品研制机构等。

申请人包括境内申请人和境外申请人。境内申请人应当是在中国境内合法登记并能独立承担民事责任的机构，境外申请人应当是境外合法制药厂商。境外申请人办理境外生产药品注册，应当指定中国境内的企业法人办理相关药品注册事项。

（4）**药品注册申请**　药品注册申请包括药物临床试验申请、药品上市许可申请、再注册申请和补充申请。

（5）**药物临床试验申请**　药物临床试验是指以药品上市注册为目的，为确定药物安全性与有效性在人体开展的药物研究。药品须按照国家相关规定完成非临床研究方可提交临床试验申请。

（6）**药品上市许可申请**　申请人在完成支持药品上市注册的药学、药理毒理学和药物临床试验等研究，确定质量标准，完成商业规模生产工艺验证，并做好接受药品注册核查检验的准备后，可提出药品上市许可申请。

（7）**再注册的申请**（re-registration of drugs）　持有人应当在药品注册证书有效期届满前六个月申请再注册。境内生产药品再注册申请由持有人向其所在地省、自治区、直辖市药品监督管理部门提出，境外生产药品再注册申请由持有人向药品审评中心提出。

（8）**补充申请**（supplemental application for drug registration）　是指药品注册申请经批准后，改变、增加或者取消原批准事项或者内容的注册申请。

二、药品注册管理机构

（一）国务院药品监督管理部门

1）国家药品监督管理局主管全国药品注册管理工作，负责建立药品注册管理工作体系和制度，制定药品注册管理规范，依法组织药品注册审评审批以及相关的监督管理工作。

2）国家药品监督管理局药品审评中心（以下简称药品审评中心）负责药物临床试验申请、药品上市许可申请、补充申请和境外生产药品再注册申请等的审评。

3）中国食品药品检定研究院（以下简称中检院）、国家药典委员会、国家药品监督管理局食品药品审核查验中心（以下简称药品核查中心）、国家药品监督管理局药品评价中心

（以下简称药品评价中心）、国家药品监督管理局行政事项受理服务和投诉举报中心、国家药品监督管理局信息中心等药品专业技术机构，承担依法实施药品注册管理所需的药品注册检验、通用名称核准、核查、监测与评价、制证送达以及相应的信息化建设与管理等相关工作。

（二）省级药品监督管理部门

省、自治区、直辖市药品监督管理部门负责本行政区域内以下药品注册相关管理工作：

1）境内生产药品再注册申请的受理、审查和审批。

2）药品上市后变更的备案、报告事项管理。

3）组织对药物非临床安全性评价研究机构、药物临床试验机构的日常监管及违法行为的查处。

4）参与国家药品监督管理局组织的药品注册核查、检验等工作。

5）国家药品监督管理局委托实施的药品注册相关事项。

6）省级药品监督管理部门设置或者指定的药品专业技术机构，承担依法实施药品监督管理所需的审评、检验、核查、监测与评价等工作。

三、药品的注册分类

为了保证药品研究质量，同时又能提高新药研制的投入和产出的效率，各国对药品注册采用分类审批管理的办法。按照药品管理的品种范畴，对药品进行分类，并对各类药品申请注册时应提交的研究资料分门别类做出规定和要求。

根据我国《药品注册管理办法》的规定，药品注册按照中药、化学药和生物制品等进行分类注册管理。中药注册按照中药创新药、中药改良型新药、古代经典名方中药复方制剂、同名同方药等进行分类。化学药注册按照化学药创新药、化学药改良型新药、仿制药等进行分类。生物制品注册按照生物制品创新药、生物制品改良型新药、已上市生物制品（含生物类似药）等进行分类。

中药、化学药和生物制品等药品的细化分类和相应的申报资料要求，由国家药品监督管理局根据注册药品的产品特性、创新程度和审评管理需要组织制定，并向社会公布。境外生产药品的注册申请，按照药品的细化分类和相应的申报资料要求执行。

（一）中药注册分类

中药是指在我国中医药理论指导下使用的药用物质及其制剂。国家药品监督管理局关于发布《中药注册分类及申报资料要求》的通告（2020年第68号）附件，将中药注册分为以下类型。

（1）中药创新药 指处方未在国家药品标准、药品注册标准及国家中医药主管部门发布的《古代经典名方目录》中收载，具有临床价值，且未在境外上市的中药新处方制剂。一般包含以下情形：

1）中药复方制剂，系指由多味饮片、提取物等在中医药理论指导下组方而成的制剂。

2）从单一植物、动物、矿物等物质中提取得到的提取物及其制剂。

3）新药材及其制剂，即未被国家药品标准、药品注册标准以及省、自治区、直辖市药材标准收载的药材及其制剂，以及具有上述标准药材的原动、植物新的药用部位及其制剂。

（2）中药改良型新药 指改变已上市中药的给药途径、剂型，且具有临床应用优势和特点，或增加功能主治等的制剂。一般包含以下情形：

1）改变已上市中药给药途径的制剂，即不同给药途径或不同吸收部位之间相互改变的制剂。

2）改变已上市中药剂型的制剂，即在给药途径不变的情况下改变剂型的制剂。

3）中药增加功能主治。

4）已上市中药生产工艺或辅料等改变引起药用物质基础或药物吸收、利用明显改变的。

（3）古代经典名方中药复方制剂　古代经典名方是指符合《中华人民共和国中医药法》规定的，至今仍广泛应用、疗效确切、具有明显特色与优势的古代中医典籍所记载的方剂。古代经典名方中药复方制剂是指来源于古代经典名方的中药复方制剂。包含以下情形：

1）按古代经典名方目录管理的中药复方制剂。

2）其他来源于古代经典名方的中药复方制剂。包括未按古代经典名方目录管理的古代经典名方中药复方制剂和基于古代经典名方加减化裁的中药复方制剂。

（4）同名同方药　指通用名称、处方、剂型、功能主治、用法及日用饮片量与已上市中药相同，且在安全性、有效性、质量可控性方面不低于该已上市中药的制剂。

天然药物是指在现代医药理论指导下使用的天然药用物质及其制剂。天然药物参照中药注册分类。

其他情形，主要指境外已上市境内未上市的中药、天然药物制剂。

（二）化学药品注册分类

根据国家药品监督管理局关于发布《化学药品注册分类及申报资料要求》的通告（2020年第44号）附件，化学药品注册分类分为创新药、改良型新药、仿制药、境外已上市境内未上市化学药品，分为以下5个类别。

1类：境内外均未上市的创新药。指含有新的结构明确的、具有药理作用的化合物，且具有临床价值的药品。

2类：境内外均未上市的改良型新药。指在已知活性成分的基础上，对其结构、剂型、处方工艺、给药途径、适应证等进行优化，且具有明显临床优势的药品。

3类：境内申请人仿制境外上市但境内未上市原研药品的药品。该类药品应与参比制剂的质量和疗效一致。

4类：境内申请人仿制已在境内上市原研药品的药品。该类药品应与参比制剂的质量和疗效一致。

5类：境外上市的药品申请在境内上市。

原研药品是指境内外首个获准上市，且具有完整和充分的安全性、有效性数据作为上市依据的药品。

参比制剂是指经国家药品监管部门评估确认的仿制药研制使用的对照药品。参比制剂的遴选与公布按照国家药品监管部门相关规定执行。

（三）生物制品注册分类

生物制品是指以微生物、细胞、动物或人源组织和体液等为起始原材料，用生物学技术制成，用于预防、治疗和诊断人类疾病的制剂。为规范生物制品注册申报和管理，将生物制品分为预防用生物制品、治疗用生物制品和按生物制品管理的体外诊断试剂。

预防用生物制品是指为预防、控制疾病的发生、流行，用于人体免疫接种的疫苗类生物制品，包括免疫规划疫苗和非免疫规划疫苗。

治疗用生物制品是指用于人类疾病治疗的生物制品，如采用不同表达系统的工程细胞

（如细菌、酵母、昆虫、植物和哺乳动物细胞）所制备的蛋白质、多肽及其衍生物；细胞治疗和基因治疗产品；变态反应原制品；微生态制品；人或者动物组织或者体液提取或者通过发酵制备的具有生物活性的制品等。生物制品类体内诊断试剂按照治疗用生物制品管理。

按照生物制品管理的体外诊断试剂包括用于血源筛查的体外诊断试剂、采用放射性核素标记的体外诊断试剂等。

药品注册分类在提出上市申请时确定，审评过程中不因其他药品在境内外上市而变更。根据国家药品监督管理局关于发布《生物制品注册分类及申报资料要求》的通告（2020年第43号）附件，将生物制品注册分类分为以下类型。

1. 预防用生物制品注册分类

1类：创新型疫苗，境内外均未上市的疫苗。

1）无有效预防手段疾病的疫苗。

2）在已上市疫苗基础上开发的新抗原形式，如新基因重组疫苗、新核酸疫苗、已上市多糖疫苗基础上制备的新的结合疫苗等。

3）含新佐剂或新佐剂系统的疫苗。

4）含新抗原或新抗原形式的多联/多价疫苗。

2类：改良型疫苗，对境内或境外已上市疫苗产品进行改良，使新产品的安全性、有效性、质量可控性有改进，且具有明显优势的疫苗，包括：

1）在境内或境外已上市产品基础上改变抗原谱或型别，且具有明显临床优势的疫苗。

2）具有重大技术改进的疫苗，包括对疫苗菌毒种/细胞基质/生产工艺/剂型等的改进。如更换为其他表达体系或细胞基质的疫苗；更换菌毒株或对已上市菌毒株进行改造；对已上市细胞基质或目的基因进行改造；非纯化疫苗改进为纯化疫苗；全细胞疫苗改进为组分疫苗等。

3）已有同类产品上市的疫苗组成的新的多联/多价疫苗。

4）改变给药途径，且具有明显临床优势的疫苗。

5）改变免疫剂量或免疫程序，且新免疫剂量或免疫程序具有明显临床优势的疫苗。

6）改变适用人群的疫苗。

3类：境内或境外已上市的疫苗。

1）境外生产的境外已上市、境内未上市的疫苗申报上市。

2）境外已上市、境内未上市的疫苗申报在境内生产上市。

3）境内已上市疫苗。

2. 治疗用生物制品注册分类

1类：创新型生物制品，境内外均未上市的治疗用生物制品。

2类：改良型生物制品，对境内或境外已上市制品进行改良，使新产品的安全性、有效性、质量可控性有改进，且具有明显优势的治疗用生物制品。

1）在已上市制品基础上，对其剂型、给药途径等进行优化，且具有明显临床优势的生物制品。

2）增加境内外均未获批的新适应证和/或改变用药人群。

3）已有同类制品上市的生物制品组成新的复方制品。

4）在已上市制品基础上，具有重大技术改进的生物制品，如重组技术替代生物组织提取技术；较已上市制品改变氨基酸位点或表达系统、宿主细胞后具有明显临床优势等。

3类：境内或境外已上市生物制品。

1）境外生产的境外已上市、境内未上市的生物制品申报上市。

2）境外已上市、境内未上市的生物制品申报在境内生产上市。

3）生物类似药。

4）其他生物制品。

3. 按生物制品管理的体外诊断试剂注册分类

1类：创新型体外诊断试剂。

2类：境内外已上市的体外诊断试剂。

四、药品注册管理的基本制度和要求

（一）药品注册管理的基本制度

1. 药品上市注册制度

申请人在申请药品上市注册前，应当完成药学、药理毒理学和药物临床试验等相关研究工作。药物非临床安全性评价研究应当在经过药物非临床研究质量管理规范认证的机构开展，并遵守药物非临床研究质量管理规范。药物临床试验应当经批准，其中生物等效性试验应当备案；药物临床试验应当在符合相关规定的药物临床试验机构开展，并遵守药物临床试验质量管理规范。

申请药品注册，应当提供真实、充分、可靠的数据、资料和样品，证明药品的安全性、有效性和质量可控性。使用境外研究资料和数据支持药品注册的，其来源、研究机构或者实验室条件、质量体系要求及其他管理条件等应当符合国际人用药品注册技术要求协调会通行原则，并符合我国药品注册管理的相关要求。

2. 药品变更制度

变更原药品注册批准证明文件及其附件所载明的事项或者内容的，申请人应当按照规定，参照相关技术指导原则，对药品变更进行充分研究和验证，充分评估变更可能对药品安全性、有效性和质量可控性的影响，按照变更程序提出补充申请、备案或者报告。

3. 药品再注册制度

药品注册证书有效期为五年，药品注册证书有效期内持有人应当持续保证上市药品的安全性、有效性和质量可控性，并在有效期届满前六个月申请药品再注册。

4. 药品加快上市制度

国家药品监督管理局建立药品加快上市注册制度，支持以临床价值为导向的药物创新。对符合条件的药品注册申请，申请人可以申请适用突破性治疗药物、附条件批准、优先审评审批及特别审批程序。在药品研制和注册过程中，药品监督管理部门及其专业技术机构给予必要的技术指导、沟通交流、优先配置资源、缩短审评时限等政策和技术支持。

5. 关联审评审批制度

国家药品监督管理局建立化学原料药、辅料及直接接触药品的包装材料和容器关联审评审批制度。在审批药品制剂时，对化学原料药一并审评审批，对相关辅料、直接接触药品的包装材料和容器一并审评。药品审评中心建立化学原料药、辅料及直接接触药品的包装材料和容器信息登记平台，对相关登记信息进行公示，供相关申请人或者持有人选择，并在相关药品制剂注册申请审评时关联审评。

6. 处方药和非处方药分类注册和转换制度

处方药和非处方药实行分类注册和转换管理。药品审评中心根据非处方药的特点，制定非处方药上市注册相关技术指导原则和程序，并向社会公布。药品评价中心制定处方药和非处方药上市后转换相关技术要求和程序，并向社会公布。

7. 沟通交流制度

申请人在药物临床试验申请前、药物临床试验过程中以及药品上市许可申请前等关键阶段，可以就重大问题与药品审评中心等专业技术机构进行沟通交流。药品注册过程中，药品审评中心等专业技术机构可以根据工作需要组织与申请人进行沟通交流。

沟通交流的程序、要求和时限，由药品审评中心等专业技术机构依照职能分别制定，并向社会公布。

8. 专家咨询制度

药品审评中心等专业技术机构根据工作需要建立专家咨询制度，成立专家咨询委员会，在审评、核查、检验、通用名称核准等过程中就重大问题听取专家意见，充分发挥专家的技术支撑作用。

9. 及时更新并向社会公开化学药品目录集制度

国家药品监督管理局建立收载新批准上市以及通过仿制药质量和疗效一致性评价的化学药品目录集，载明药品名称、活性成分、剂型、规格、是否为参比制剂、持有人等相关信息，及时更新并向社会公开。化学药品目录集收载程序和要求，由药品审评中心制定，并向社会公布。

10. 支持中药传承和创新制度

国家药品监督管理局支持中药传承和创新，建立和完善符合中药特点的注册管理制度和技术评价体系，鼓励运用现代科学技术和传统研究方法研制中药，加强中药质量控制，提高中药临床试验水平。

中药注册申请，申请人应当进行临床价值和资源评估，突出以临床价值为导向，促进资源可持续利用。

（二）药品注册管理的要求

1. 对从事药物研制和药品注册活动的要求

从事药物研制和药品注册活动，应当遵守有关法律、法规、规章、标准和规范；参照相关技术指导原则，采用其他评价方法和技术的，应当证明其科学性、适用性；应当保证全过程信息真实、准确、完整和可追溯。

2. 对药品的要求

药品应当符合国家药品标准和经国家药品监督管理局核准的药品质量标准。经国家药品监督管理局核准的药品质量标准，为药品注册标准。药品注册标准应当符合《中华人民共和国药典》通用技术要求，不得低于《中华人民共和国药典》的规定。申报注册品种的检测项目或者指标不适用《中华人民共和国药典》的，申请人应当提供充分的支持性数据。

3. 对专业技术机构的要求

药品审评中心等专业技术机构，应当根据科学进展、行业发展实际和药品监督管理工作需要制定技术指导原则和程序，并向社会公布。

4. 对申请人的资质要求

申请人应当为能够承担相应法律责任的企业或者药品研制机构等。境外申请人应当指定中国境内的企业法人办理相关药品注册事项。

五、药物研究的质量管理

药品上市前根据研究内容和针对研究对象分为临床前研究（preclinical study）和临床试验（clinical trial）两个主要环节，我国《药品注册管理办法》本着"安全、有效、质量可控"的原则，对新药研究和注册的整个过程做出了科学、严格的规定。

（一）药物的临床前研究

1. 临床前研究的内容

《药品注册管理办法》指明"为申请药品注册而进行的药物临床前研究，包括药物合成工艺、提取方法、理化性质及纯度、剂型选择、处方筛选、制备工艺、检验方法、质量指标、稳定性、药理、毒理、动物药代动力学等。中药制剂还包括原药材的来源、加工及炮制等，生物制品还包括菌毒种、细胞株、生物组织等起始材料的来源、质量标准、保存条件、生物学特征、遗传稳定性及免疫学的研究等"。

药物临床前研究可根据类别概括分为四方面内容。

（1）综述资料 包括论述立题目的与依据；说明药品名称和命名依据；提供新药所涉及文件和证明材料，证明知识产权的情况，以及药品说明书起草说明和依据。

（2）药学研究 包括原料药理化性质、工艺研究，制剂处方及工艺研究，确证化学结构或组分的试验，药品质量研究，药品标准起草及说明，样品检验，辅料的来源及质量标准，稳定性试验、包装材料和容器质量标准等。

（3）药理毒理研究 包括药效学实验（包括一般药理试验、主要药效学试验），毒理学试验（急性毒性试验，长期毒性试验，过敏性、溶血性和局部刺激性试验，致突变试验，生殖毒性试验，致癌毒性试验，依赖性试验等）。

（4）药代动力学研究 动物药代动力学研究试验包括药物吸收、分布、代谢的部位和速度，生物转化的类型，药物代谢动力学参数等。

2. 临床前研究的其他要求

《药品管理法》第十八条规定，开展药物非临床研究，应当符合国家有关规定，有与研究项目相适应的人员、场地、设备、仪器和管理制度，保证有关数据、资料和样品的真实性。《药品注册管理办法》第十条规定，药物非临床安全性评价研究应当在经过药物非临床研究质量管理规范认证的机构开展，并遵守药物非临床研究质量管理规范。使用境外研究资料和数据支持药品注册的，其来源、研究机构或者实验室条件、质量体系要求及其他管理条件等应当符合国际人用药品注册技术要求协调会通行原则，并符合我国药品注册管理的相关要求。

3. 新药的命名

药品的名称和命名依据是临床前研究和注册申报的内容之一。对一个新药命名必须按照命名原则命名，使药品名称符合科学性、系统性、简单性的要求。

（1）药品名称的主要类型 药品名称包括通用名称和商品名称。通用名称（generic name）是指列入国家药品标准的药品名称，又称为药品法定名称（official name）；商品名称（brand name）是指经市场监督管理部门批准注册的药品名称，又称为专利名（proprietary name）。已经作为药品通用名称的，该名称不得作为药品商标使用。世界卫生组织还审定了单一药品通用名《国际非专利名》（international nonproprietary name for pharmaceutical substances，INN），其中的药品名称均为国际非专利药品名。

（2）药品名称包含的项目 根据《药品管理办法》中关于申报药品名称的相关规定，化学药品的名称包括通用名、化学名、英文名、汉语拼音；中药材的名称包括中文名、汉语拼音、拉丁名；中药制剂的名称包括中文名、汉语拼音、英文名；生物制品的名称包括通用名、汉语拼音、英文名。

（3）药品命名原则　世界卫生组织的相关文件对药品命名原则要求如下：①药品名称读音应清晰易辨，全词不宜过长，且应避免与目前已经使用的药品相似；②属于同一药效类别的药物，其名称应力求用适当的方法使之显示这一关系；凡是易令病人从解剖学、生理学、病理学和治疗学角度猜测药效的名称，一般不应采用。

（二）药物的临床试验

1. 临床试验含义

临床试验（clinical trial），指以人体（患者或健康受试者）为对象的试验，意在发现或验证某种试验药物的临床医学、药理学以及其他药效学作用、不良反应，或者试验药物的吸收、分布、代谢和排泄，以确定药物的疗效与安全性的系统性试验。

2. 临床试验分期

药物临床试验分为Ⅰ期临床试验、Ⅱ期临床试验、Ⅲ期临床试验、Ⅳ期临床试验以及生物等效性试验。根据药物特点和研究目的，研究内容包括临床药理学研究、探索性临床试验、确证性临床试验和上市后研究。

Ⅰ期临床试验　初步的临床药理学及人体安全性评价试验。观察人体对于新药的耐受程度和药代动力学，为制订给药方案提供依据。试验病例数为20～30例。

Ⅱ期临床试验　治疗作用初步评价阶段。其目的是初步评价药物对目标适应证患者的治疗作用和安全性，也包括为Ⅲ期临床试验研究设计和给药剂量方案的确定提供依据。此阶段的研究设计可以根据具体的研究目的，采用多种形式，包括随机盲法对照临床试验。试验病例数一般为不低于100例。

Ⅲ期临床试验　治疗作用确证阶段。其目的是进一步验证药物对目标适应证患者的治疗作用和安全性，评价利益与风险关系，最终为药物注册申请的审查提供充分的依据。试验一般应为具有足够样本量的随机盲法对照试验。试验病例数一般为不低于300例。

Ⅳ期临床试验　新药上市后应用研究阶段。其目的是考察在广泛使用条件下的药物的疗效和不良反应，评价在普通或者特殊人群中使用的利益与风险关系以及改进给药剂量等。试验病例数一般为不低于2000例，不设立对照组。

生物等效性试验，是指用生物利用度研究的方法，以药代动力学参数为指标，比较同一种药物的相同或者不同剂型的制剂，在相同的试验条件下，其活性成分吸收程度和速度有无统计学差异的人体试验。生物利用度试验的病例数为18～24例（健康志愿者）。

3. 药物临床试验机构的要求

药物临床试验应当在具备相应条件并按规定备案的药物临床试验机构开展。其中，疫苗临床试验应当由符合国家药品监督管理局和国家卫生健康委员会规定条件的三级医疗机构或者省级以上疾病预防控制机构实施或者组织实施。

4. 药物临床试验默示许可制度

申请人完成支持药物临床试验的药学、药理毒理学等研究后，提出药物临床试验申请的，应当按照申报资料要求提交相关研究资料。经形式审查，申报资料符合要求的，予以受理。药品审评中心应当组织药学、医学和其他技术人员对已受理的药物临床试验申请进行审评。对药物临床试验申请应当自受理之日起六十日内决定是否同意开展，并通过药品审评中心网站通知申请人审批结果；逾期未通知的，视为同意，申请人可以按照提交的方案开展药物临床试验。申请人拟开展生物等效性试验的，应当按照要求在药品审评中心网站完成生物等效性试验备案后，按照备案的方案开展相关研究工作。

5. 临床试验的实施

开展药物临床试验，应当经伦理委员会审查同意。

药物临床试验用药品的管理应当符合药物临床试验质量管理规范的有关要求。

（1）提交药物临床试验方案和支持性资料　获准开展药物临床试验的，申办者在开展后续分期药物临床试验前，应当制定相应的药物临床试验方案，经伦理委员会审查同意后开展，并在药品审评中心网站提交相应的药物临床试验方案和支持性资料。

（2）临床试验期间增加适应证（或者功能主治）　获准开展药物临床试验的药物拟增加适应证（或者功能主治）以及增加与其他药物联合用药的，申请人应当提出新的药物临床试验申请，经批准后方可开展新的药物临床试验。获准上市的药品增加适应证（或者功能主治）需要开展药物临床试验的，应当提出新的药物临床试验申请。

（3）提交研发期间安全性更新报告　申办者应当定期在药品审评中心网站提交研发期间安全性更新报告。研发期间安全性更新报告应当每年提交一次，于药物临床试验获准后每满一年后的两个月内提交。药品审评中心可以根据审查情况，要求申办者调整报告周期。

对于药物临床试验期间出现的可疑且非预期严重不良反应和其他潜在的严重安全性风险信息，申办者应当按照相关要求及时向药品审评中心报告。根据安全性风险严重程度，可以要求申办者采取调整药物临床试验方案、知情同意书、研究者手册等加强风险控制的措施，必要时可以要求申办者暂停或者终止药物临床试验。研发期间安全性更新报告的具体要求由药品审评中心制定公布。

（4）临床试验期间试验方案变更、非临床或者药学的变化或者有新发现的规定　药物临床试验期间，发生药物临床试验方案变更、非临床或者药学的变化或者有新发现的，申办者应当按照规定，参照相关技术指导原则，充分评估对受试者安全的影响。

申办者评估认为不影响受试者安全的，可以直接实施并在研发期间安全性更新报告中报告。可能增加受试者安全性风险的，应当提出补充申请。对补充申请应当自受理之日起六十日内决定是否同意，并通过药品审评中心网站通知申请人审批结果；逾期未通知的，视为同意。申办者发生变更的，由变更后的申办者承担药物临床试验的相关责任和义务。

（5）药物临床试验暂停或者终止　药物临床试验期间，发现存在安全性问题或者其他风险的，申办者应当及时调整临床试验方案、暂停或者终止临床试验，并向药品审评中心报告。

有下列情形之一的，可以要求申办者调整药物临床试验方案、暂停或者终止药物临床试验：

1）伦理委员会未履行职责的；

2）不能有效保证受试者安全的；

3）申办者未按照要求提交研发期间安全性更新报告的；

4）申办者未及时处置并报告可疑且非预期严重不良反应的；

5）有证据证明研究药物无效的；

6）临床试验用药品出现质量问题的；

7）药物临床试验过程中弄虚作假的；

8）其他违反药物临床试验质量管理规范的情形。

药物临床试验中出现大范围、非预期的严重不良反应，或者有证据证明临床试验用药品存在严重质量问题时，申办者和药物临床试验机构应当立即停止药物临床试验。药品监督管理部门依职责可以责令调整临床试验方案、暂停或者终止药物临床试验。

（6）药物临床试验的恢复　药物临床试验被责令暂停后，申办者拟继续开展药物临床试验的，应当在完成整改后提出恢复药物临床试验的补充申请，经审查同意后方可继续开展药物临床试验。药物临床试验暂停时间满三年且未申请并获准恢复药物临床试验的，该药物临床试验许可自行失效。

药物临床试验终止后，拟继续开展药物临床试验的，应当重新提出药物临床试验申请。

（7）药物临床试验许可的期限　药物临床试验应当在批准后三年内实施。药物临床试验申请自获准之日起，三年内未有受试者签署知情同意书的，该药物临床试验许可自行失效。仍需实施药物临床试验的，应当重新申请。

（8）药物临床试验登记与信息公示　申办者应当在开展药物临床试验前在药物临床试验登记与信息公示平台登记药物临床试验方案等信息。药物临床试验期间，申办者应当持续更新登记信息，并在药物临床试验结束后登记药物临床试验结果等信息。登记信息在平台进行公示，申办者对药物临床试验登记信息的真实性负责。药物临床试验登记和信息公示的具体要求，由药品审评中心制定公布。

六、药品注册的申报与审批

（一）药物临床试验申报与审批

申请人在药物临床试验申请前、药物临床试验过程中可以就重大问题与药品审评中心等专业技术机构进行沟通交流。药品审评中心等专业技术机构可以根据工作需要组织与申请人进行沟通交流。沟通交流的程序、要求和时限见国家药品监督管理局药品审评中心 2020 年 12 月 10 日发布的《药物研发与技术审评沟通交流管理办法》（2020 年第 48 号通告）。

1）申请人完成支持新药临床试验的药学、药理毒理学等临床前研究后，应当按照相关要求向药品审评中心提交新药首次临床试验申请和申报资料。

2）药品审评中心在收到申报资料后 5 日内完成形式审查。符合要求或者按照规定补正后符合要求的，发出受理通知书。

3）药品审评中心应当组织药学、医学和其他技术人员对已受理的药物临床试验申请进行审评。对药物临床试验申请应当自受理之日起六十日内决定是否同意开展，并通过药品审评中心网站通知申请人审批结果；逾期未通知的，视为同意，申请人可以按照提交的方案开展药物临床试验。

4）临床试验开始时，申请人应登录药品审评中心门户网站，在"药物临床试验登记与信息公示平台"进行相关信息登记。

（二）药品上市许可申请与审批

1）提出药品上市许可申请

① 申请人在完成支持药品上市注册的药学、药理毒理学和药物临床试验等研究，确定质量标准，完成商业规模生产工艺验证，并做好接受药品注册核查检验的准备后，向药品审评中心提出药品上市许可申请，按照申报资料要求提交相关研究资料。

② 仿制药、按照药品管理的体外诊断试剂以及其他符合条件的情形，经申请人评估，认为无需或者不能开展药物临床试验，符合豁免药物临床试验条件的，申请人可以直接提出

药品上市许可申请。仿制药应当与参比制剂质量和疗效一致。申请人应当参照相关技术指导原则选择合理的参比制剂。

③ 符合以下情形之一的，可以直接提出非处方药上市许可申请：a. 境内已有相同活性成分、适应证（或者功能主治）、剂型、规格的非处方药上市的药品；b. 经国家药品监督管理局确定的非处方药改变剂型或者规格，但不改变适应证（或者功能主治）、给药剂量以及给药途径的药品；c. 使用国家药品监督管理局确定的非处方药的活性成分组成的新的复方制剂；d. 其他直接申报非处方药上市许可的情形。

2）药品审评中心对申请人申报的资料进行形式审查，符合要求的，予以受理，出具受理通知书。

3）药品审评中心应当组织药学、医学和其他技术人员，按要求对已受理的药品上市许可申请进行审评。审评过程中基于风险启动药品注册核查、检验，相关技术机构应当在规定时限内完成核查、检验工作。药品审评中心根据药品注册申报资料、核查结果、检验结果等，对药品的安全性、有效性和质量可控性等进行综合审评，非处方药还应当转药品评价中心进行非处方药适宜性审查。药品审评中心在审评药品制剂注册申请时，对药品制剂选用的化学原料药、辅料及直接接触药品的包装材料和容器进行关联审评。

4）综合审评结论通过的，批准药品上市，发给药品注册证书。综合审评结论不通过的，作出不予批准决定。药品注册证书载明药品批准文号、持有人、生产企业等信息。非处方药的药品注册证书还应当注明非处方药类别。经核准的药品生产工艺、质量标准、说明书和标签作为药品注册证书的附件一并发给申请人，必要时还应当附药品上市后研究要求。上述信息纳入药品品种档案，并根据上市后变更情况及时更新。

七、药品再注册

1. 药品再注册的申请

持有人应当在药品注册证书有效期届满前六个月申请再注册。境内生产药品再注册申请由持有人向其所在地省、自治区、直辖市药品监督管理部门提出，境外生产药品再注册申请由持有人向药品审评中心提出。

2. 药品再注册的审批

药品再注册申请受理后，省、自治区、直辖市药品监督管理部门或者药品审评中心对持有人开展药品上市后评价和不良反应监测情况，按照药品批准证明文件和药品监督管理部门要求开展相关工作情况，以及药品批准证明文件载明信息变化情况等进行审查，符合规定的，予以再注册，发给药品再注册批准通知书。不符合规定的，不予再注册，并报请国家药品监督管理局注销药品注册证书。

3. 不予再注册的情形

有下列情形之一的，不予再注册：

1）有效期届满未提出再注册申请的；

2）药品注册证书有效期内持有人不能履行持续考察药品质量、疗效和不良反应责任的；

3）未在规定时限内完成药品批准证明文件和药品监督管理部门要求的研究工作且无合理理由的；

4）经上市后评价，属于疗效不确切、不良反应大或者因其他原因危害人体健康的；

5）法律、行政法规规定的其他不予再注册情形。

对不予再注册的药品，药品注册证书有效期届满时予以注销。

八、药品补充申请

变更原药品注册批准证明文件及其附件所载明的事项或者内容的，申请人应当按照规定，参照相关技术指导原则，对药品变更进行充分研究和验证，充分评估变更可能对药品安全性、有效性和质量可控性的影响，按照变更程序提出补充申请、备案或者报告。

1）以下变更，持有人应当以补充申请方式申报，经批准后实施：

① 药品生产过程中的重大变更；

② 药品说明书中涉及有效性内容以及增加安全性风险的其他内容的变更；

③ 持有人转让药品上市许可；

④ 国家药品监督管理局规定需要审批的其他变更。

2）以下变更，持有人应当在变更实施前，报所在地省、自治区、直辖市药品监督管理部门备案：

① 药品生产过程中的中等变更；

② 药品包装标签内容的变更；

③ 药品分包装；

④ 国家药品监督管理局规定需要备案的其他变更。

境外生产药品发生上述变更的，应当在变更实施前报药品审评中心备案。药品分包装备案的程序和要求，由药品审评中心制定发布。

3）以下变更，持有人应当在年度报告中报告：

① 药品生产过程中的微小变更；

② 国家药品监督管理局规定需要报告的其他变更。

药品上市后提出的补充申请，需要核查、检验的，参照本办法有关药品注册核查、检验程序进行。

九、药品加快上市注册程序

（一）突破性治疗药物程序

1. 适用范围

药物临床试验期间，用于防治严重危及生命或者严重影响生存质量的疾病且尚无有效防治手段或者与现有治疗手段相比有足够证据表明具有明显临床优势的创新药或者改良型新药等，申请人可以在Ⅰ、Ⅱ期临床试验阶段，通常不晚于Ⅲ期临床试验开展前申请适用突破性治疗药物程序。

2. 申请程序

申请适用突破性治疗药物程序的，申请人应当向药品审评中心提出申请。符合条件的，药品审评中心按照程序公示后纳入突破性治疗药物程序。具体工作程序见国家药品监督管理局 2020 年第 82 号公告附件一《突破性治疗药物审评工作程序（试行）》。

3. 政策支持

对纳入突破性治疗药物程序的药物临床试验，给予以下政策支持：

1）申请人可以在药物临床试验的关键阶段向药品审评中心提出沟通交流申请，药品审评中心安排审评人员进行沟通交流；

2）申请人可以将阶段性研究资料提交药品审评中心，药品审评中心基于已有研究资料，对下一步研究方案提出意见或者建议，并反馈给申请人。

4. 突破性治疗药物程序的终止

对纳入突破性治疗药物程序的药物临床试验，申请人发现不再符合纳入条件时，应当及时向药品审评中心提出终止突破性治疗药物程序。药品审评中心发现不再符合纳入条件的，应当及时终止该品种的突破性治疗药物程序，并告知申请人。

（二）附条件批准程序

1. 适用条件

药物临床试验期间，符合以下情形的药品，可以申请附条件批准：

1）治疗严重危及生命且尚无有效治疗手段的疾病的药品，药物临床试验已有数据证实疗效并能预测其临床价值的；

2）公共卫生方面急需的药品，药物临床试验已有数据显示疗效并能预测其临床价值的；

3）应对重大突发公共卫生事件急需的疫苗或者国家卫生健康委员会认定急需的其他疫苗，经评估获益大于风险的。

2. 申请程序

申请附条件批准的，申请人应当就附条件批准上市的条件和上市后继续完成的研究工作等与药品审评中心沟通交流，经沟通交流确认后提出药品上市许可申请。

经审评，符合附条件批准要求的，在药品注册证书中载明附条件批准药品注册证书的有效期、上市后需要继续完成的研究工作及完成时限等相关事项。

具体工作程序见国家药品监督管理局 2020 年第 82 号公告附件二《药品附条件批准上市申请审评审批工作程序（试行）》。

3. 附条件批准程序的终止

审评过程中，发现纳入附条件批准程序的药品注册申请不能满足附条件批准条件的，药品审评中心应当终止该品种附条件批准程序，并告知申请人按照正常程序研究申报。

4. 附条件批准程序的药品上市后管理

对附条件批准的药品，持有人应当在药品上市后采取相应的风险管理措施，并在规定期限内按照要求完成药物临床试验等相关研究，以补充申请方式申报。对批准疫苗注册申请时提出进一步研究要求的，疫苗持有人应当在规定期限内完成研究。

对附条件批准的药品，持有人逾期未按照要求完成研究或者不能证明其获益大于风险的，国家药品监督管理局应当依法处理，直至注销药品注册证书。

（三）优先审评审批程序

1. 适用范围

药品上市许可申请时，以下具有明显临床价值的药品，可以申请适用优先审评审批程序：

1）临床急需的短缺药品、防治重大传染病和罕见病等疾病的创新药和改良型新药；

2）符合儿童生理特征的儿童用药品新品种、剂型和规格；

3）疾病预防、控制急需的疫苗和创新疫苗；

4）纳入突破性治疗药物程序的药品；

5）符合附条件批准的药品；

6）国家药品监督管理局规定其他优先审评审批的情形。

2. 申请程序

申请人在提出药品上市许可申请前，应当与药品审评中心沟通交流，经沟通交流确认后，在提出药品上市许可申请的同时，向药品审评中心提出优先审评审批申请。符合条件的，药品审评中心按照程序公示后纳入优先审评审批程序。

具体工作程序见国家药品监督管理局 2020 年第 82 号公告附件三《药品上市许可优先审评审批工作程序（试行）》。

3. 政策支持

对纳入优先审评审批程序的药品上市许可申请，给予以下政策支持：

1）药品上市许可申请的审评时限为一百三十日；

2）临床急需的境外已上市境内未上市的罕见病药品，审评时限为七十日；

3）需要核查、检验和核准药品通用名称的，予以优先安排；

4）经沟通交流确认后，可以补充提交技术资料。

4. 优先审评审批程序的终止

审评过程中，发现纳入优先审评审批程序的药品注册申请不能满足优先审评审批条件的，药品审评中心应当终止该品种优先审评审批程序，按照正常审评程序审评，并告知申请人。

（四）特别审批程序

1. 特别审批程序的情形

在发生突发公共卫生事件的威胁时以及突发公共卫生事件发生后，国家药品监督管理局可以依法决定对突发公共卫生事件应急所需防治药品实行特别审批。

2. 特别审批程序的政策

对实施特别审批的药品注册申请，国家药品监督管理局按照统一指挥、早期介入、快速高效、科学审批的原则，组织加快并同步开展药品注册受理、审评、核查、检验工作。特别审批的情形、程序、时限、要求等按照药品特别审批程序规定执行。

3. 特别审批程序药品的使用

对纳入特别审批程序的药品，可以根据疾病防控的特定需要，限定其在一定期限和范围内使用。

4. 特别审批程序药品的终止

对纳入特别审批程序的药品，发现其不再符合纳入条件的，应当终止该药品的特别审批程序，并告知申请人。

十、药品注册核查和检验

（一）药品注册核查

1. 定义

药品注册核查，是指为核实申报资料的真实性、一致性以及药品上市商业化生产条件，检查药品研制的合规性、数据可靠性等，对研制现场和生产现场开展的核查活动，以及必要时对药品注册申请所涉及的化学原料药、辅料及直接接触药品的包装材料和容器生产企业、供应商或者其他受托机构开展的延伸检查活动。

2. 药品注册核查要求及类型

药品注册核查启动的原则、程序、时限和要求，由药品审评中心制定公布；药品注册核查实施的原则、程序、时限和要求，由药品核查中心制定公布。

药品注册核查类型及内容见表 4-1。

表 4-1 药品注册核查类型及内容

类型	内容
研制现场核查	药品审评中心根据药物创新程度、药物研究机构既往接受核查情况等，基于风险决定是否开展药品注册研制现场核查。启动现场核查的，通知药品核查中心在审评期间组织实施核查，同时告知申请人。药品核查中心应当在规定时限内完成现场核查，并将核查情况、核查结论等相关材料反馈药品审评中心进行综合审评
生产现场核查	药品注册生产现场核查 药品注册申请受理后，药品审评中心应当在受理后四十日内进行初步审查，需要药品注册生产现场核查的，通知药品核查中心组织核查，提供核查所需的相关材料，同时告知申请人以及申请人或者生产企业所在地省、自治区、直辖市药品监督管理部门。药品核查中心原则上应当在审评时限届满四十日前完成核查工作，并将核查情况、核查结果等相关材料反馈至药品审评中心。 上市前药品生产质量管理规范检查 需要上市前药品生产质量管理规范检查的，由药品核查中心协调相关省、自治区、直辖市药品监督管理部门与药品注册生产现场核查同步实施。上市前药品生产质量管理规范检查的管理要求，按照药品生产监督管理办法的有关规定执行。申请人应当在规定时限内接受核查
有因检查	药品审评中心在审评过程中，发现申报资料真实性存疑或者有明确线索举报等，需要现场检查核实的，应当启动有因检查，必要时进行抽样检验

（二）药品注册检验

1. 定义及要求

药品注册检验，包括标准复核和样品检验。标准复核，是指对申请人申报药品标准中设定项目的科学性、检验方法的可行性、质控指标的合理性等进行的实验室评估。样品检验，是指按照申请人申报或者药品审评中心核定的药品质量标准对样品进行的实验室检验。

药品注册检验启动的原则、程序、时限等要求，由药品审评中心组织制定公布。药品注册申请受理前提出药品注册检验的具体工作程序和要求以及药品注册检验技术要求和规范，由中检院制定公布。

2. 标准复核和样品检验

与国家药品标准收载的同品种药品使用的检验项目和检验方法一致的，可以不进行标准复核，只进行样品检验。其他情形应当进行标准复核和样品检验。

3. 药品注册检验的要求

申请人完成支持药品上市的药学相关研究，确定质量标准，并完成商业规模生产工艺验证后，可以在药品注册申请受理前向中检院或者省、自治区、直辖市药品监督管理部门提出药品注册检验；申请人未在药品注册申请受理前提出药品注册检验的，在药品注册申请受理后四十日内由药品审评中心启动药品注册检验。原则上申请人在药品注册申请受理前只能提出一次药品注册检验，不得同时向多个药品检验机构提出药品注册检验。

申请人提交的药品注册检验资料应当与药品注册申报资料的相应内容一致，不得在药品注册检验过程中变更药品检验机构、样品和资料等。

（1）境内生产药品的药品注册检验 境内生产药品的注册申请，申请人在药品注册申请受理前提出药品注册检验的，向相关省、自治区、直辖市药品监督管理部门申请抽样，省、自治区、直辖市药品监督管理部门组织进行抽样并封签，由申请人将抽样单、样品、检验所需资料及标准物质等送至相应药品检验机构。

药品注册申请受理后需要药品注册检验的，药品审评中心应当在受理后四十日内向药品检验机构和申请人发出药品注册检验通知。申请人向相关省、自治区、直辖市药品监督管理部门申请抽样，省、自治区、直辖市药品监督管理部门组织进行抽样并封签，申请人应当在规定时限内将抽样单、样品、检验所需资料及标准物质等送至相应药品检验机构。

（2）**境外生产药品的药品注册检验**　境外生产药品的注册申请，申请人在药品注册申请受理前提出或药品注册申请受理后需要药品注册检验的，申请人应当按规定要求抽取样品，并将样品、检验所需资料及标准物质等送至中检院。

（3）**药品检验机构审核审评时限**　药品检验机构应当在五日内对申请人提交的检验用样品及资料等进行审核，作出是否接收的决定，同时告知药品审评中心。需要补正的，应当一次性告知申请人。

药品检验机构原则上应当在审评时限届满四十日前，将标准复核意见和检验报告反馈至药品审评中心。在药品审评、核查过程中，发现申报资料真实性存疑或者有明确线索举报，或者认为有必要进行样品检验的，可抽取样品进行样品检验。

审评过程中，药品审评中心可以基于风险提出质量标准单项复核。

（4）**中检院或者经国家药品监督管理局指定的药品检验机构承担以下药品注册检验**

1）创新药；

2）改良型新药（中药除外）；

3）生物制品、放射性药品和按照药品管理的体外诊断试剂；

4）国家药品监督管理局规定的其他药品。

境外生产药品的药品注册检验由中检院组织口岸药品检验机构实施。

其他药品的注册检验，由申请人或者生产企业所在地省级药品检验机构承担。

十一、药品上市许可持有人

1. 定义及职责

药品上市许可持有人是指取得药品注册证书的企业或者药品研制机构等。

药品上市许可持有人应当依照《药品管理法》规定，对药品的非临床研究、临床试验、生产经营、上市后研究、不良反应监测及报告与处理等承担责任。其他从事药品研制、生产、经营、储存、运输、使用等活动的单位和个人依法承担相应责任。

2. 质控要求

1）药品上市许可持有人的法定代表人、主要负责人对药品质量全面负责。

2）药品上市许可持有人应当建立药品质量保证体系，配备专门人员独立负责药品质量管理。

3）药品上市许可持有人应当对受托药品生产企业、药品经营企业的质量管理体系进行定期审核，监督其持续具备质量保证和控制能力。

3. 生产要求

1）药品上市许可持有人可以自行生产药品，也可以委托药品生产企业生产。

药品上市许可持有人自行生产药品的，应当依照《药品管理法》规定取得药品生产许可证；委托生产的，应当委托符合条件的药品生产企业。药品上市许可持有人和受托生产企业应当签订委托协议和质量协议，并严格履行协议约定的义务。国务院药品监督管理部门制定药品委托生产质量协议指南，指导、监督药品上市许可持有人和受托生产企业履行药品质量保证义务。血液制品、麻醉药品、精神药品、医疗用毒性药品、药品类易制毒化学品不得委托生产；但是，国务院药品监督管理部门另有规定的除外。

2）药品上市许可持有人应当建立药品上市放行规程，对药品生产企业出厂放行的药品进行审核，经质量受权人签字后方可放行。不符合国家药品标准的，不得放行。

4. 经营要求

1）药品上市许可持有人可以自行销售其取得药品注册证书的药品，也可以委托药品经营企业销售。药品上市许可持有人从事药品零售活动的，应当取得药品经营许可证。

2）药品上市许可持有人自行销售药品的，应当具备《药品管理法》第五十二条规定的条件；委托销售的，应当委托符合条件的药品经营企业。药品上市许可持有人和受托经营企业应当签订委托协议，并严格履行协议约定的义务。

3）药品上市许可持有人、药品生产企业、药品经营企业委托储存、运输药品的，应当对受托方的质量保证能力和风险管理能力进行评估，与其签订委托协议，约定药品质量责任、操作规程等内容，并对受托方进行监督。

5. 追溯体系与年度报告要求

1）药品上市许可持有人、药品生产企业、药品经营企业和医疗机构应当建立并实施药品追溯制度，按照规定提供追溯信息，保证药品可追溯。

2）药品上市许可持有人应当建立年度报告制度，每年将药品生产销售、上市后研究、风险管理等情况按照规定向省、自治区、直辖市人民政府药品监督管理部门报告。

6. 其他要求

1）药品上市许可持有人为境外企业的，应当由其指定的在中国境内的企业法人履行药品上市许可持有人义务，与药品上市许可持有人承担连带责任。

2）中药饮片生产企业履行药品上市许可持有人的相关义务，对中药饮片生产、销售实行全过程管理，建立中药饮片追溯体系，保证中药饮片安全、有效、可追溯。

3）经国务院药品监督管理部门批准，药品上市许可持有人可以转让药品上市许可。受让方应当具备保障药品安全性、有效性和质量可控性的质量管理、风险防控和责任赔偿等能力，履行药品上市许可持有人义务。

十二、药品批准文号

1）药品批准文号的格式　境内生产药品批准文号格式为：国药准字 H（Z、S）+四位年号+四位顺序号。

中国香港、澳门和台湾地区生产药品批准文号格式为：国药准字 H（Z、S）C+四位年号+四位顺序号。

境外生产药品批准文号格式为：国药准字 H（Z、S）J+四位年号+四位顺序号。

其中，H 代表化学药，Z 代表中药，S 代表生物制品。

2）药品批准文号，不因上市后的注册事项的变更而改变。

3）中药另有规定的从其规定。

第三节　GLP 和 GCP

《药物非临床研究质量管理规范》（non-clinical good laboratory practice，GLP）是有关非临床安全性评价研究机构运行管理和非临床安全性评价研究项目试验方案设计、组织实施、执行、检查、记录、存档和报告等全过程的质量管理要求。其目的是"保证药物非临床安全性评价研究的质量，保障公众用药安全"。《药物临床试验质量管理规范》（good clinical practice，GCP）是药物临床试验全过程的质量标准，包括方案设计、组织实施、监查、稽查、记录、分析、总结和报告。适用于为申请药品注册而进行的药物临床试验。其目的是"保证药物临床试验过程规范，数据和结果的科学、真实、可靠，保护受试者的权益和安全"。GLP 和 GCP 两大管理规范，对推动我国新药研究和开发走向规范化、科学化、国际化具有重要意义。

一、GLP

（一）GLP 的发展历程

药物非临床研究是药物研发的基础性工作，其主要目的是获得关于药物的安全性、有效性、质量可控性等的数据资料，主要通过"实验系统"试验的方式，对药物进行药理学、毒理学测试，从而获得有关数据，为进一步的药物临床试验提供依据。

为了保证药物非临床安全性评价研究的质量，保障公众用药安全，世界各国纷纷制定相应的法规，我国根据《药品管理法》，国家食品药品监督管理局对试行的《药物非临床研究质量管理规范》（1999 年 11 月 1 日起试行）进行修订，于 2003 年 6 月 4 日颁布了《药物非临床研究质量管理规范》（2003 年 9 月 1 日起施行）。2017 年 6 月 20 日经国家食品药品监督管理总局局务会议审议通过了新修订的《药物非临床研究质量管理规范》，并于 2017 年 9 月 1 日起施行。表 4-2 和表 4-3 列举了世界及我国药物非临床研究质量管理规范的发展历程。

表 4-2　世界药物非临床研究质量管理规范的发展

法规名称	颁布时间	颁布国家	颁布意义
测试实验室条例	1972 年	新西兰	作为毒理学研究一般的建议提出
国家实验理事会法案	1973 年	丹麦	开创了 GLP 作为法规实施的先河，但未引起世界上其他国家的重视
药物非临床研究质量管理规范	1979 年	美国	世界上第一部较为完整的实验室质量管理规范，轰动了世界
药物非临床研究质量管理规范	日本，1982 年；英国，1982 年；法国，1983 年；瑞典，1985 年；荷兰，1986 年；意大利，1988 年等		GLP 逐渐成为了国际上通行的确保药物非临床安全性研究质量的规范

表 4-3　我国药物非临床研究质量管理规范相关管理办法

颁布时间	颁布名称	颁布意义
1985 年	药品管理法	实施规范新药审批规定的开始
1985 年	新药审批办法	对新药毒理学的评价提出了明确要求
1993 年	新药（西药）临床前研究指导原则	一定程度上对毒理实验全过程的质量监督管理进行规范
1994 年	药品非临床研究质量管理规定（试行）	进一步使我国的新药安全性评价研究符合国际规范
1996 年	〈药品非临床研究质量管理规定（试行）〉实施指南（试行）和执行情况验收检查指南（试行）	以指导和推荐的形式在一定程度上推动了我国 GLP 的发展
1999 年	药品非临床研究质量管理规定（试行）	我国的 GLP 真正意义上向国际化、规范化迈出了可喜的一步
2003 年	药物非临床研究质量管理规范	对规范行业行为，推动药品研发，确保药品质量起到了积极的推动作用
2017 年	药物非临床研究质量管理规范	参考国际通行做法，满足药物非临床安全性评价研究发展的需要

（二）GLP 的适用范围

适用于为申请药品注册而进行的药物非临床安全性评价研究。药物非临床安全性评价研究的相关活动应当遵守本规范。以注册为目的的其他药物临床前相关研究活动参照本规范执行。非临床安全性评价研究，指为评价药物安全性，在实验室条件下用实验系统进行的试验，包括安全药理学试验、单次给药毒性试验、重复给药毒性试验、生殖毒性试验、遗传毒性试验、致癌性试验、局部毒性试验、免疫原性试验、依赖性试验、毒代动力学试验以及与评价药物安全性有关的其他试验。

（三）GLP 的主要内容

《药物非临床研究质量管理规范》共十二章 50 条。其内容如下：

第一章 总则。共 3 条（第 1~3 条）。制定 GLP 的目的、依据和适用范围。

第二章 术语及其定义。共 1 条（第 4 条）。对非临床研究质量管理规范、非临床安全性评价研究、非临床安全性评价研究机构、机构负责人、专题负责人、质量保证部门、标准操作规程等 29 项术语进行了解释说明。

第三章 组织机构和人员。共 5 条（第 5~9 条）。研究机构应当建立完善的组织管理体系，配备机构负责人、质量保证部门和相应的工作人员。对研究机构的工作人员提出了 6 条要求，明确了机构负责人、质量保证人员、专题负责人的职责。

第四章 设施。共 5 条（第 10~14 条）。研究机构应当根据所从事的非临床安全性评价研究的需要建立相应的设施，并确保设施的环境条件满足工作的需要。各种设施应当布局合理、运转正常，并具有必要的功能划分和区隔，有效地避免可能对研究造成的干扰。

第五章 仪器设备和实验材料。共 5 条（第 15~19 条）。研究机构应当根据研究工作的需要配备相应的仪器设备，其性能应当满足使用目的；用于数据采集、传输、储存、处理、归档等的计算机化系统（或者包含有计算机系统的设备）应当进行验证。计算机化系统所产生的电子数据应当有保存完整的稽查轨迹和电子签名，以确保数据的完整性和有效性。

仪器设备，应当有标准操作规程详细说明各仪器设备的使用与管理要求，对仪器设备的使用、清洁、保养、测试、校准、确认或者验证以及维修等应当予以详细记录并归档保存。受试物和对照品的使用和管理应当符合规定要求；实验室的试剂和溶液等均应当贴有标签，标明品名、浓度、储存条件、配制日期及有效期等。研究中不得使用变质或者过期的试剂和溶液。

第六章 实验系统。共 2 条（第 20~21 条）。对实验动物的管理及实验动物以外的其他实验系统应当符合的要求做了规定。

第七章 标准操作规程。共 4 条（第 22~25 条）。研究机构应当制定与其业务相适应的标准操作规程，以确保数据的可靠性。明确了 15 项需要制定标准操作规程的项目及其管理要求。

第八章 研究工作的实施。共 9 条（第 26~34 条）。对试验方案的主要内容，病理学同行评议的要求，研究总结报告的主要内容做了规定。

第九章 质量保证。共 6 条（第 35~40 条）。对质量保证工作的独立性、质量保证检查的类型、质量保证人员设定了相关要求。

第十章 资料档案。共 8 条（第 41~48 条）。专题负责人应当确保研究所有的资料，包括试验方案的原件、原始数据、标本、相关检测报告、留样受试物和对照品、总结报告的原件以及研究有关的各种文件，在研究实施过程中或者研究完成后及时归档，最长不超过两周，按标准操作规程的要求整理后，作为研究档案予以保存。对档案的保存期限予以明确规定。

第十一章　委托方。共 1 条（第 49 条）。委托方作为研究工作的发起者和研究结果的申报者，对用于申报注册的研究资料负责，并承担相应的责任。

第十二章　附则。共 1 条（第 50 条）。本规范自 2017 年 9 月 1 日起施行。

二、GCP

《药物临床试验质量管理规范》（GCP）是药物临床试验全过程的质量标准，适用于为申请药品注册而进行的药物临床试验。药物临床试验的相关活动应当遵守本规范。

（一）药物临床试验管理的发展进程

世界药品临床试验管理发展史根据进程，大致分为三个时期。

第一个时期：药品临床试验和管理体系形成的初期。

1938 年美国国会通过"新药审批"程序对确立 FDA 作为药品监督管理机构在保障用药安全方面的法律地位意义重大。20 世纪 60 年代的海豹婴儿事件进一步提高了世界各地药监部门审批新药的权力和行使强制性监督检查职能的重要性。

第二个时期：药品临床试验规范化和法制化管理形成的时期。

第 18 届世界医学大会 WMA（World Medical Assembly，WMA）通过并在之后不断修订的《赫尔辛基宣言》详细规定了涉及人体试验必须遵循的原则，奠定了现今药品临床试验管理规范核心内容的基础。与此同时，许多国家还颁布了符合本国国情的相关药物临床试验规范。这使世界药品临床试验进入了一个法规化管理的新时期。

第三个时期：药品临床试验管理规范国际统一标准逐步形成的时期。

20 世纪 90 年代初，由美国 FDA、美国制药工业协会、欧洲委员会、欧洲制药工业协会、日本厚生省和日本制药工业协会这六个成员发起并召开"人用药物注册技术国际协调会议（ICH）"第一次大会，制定了关于人用药品注册技术各个方面的标准及指导原则，其中包括 ICH 的药品临床试验管理规范、快速报告的定义和标准、临床试验报告的内容与格式等。

（二）GCP 的主要内容

为贯彻落实中办国办《关于深化审评审批制度改革鼓励药品医疗器械创新的意见》（厅字〔2017〕42 号），根据新修订《药品管理法》，参照国际通行做法，突出以问题为导向，细化明确药物临床试验各方职责要求，并与 ICH 技术指导原则基本要求相一致。新修订的《药物临床试验质量管理规范》（2020 年第 57 号）于 2020 年 4 月 23 日印发，自 2020 年 7 月 1 日起施行。《药物临床试验质量管理规范》共 9 章 83 条，主要内容如下。

1）细化明确参与方责任。伦理委员会作为单独章节，明确其组成和运行、伦理审查、程序文件等要求。突出申办者主体责任，明确申办者是临床试验数据质量和可靠性的最终责任人，加强对外包工作的监管。合同研究组织应当实施质量保证和质量控制。研究者具有临床试验分工授权及监督职责。临床试验机构应当设立相应的内部管理部门，承担临床试验相应的管理工作。

2）强化受试者保护。伦理委员会应当特别关注弱势受试者，审查受试者是否受到不正当影响，受理并处理受试者的相关诉求。申办者制定方案时明确保护受试者的关键环节和数据，制定监查计划应强调保护受试者权益。研究者应当关注受试者的其他疾病及合并用药，收到申办者提供的安全性信息后应考虑受试者的治疗是否需要调整等。

3）建立质量管理体系。申办者应当建立临床试验的质量管理体系，基于风险进行质量管理，加强质量保证和质量控制，可以建立独立数据监查委员会，开展基于风险评估的监查。研究者应当监管所有研究人员执行试验方案，并实施临床试验质量管理，确保源数据真实可靠。

4）优化安全性信息报告。明确了研究者、申办者在临床试验期间安全性信息报告的标准、路径以及要求。研究者向申办者报告所有严重不良事件。伦理委员会要求研究者及时报告所有可疑且非预期严重不良反应。申办者对收集到的各类安全性信息进行分析评估，将可疑且非预期严重不良反应快速报告给所有参加临床试验的相关方。

5）规范新技术的应用。电子数据管理系统应当通过可靠的系统验证，保证试验数据的完整、准确、可靠。临床试验机构的信息化系统具备建立临床试验电子病历条件时，研究者应首选使用，相应的计算机化系统应当具有完善的权限管理和稽查轨迹。

6）参考国际临床监管经验。临床试验的实施应当遵守利益冲突回避原则；生物等效性试验的临床试验用药品应当进行抽样、保存等；病史记录中应该记录受试者知情同意的具体时间和人员；若违反试验方案或《药物临床试验质量管理规范》的问题严重时，申办者可追究相关人员的责任，并报告药品监督管理部门。

7）体现卫生行政部门医疗管理的要求。伦理委员会的组成、备案管理应当符合卫生健康主管部门的要求；申办者应当向药品监管部门和卫生行政部门报告可疑且非预期严重不良反应。

案例

英国药物试验事故——新药试验者竟变"大象人"

一家名叫 TeGenero 的德国制药公司，生产的一种新药叫 TGN1412 单克隆抗体，生物学上又叫衍生蛋白，用来治疗白血病、风湿性关节炎及各种硬化症。这家公司从1997 年开始研制此药品。2006 年，美国一家名为 Parexel 的药物试验公司组织了新药试验。以 2000 英镑的报酬招募到 8 名身体健康的英国男士，志愿充当新药试验者。其中 2 人服用的是安慰剂，其余 6 人测试新药物。此 6 人接受药物注射后，均发生了严重的过敏反应，出现多器官衰竭，其中 2 人病危，进行抢救。一名病危者头部肿胀，看起来像是电影中的"大象人"，受试者的危害程度可以说惨不忍睹。他们被告知，即使脱离生命危险，其内脏器官也会留下后遗症。受害者法律顾问坦言：这家制药公司的实验组织混乱，缺乏必要的真实准确的资料，实验研究过程中有不安全的研究结果。英国药品和保健品管理局勒令停止试验。

这次"大象人"的新药试验事故是药品申报企业药品安全性淡薄，药品研究质量不严格，临床负责新药试验的组织机构不规范、不严谨所造成的恶性事件。因此，对《药物临床试验质量管理规范》的严格贯彻和依法有效监督是药品研究安全性的重要保障。

习题

一、**A 型选择题**（最佳选择题）
备选答案中只有一个最佳答案。

1. 药物的临床试验（包括生物等效性试验），必须经过国务院药品监督管理部门批准，且必须执行（　　）。
   - A.《药物非临床研究质量管理规范》　B.《药品生产质量管理规范》
   - C.《药品经营质量管理规范》　　　　D.《医药商品使用管理规范》
   - E.《药物临床试验质量管理规范》

2. 负责对药物临床试验审批的是（　　）。
   - A. 国家药品监督管理局药品审评中心　B. NMPA
   - C. 省级药品监督管理部门　　　　　　D. 国家卫生行政部门
   - E. 科技部

3. 药品上市许可持有人是指（　　）。
   - A. 取得药品批准文号的企业
   - B. 取得药品注册证书的企业
   - C. 取得药品注册证书的企业或者药品研制机构
   - D. 取得药品批准文号的企业或者药品研制机构
   - E. 取得药品注册证书的药品研制机构

4. 药物临床前研究应当执行有关管理规定，其中安全性评价研究必须执行（　　）。
   - A. GLP　　　　　B. GMP　　　　　C. GSP
   - D. GUP　　　　　E. GCP

5. GLP 规定该规范适用于（　　）。
   - A. 为申请药品临床试验而进行的非临床研究
   - B. 为申请药品注册而进行的药物非临床安全性评价研究
   - C. 为申请新药证书而进行的非临床研究
   - D. 为申请药品上市而进行的非临床研究
   - E. 为申请药品注册而进行的临床前研究

6. 生物制品的名称包括（　　）。
   - A. 通用名、化学名、英文名　　　　B. 中文名、化学名、英文名
   - C. 中文名、汉语拼音、英文名　　　D. 通用名、汉语拼音、英文名
   - E. 通用名、中文名、英文名

7. 化学药品名称不包括（　　）。
   - A. 通用名　　　　B. 商品名　　　　C. 英文名
   - D. 化学名　　　　E. 汉语拼音

8. III期临床试验是（　　）。
   - A. 初步的临床药理学及人体安全性评价试验
   - B. 治疗作用初步评价阶段
   - C. 治疗作用确证阶段
   - D. 新药上市后应用研究阶段
   - E. 观察人体对于新药的耐受程度和药代动力学，为制定给药方案提供依据

9. 药品注册境内申请人应当是中国境内的（　　）。
   - A. 合法登记并能独立承担民事责任的机构
   - B. 持有新药证书的新药研究课题负责人
   - C. 持有生产批准文号的机构

D．办理药品注册申请事务的人员

E．持有《药品生产许可证》的机构

10．含有已知活性成分的新适应证的药品在药品注册时属于哪种类型？（　　　）

A．境内外均未上市的创新药

B．境内外均未上市的改良型新药

C．境内申请人仿制境外上市但境内未上市原研药品的药品

D．境内申请人仿制已在境内上市原研药品的药品

E．境外上市的药品申请在境内上市

二、B 型选择题（配伍选择题）

备选答案在前，试题在后。每组题均对应同一组备选答案，每个备选答案可以重复选用，也可不选用。

［1～4］

A．Ⅰ期临床试验　　　　　　　B．Ⅱ期临床试验

C．Ⅲ期临床试验　　　　　　　D．Ⅳ期临床试验

E．药品临床试验机构

1．新药上市后由申请人进行的应用研究是（　　　）。

2．治疗作用确证阶段是（　　　）。

3．申请新药证书是在完成哪期临床试验之后（　　　）。

4．治疗作用初步评价阶段是（　　　）。

［5～8］

A．国药准字 Z+4 位年号+4 位顺序号　　B．国药准字 HJ+4 位年号+4 位顺序号

C．国药准字 S+4 位年号+4 位顺序号　　D．国药准字 H+4 位年号+4 位顺序号

5．境内生产化学药品批准文号格式（　　　）。

6．境内生产生物制品批准文号格式（　　　）。

7．境外生产进口化学药品分包装文号格式（　　　）。

8．境内生产中药批准文号格式（　　　）。

［9～10］

A．GLP　　　　　B．GCP　　　　　C．GMP

D．GSP　　　　　E．GAP

9．药物临床前研究中的安全性评价研究必须执行（　　　）。

10．药物临床研究必须执行（　　　）。

三、X 型选择题（多项选择题）

备选答案中有 2 个或 2 个以上的正确答案。少选或多选均不得分。

1．药品注册申请包括（　　　）。

A．药物临床试验申请　　　　　B．药品上市许可申请

C．再注册申请　　　　　　　　D．补充申请

E．处方药申请

2．中药注册分类（　　　）。

A．中药创新药　　　　　　　　B．中药改良型新药

C．古代经典名方中药复方制剂　　D．同名同方药

E．境内外均未上市的创新药

3．为申请药品注册而进行的药物临床前研究，包括（　　　）。

A．药物的合成工艺、提取方法　　　B．理化性质及纯度

C．剂型选择、处方筛选、制备工艺　　D．检验方法、质量指标、稳定性

E．药理、毒理、动物药代动力学研究

四、判断题

正确的画（√），错误的画（×），并将错误之处改正。

1．国家药品监督管理部门主管全国药品注册工作，负责对药物临床试验、药品生产和进口进行审批，以及药品注册现场核查。（　　　）

2．药品注册申请人，是提出药品注册申请并能够承担相应法律责任的企业或者药品研制机构等。（　　　）

3．药品注册申请人在药物临床试验申请前、药物临床试验过程中以及药品上市许可申请前等关键阶段，可以就重大问题与药品审评中心等专业技术机构进行沟通交流。（　　　）

4．药品注册标准应当符合《中华人民共和国药典》通用技术要求，不得高于《中华人民共和国药典》的规定。（　　　）

5．变更原药品注册批准证明文件及其附件所载明的事项或者内容的，申请人应当按照规定，参照相关技术指导原则，对药品变更进行充分研究和验证，充分评估变更可能对药品安全性、有效性和质量可控性的影响，按照变更程序提出补充申请、备案或者报告。（　　　）

五、术语解释

1．药品注册

2．药品上市许可持有人

3．药物临床试验

4．药品注册核查

5．标准复核

六、问答题

1．不予再注册的情形有哪些？

2．突破性治疗药物程序的适用范围有哪些？

3．药物临床试验分为几期？各期的研究目的是什么？

（胡善民）

第五章 药品上市后管理

本章学习重点

1. 药品上市后研究的概念及要求
2. 药品上市后再评价的概念及主要内容
3. 药品不良反应相关概念、分类及监测管理规定
4. 药品上市后风险管理、药物警戒的概念
5. 《药物警戒质量管理规范》的主要内容

药品上市后管理是药品上市许可持有人对持有的已上市药品的持续管理。药品上市许可持有人除对上市注册时质量和所提供的所有数据负责外，还需要对注册上市后的药品进行持续管理，对所持有的药品全生命周期质量负责。药品上市后管理主要包括药品上市后研究与再评价、药品不良反应监测管理、药品上市后风险管理与药物警戒、药品召回管理（见本书第六章）等。

第一节 药品上市后研究与再评价

药品上市后研究与再评价是药品上市后管理的重要内容，是开展药品不良反应监测管理、药品上市后风险管理与药物警戒的基础。

一、药品上市后研究和变更

（一）药品上市后研究

药品的研究和监管应伴随于药品上市前和上市后的整个生命周期。药品的上市前研究，是为其质量、安全性、有效性和风险/效益评估提供充分证据，以满足上市的基本要求，对于评价一个药物的研发成功与否至关重要；而药品的上市后研究，既是上市前研究的完善和延续，又为与药品有关的重大问题的解释、决策提供关键证据，同样是药品全生命周期管理的重要环节。因此，各国药品监管机构及药品研发者十分重视药品的上市后研究和评价。

（1）概念 药品上市后研究是指上市后药品利用及其效应的研究。主要包括药品安全性研究、药品有效性研究、质量控制研究和药品经济学研究等。

（2）意义 药品是否上市是基于已有非临床和临床数据进行风险/效益评估之后的平衡决策结果。由于科学发展的无限性，客观地决定了在某一时点对于药品本质（风险效益比）认识的局限性；药品上市前非临床研究及临床研究结果不能彻底地解决药品安全有效性问题。此外，药品上市后在真实世界、复杂环境的使用过程，能够呈现药品在真实使用状态下的特征；在现实的市场环境下，药品上市后的研究对于该药品的存在与发展具有决定性意义。因

此，开展药品上市后研究，有利于更好掌握药品的风险效益特征和进行富有成效的风险管理，实现药品全生命周期管理。

（3）要求 《药品管理法》规定，药品上市许可持有人应当对药品上市后研究、不良反应监测及报告与处理等承担责任。主动开展药品上市后研究，对药品安全性、有效性和质量可控性进行进一步确证。

《药品注册管理办法》规定，药品上市许可持有人应当主动开展药品上市后研究，对药品的安全性、有效性和质量可控性进行进一步确证，加强对已上市药品的持续管理。

药品注册证书及附件要求持有人在药品上市后开展相关研究工作的，持有人应当在规定时限内完成并按照要求提出补充申请、备案或者报告。

药品批准上市后，持有人应当持续开展药品安全性和有效性研究，根据有关数据及时备案或者提出修订说明书的补充申请，不断更新完善说明书和标签。药品监督管理部门依职责可以根据药品不良反应监测和药品上市后评价结果等，要求持有人对说明书和标签进行修订。

（二）药品上市后变更

药品全生命周期的各个阶段都伴随着变更，从药物开发、上市申请、商业化生产直到药品退市。各阶段的变更对药品的安全性、有效性和质量带来不同程度的风险。药品上市许可持有人应对药品生命周期中的变更进行充分研究和科学评估，根据其对药品的安全性、有效性和质量产生的风险等级采取相应的风险控制措施。

1. 法律依据

《药品注册管理办法》对与药品注册相关的上市后变更管理进一步规范，规定"持有人应当按照相关规定，参照相关技术指导原则，全面评估、验证变更事项对药品安全性、有效性和质量可控性的影响，进行相应的研究工作。""变更原药品注册批准证明文件及其附件所载明的事项或者内容的，申请人应当按照规定，参照相关技术指导原则，对药品变更进行充分研究和验证，充分评估变更可能对药品安全性、有效性和质量可控性的影响，按照变更程序提出补充申请、备案或者报告。"

为进一步加强药品上市后变更管理，国家药品监督管理局于 2021 年 1 月 13 日发布《药品上市后变更管理办法（试行）》的公告（2021 年 第 8 号），明确"持有人是药品上市后变更管理的责任主体"，规定"鼓励持有人运用新生产技术、新方法、新设备、新科技成果，不断改进和优化生产工艺，持续提高药品质量，提升药品安全性、有效性和质量可控性。""药品上市后变更不得对药品的安全性、有效性和质量可控性产生不良影响。"

2. 变更类别

药品上市后变更包括注册管理事项变更和生产监管事项变更。注册管理事项变更包括药品注册批准证明文件及其附件载明的技术内容和相应管理信息的变更。生产监管事项变更包括药品生产许可证载明的许可事项变更和登记事项变更。本节主要介绍注册管理事项变更类别。

注册变更管理类别根据法律法规要求和变更对药品安全、有效和质量可控性可能产生影响的风险程度，分为审批类变更、备案类变更和报告类变更。

（1）审批类变更 即以下变更，持有人应当以补充申请方式申报，经批准后实施：①药品生产过程中的重大变更；②药品说明书中涉及有效性内容以及增加安全性风险的其他内容的变更；③持有人转让药品上市许可；④国家药品监督管理局规定需要审批的其他变更。

（2）**备案类变更**　即以下变更，持有人应当在变更实施前，报所在地省级药品监督管理部门备案：①药品生产过程中的中等变更；②药品包装标签内容的变更；③药品分包装；④国家药品监督管理局规定需要备案的其他变更。

（3）**报告类变更**　即以下变更，持有人应当在年度报告中报告：①药品生产过程中的微小变更；②国家药品监督管理局规定需要报告的其他变更。

3. 监管机构

国家药品监督管理局负责组织制定药品上市后变更管理规定、有关技术指导原则和具体工作要求；负责药品上市后注册管理事项变更的审批及境外生产药品变更的备案、报告等管理工作；依法组织实施对药品上市后变更的监督管理。

省级药品监管部门依职责负责辖区内持有人药品上市后生产监管事项变更的许可、登记和注册管理事项变更的备案、报告等管理工作；依法组织实施对药品上市后变更的监督管理。

4. 变更程序

1）审批类变更应当由持有人向药审中心提出补充申请，按照有关规定和变更技术指导原则提交研究资料，经批准后实施。持有人应当在提出变更的补充申请时承诺变更获得批准后的实施时间，实施时间原则上最长不得超过自变更获批之日起 6 个月，涉及药品安全性变更的事项除外，具体以药品补充申请通知书载明的实施日期为准。

2）备案类变更应当由持有人向药审中心或省级药品监管部门备案。备案部门应当自备案完成之日起 5 日内公示有关信息。省级药品监管部门应当加强监管，根据备案变更事项的风险特点和安全信用情况，自备案完成之日起30日内完成对备案资料的审查，必要时可实施检查与检验。

3）报告类变更应当由持有人按照变更管理的有关要求进行管理，在年度报告中载明。

二、药品上市后再评价

药品上市后再评价，即对上市药品安全性、有效性、经济性等方面的监测和评价。国务院药品监督管理部门按照法定程序，根据药品上市后研究结果，对上市药品进行分析评价并依据评价结论采取相应的风险控制措施。药品上市后再评价是药品全生命周期管理的重要组成部分，对研发、注册、流通、使用、监管、报销都具有广泛影响。

（一）药品上市后再评价的概念

药品上市后再评价（post-marketing reevaluation）是根据医药学的最新学术水平，从药理学、药学、临床医学、药物流行病学、药物经济学及药物政策等主要方面，对已批准上市的药品在社会人群中的疗效、不良反应、用药方案、稳定性及费用等是否符合药品的安全性、有效性、经济性、合理性原则做出科学的评估和判断，并依据评价结论采取风险控制措施的过程。

（二）药品上市后再评价的必要性

《药品管理法》明确规定药品上市许可持有人应当对已上市药品的安全性、有效性和质量可控性定期开展上市后评价。开展药品上市后再评价是药品上市许可持有人应履行的责任和义务。

1）药品上市前研究仍然存在局限性。尽管药品在上市前经过了临床前研究和临床研究，并获得了国务院药品监督管理部门的批准，准许上市临床应用，但药品研发者在药品上市前收集到信息存在一定的局限性。主要原因包括：受试者数量有限，发生率低但严重的不良事件不能在试验阶段被发现。研究时间短，长期用药的安全性问题不能在试验期内被发现。受试者标准控制严格，在某些特殊人群（肝肾功能不良者，孕期、哺乳期人群等）中安全性及有效性信息不能被观察到。此外，在实际临床用药过程中，不合理用药现象的严重性也决定必须进行上市后的再评价工作。从长期疗效、最佳适应证和治疗人群、最佳给药方案、用药指南的制度等方面来看，对药品进行上市后的再评价也是必不可少的。

2）药品上市后再评价工作是对上市前评价的延续、补充和完善。对药品上市前潜在的、没有被人们发现的不良反应、广大人群使用的疗效和安全性、特殊人群的用药评价和药品远期疗效的评价及药品终生评价，都必须通过药品上市后再评价来完成。因此，上市前评价只有与上市后再评价配套才能构成完整的药品评价体系，同时，只有通过上市后再评价才能完成对一个药品的全面评价。

3）药品上市后再评价，有利于为药品监督管理部门的政策制定与实施提供依据，提高药品监管科学水平，指导和规范临床合理用药；有利于为新药研究开发提供选题依据和研究方向，鼓励创新药物研发；有利于加强药物临床应用评价，促进药物合理使用；有利于规范药品市场管理。

（三）药品上市后再评价的主要内容

（1）药品安全性评价 药品安全性评价是上市后再评价的重要内容。主要考察在广泛人群中经长期使用药品发生的不良反应，以及停药后发生的不良反应，同时研究不良反应发生所致的因素。可采取回顾性或前瞻性方法对药品的不良反应病例进行分析，必要时采取流行病学方法进行研究，以便得出准确的评价结果，然后根据评价结果采取必要措施。

（2）药品有效性评价 研究药品上市后在广泛人群中使用的有效性、长期效应、新的适应证以及临床应用中影响药品疗效的因素（治疗方案、患者年龄生理状况、合并用药等）。药品有效性评价是上市后再评价的重要内容，可借助于药效学、药代动力学、药剂学等方法及临床疗效给予评价。

（3）药品经济性评价 运用药物经济学的理论与方法通过对成本和效益两个方面进行比较，选择出最佳的医疗服务方案，最大限度地合理利用药物资源。主要有以下几种分析方法：成本效果分析法、成本效用分析法、成本效益分析法、最小成本分析方法等。药品经济性评价日益受到关注，为药品临床应用、目录遴选、支付报销等提供决策依据。

（4）药品质量评价 药品质量评价也是药品上市后再评价的重要内容，通过不断提高药品的控制标准和检测方法的准确性与精确性，为药品上市后安全有效、经济合理地使用药物提供保障。

（四）药品上市后再评价的实施

药品上市后再评价一般包括三种实施方式。一是由国务院药品监督管理部门发起，持有人组织实施，药品监督管理部门进行监督的药品再评价，主要针对国内外上市不足 5 年的新药（包括化学药品、中药）、治疗用生物制品、进口药品、需确定不良反应发生率的药品、临床使用中有严重不合理用药现象的药品、临床试用疗效不确切的药品。二是由持有人、药品生产单位、使用单位或专业学术团体提出的药品再评价，主要以评价上市后药品安全性和有效性为目的，并有科学的试验设计和方法，经国务院药品监督管理部门审查备案后，由发起单位实施，国家监督管理部门对其进行监督管理。三是由各发起单位自行组织实施的药品上市后再评价工作，其评价结果可提供给国务院药品监督管理部门。

《药品管理法》规定药品上市许可持有人应当对已上市药品定期开展上市后评价。必要时，国务院药品监督管理部门可以责令药品上市许可持有人开展上市后评价或者直接组织开展上市后评价。经评价，对疗效不确切、不良反应大或者因其他原因危害人体健康的药品，应当注销药品注册证书。已被注销药品注册证书的药品，不得生产或者进口、销售和使用。已被注销药品注册证书、超过有效期等的药品，应当由药品监督管理部门监督销毁或者依法采取其他无害化处理等措施。

第二节 药品不良反应监测管理

药品不良反应报告和监测是药品监督管理的一项重要内容，事关确保人民用药安全有效，提高全民的健康水平。依法开展药品不良反应报告和监测工作，科学指导合理用药、确保人民用药安全有效是药品上市许可持有人药品生产企业、经营企业、医疗卫生机构的重要职责。

《药品管理法》明确规定了国家建立药物警戒制度，对药品不良反应及其他与用药有关的有害反应进行监测、识别、评估和控制。药品上市许可持有人应当开展药品上市后不良反应监测，主动收集、跟踪分析疑似药品不良反应信息，对已识别风险的药品及时采取风险控制措施。为贯彻执行《药品管理法》，切实做好药品不良反应监测工作，卫生部、国家食品药品监督管理局于 2004 年 3 月 4 日联合颁布了《药品不良反应报告和监测管理办法》，2011 年对此办法进行了修订，并于 2011 年 7 月 1 日实施，从而进一步加强对上市药品的安全监管，规范药品不良反应报告和监测的管理，保障公众用药安全。进一步完善自 1999 年我国正式全面实行的药品不良反应报告制度。

一、药品不良反应相关概念及分类

（一）药品不良反应相关概念

（1）**药品不良反应**（adverse drug reaction，ADR） 是指合格药品在正常用法用量下出现的与用药目的无关的有害反应。

（2）**药品不良反应报告和监测** 是指药品不良反应的发现、报告、评价和控制的过程。

（3）**新的药品不良反应** 是指药品说明书中未载明的不良反应。

（4）**严重药品不良反应** 是指因使用药品引起以下损害情形之一的反应：①引起死亡；②危及生命；③致癌、致畸、致出生缺陷；④导致显著的或者永久的人体伤残或者器官功能的损伤；⑤导致住院或住院时间延长；⑥导致其他重大医学事件，如不进行治疗可能出现上述所列情况的。

（5）**药品群体不良事件** 是指同一药品在使用过程中，在相对集中的时间、区域内，对一定数量人群的身体健康或者生命安全造成损害或者威胁，需要予以紧急处置的事件。

同一药品：指同一生产企业生产的同一药品名称、同一剂型、同一规格的药品。

（6）**药品重点监测** 是指为进一步了解药品的临床使用和不良反应发生情况，研究不良反应的发生特征、严重程度、发生率等，开展的药品安全性监测活动。

（二）药品不良反应的分类

（1）**A 型药品不良反应（量变性异常）** 此类药品不良反应是由于药品本身的药理作用增强而发生的，常与剂量或合并用药有关。多数能预测，发生率较高而死亡率较低。

（2）**B 型药品不良反应（质变性异常）**　此类药品不良反应是与药品的正常药理作用完全无关的异常反应。B 型药品不良反应难预测，发生率低而死亡率高。

（3）**C 型药品不良反应**　一般用药后很长一段时间后出现，潜伏期较长，药品和药品不良反应之间没有明确的时间关系，又称为迟现性不良反应。如致畸、致癌、致突变的"三致"作用。其特点是发生率高，用药史复杂，难以预测。发生机制大多不清，有待进一步研究。

二、机构及职责

《药品不良反应报告和监测管理办法》规定，国务院药品监督管理部门主管全国药品不良反应监测工作，地方各级药品监督管理部门主管本行政区域内的药品不良反应报告和监测工作。各级卫生行政部门负责本行政区域内医疗机构与实施药品不良反应报告制度有关的管理工作。

地方各级药品监督管理部门应当建立健全药品不良反应监测机构，负责本行政区域内药品不良反应报告和监测的技术工作。设区的市级、县级药品监督管理部门负责本行政区域内药品不良反应报告和监测的管理工作；与同级卫生行政部门联合组织开展本行政区域内发生的药品群体不良事件的调查，并采取必要控制措施；组织开展本行政区域内药品不良反应报告和监测的宣传、培训工作。县级以上卫生行政部门应当加强对医疗机构临床用药的监督管理，在职责范围内依法对已确认的严重药品不良反应或者药品群体不良事件采取相关的紧急控制措施。

见表 5-1。

表 5-1　我国药品不良反应监测管理机构及职责

部门	职责
国务院药品监督管理部门	1. 会同国家卫生行政部门制定药品不良反应报告的管理规章和政策，并监督实施； 2. 与国家卫生行政部门联合组织开展全国范围内影响较大并造成严重后果的药品群体不良事件的调查和处理，并发布相关信息； 3. 对已确认发生严重药品不良反应或者药品群体不良事件的药品依法采取紧急控制措施，作出行政处理决定，并向社会公布； 4. 通报全国药品不良反应报告和监测情况； 5. 组织检查药品生产、经营企业的药品不良反应报告和监测工作的开展情况，并与国家卫生行政部门联合组织检查医疗机构的药品不良反应报告和监测工作的开展情况
省级药品监督管理部门	1. 根据本办法与同级卫生行政部门共同制定本行政区域内药品不良反应报告和监测的管理规定，并监督实施； 2. 与同级卫生行政部门联合组织开展本行政区域内发生的影响较大的药品群体不良事件的调查和处理，并发布相关信息； 3. 对已确认发生严重药品不良反应或者药品群体不良事件的药品依法采取紧急控制措施，作出行政处理决定，并向社会公布； 4. 通报本行政区域内药品不良反应报告和监测情况； 5. 组织检查本行政区域内药品生产、经营企业的药品不良反应报告和监测工作的开展情况，并与同级卫生行政部门联合组织检查本行政区域内医疗机构的药品不良反应报告和监测工作的开展情况； 6. 组织开展本行政区域内药品不良反应报告和监测的宣传、培训工作
国家药品不良反应监测中心（National Center for ADR Monitoring，China）	1. 承担国家药品不良反应报告和监测资料的收集、评价、反馈和上报，以及全国药品不良反应监测信息网络的建设和维护； 2. 制定药品不良反应报告和监测的技术标准和规范，对地方各级药品不良反应监测机构进行技术指导； 3. 组织开展严重药品不良反应的调查和评价，协助有关部门开展药品群体不良事件的调查； 4. 发布药品不良反应警示信息； 5. 承担药品不良反应报告和监测的宣传、培训、研究和国际交流工作

续表

部门	职责
省级药品不良反应监测机构	1. 承担本行政区域内药品不良反应报告和监测资料的收集、评价、反馈和上报，以及药品不良反应监测信息网络的维护和管理； 2. 对设区的市级、县级药品不良反应监测机构进行技术指导； 3. 组织开展本行政区域内严重药品不良反应的调查和评价，协助有关部门开展药品群体不良事件的调查； 4. 组织开展本行政区域内药品不良反应报告和监测的宣传、培训工作
其他药品不良反应监测机构及人员	1. 设区的市级、县级药品不良反应监测机构负责本行政区域内药品不良反应报告和监测资料的收集、核实、评价、反馈和上报；开展本行政区域内严重药品不良反应的调查和评价；协助有关部门开展药品群体不良事件的调查；承担药品不良反应报告和监测的宣传、培训等工作。 2. 药品生产、经营企业和医疗机构应当建立药品不良反应报告和监测管理制度。药品生产企业应当设立专门机构并配备专职人员，药品经营企业和医疗机构应当设立或者指定机构并配备专（兼）职人员，承担本单位的药品不良反应报告和监测工作。 3. 从事药品不良反应报告和监测的工作人员应当具有医学、药学、流行病学或者统计学等相关专业知识，具备科学分析评价药品不良反应的能力

三、报告及处置

药品生产、经营企业和医疗机构获知或者发现可能与用药有关的不良反应，应当通过国家药品不良反应监测信息网络报告；不具备在线报告条件的，应当通过纸质报表报所在地药品不良反应监测机构，由所在地药品不良反应监测机构代为在线报告。报告内容应当真实、完整、准确。

新药监测期内的国产药品应当报告该药品的所有不良反应；其他国产药品，报告新的和严重的不良反应。进口药品自首次获准进口之日起 5 年内，报告该进口药品的所有不良反应；满 5 年的，报告新的和严重的不良反应。

（一）个例药品不良反应

1）药品生产、经营企业和医疗机构应当主动收集药品不良反应，获知或者发现药品不良反应后应当详细记录、分析和处理，并报告。发现或者获知新的、严重的药品不良反应应当在 15 日内报告，其中死亡病例须立即报告；其他药品不良反应应当在 30 日内报告。有随访信息的，应当及时报告。药品生产企业应当对获知的死亡病例进行调查，详细了解死亡病例的基本信息、药品使用情况、不良反应发生及诊治情况等，并在15 日内完成调查报告，报药品生产企业所在地的省级药品不良反应监测机构。

2）个人发现新的或者严重的药品不良反应，可以向经治医师报告，也可以向药品生产、经营企业或者当地的药品不良反应监测机构报告，必要时提供相关的病历资料。

3）设区的市级、县级药品不良反应监测机构应当对收到的药品不良反应报告的真实性、完整性和准确性进行审核。严重药品不良反应报告的审核和评价应当自收到报告之日起 3 个工作日内完成，其他报告的审核和评价应当在 15 个工作日内完成。

设区的市级、县级药品不良反应监测机构应当对死亡病例进行调查，详细了解死亡病例的基本信息、药品使用情况、不良反应发生及诊治情况等，自收到报告之日起 15 个工作日内完成调查报告，报同级药品监督管理部门和卫生行政部门，以及上一级药品不良反应监测机构。

4）省级药品不良反应监测机构应当在收到下一级药品不良反应监测机构提交的严重药品不良反应评价意见之日起 7 个工作日内完成评价工作。

对死亡病例，事件发生地和药品生产企业所在地的省级药品不良反应监测机构均应当及时根据调查报告进行分析、评价，必要时进行现场调查，并将评价结果报省级药品监督管理部门和卫生行政部门，以及国家药品不良反应监测中心。

5）国家药品不良反应监测中心应当及时对死亡病例进行分析、评价，并将评价结果报国务院药品监督管理部门和国家卫生行政部门。

（二）药品群体不良事件

1）药品生产、经营企业和医疗机构获知或者发现药品群体不良事件后，应当立即通过电话或者传真等方式报所在地的县级药品监督管理部门、卫生行政部门和药品不良反应监测机构，必要时可以越级报告。

药品生产企业获知药品群体不良事件后应当立即开展调查，详细了解药品群体不良事件的发生、药品使用、患者诊治以及药品生产、储存、流通、既往类似不良事件等情况，在7日内完成调查报告，报所在地省级药品监督管理部门和药品不良反应监测机构；同时迅速开展自查，分析事件发生的原因，必要时应当暂停生产、销售、使用和召回相关药品，并报所在地省级药品监督管理部门。

2）设区的市级、县级药品监督管理部门获知药品群体不良事件后，应当立即与同级卫生行政部门联合组织开展现场调查，并及时将调查结果逐级报至省级药品监督管理部门和卫生行政部门。

省级药品监督管理部门与同级卫生行政部门联合对设区的市级、县级的调查进行督促、指导，对药品群体不良事件进行分析、评价，对本行政区域内发生的影响较大的药品群体不良事件，还应当组织现场调查，评价和调查结果应当及时报国务院药品监督管理部门和国家卫生行政部门。

对全国范围内影响较大并造成严重后果的药品群体不良事件，国务院药品监督管理部门应当与国家卫生行政部门联合开展相关调查工作。

3）药品经营企业发现药品群体不良事件应当立即告知药品生产企业，同时迅速开展自查，必要时应当暂停药品的销售，并协助药品生产企业采取相关控制措施。

医疗机构发现药品群体不良事件后应当积极救治患者，迅速开展临床调查，分析事件发生的原因，必要时可采取暂停药品的使用等紧急措施。

药品监督管理部门可以采取暂停生产、销售、使用或者召回药品等控制措施。卫生行政部门应当采取措施积极组织救治患者。

（三）境外发生的严重药品不良反应

1）进口药品和国产药品在境外发生的严重药品不良反应，药品生产企业应当自获知之日起30日内报送国家药品不良反应监测中心。国家药品不良反应监测中心要求提供原始报表及相关信息的，药品生产企业应当在5日内提交。

2）国家药品不良反应监测中心应当对收到的药品不良反应报告进行分析、评价，每半年向国务院药品监督管理部门和国家卫生行政部门报告，发现提示药品可能存在安全隐患的信息应当及时报告。

3）进口药品和国产药品在境外因药品不良反应被暂停销售、使用或者撤市的，药品生产企业应当在获知后24小时内书面报国务院药品监督管理部门和国家药品不良反应监测中心。

（四）定期安全性更新报告

1）药品生产企业应当对本企业生产药品的不良反应报告和监测资料进行定期汇总分析，

汇总国内外安全性信息，进行风险和效益评估，撰写定期安全性更新报告。定期安全性更新报告的撰写规范由国家药品不良反应监测中心负责制定。

2）设立新药监测期的国产药品，应当自取得批准证明文件之日起每满 1 年提交一次定期安全性更新报告，直至首次再注册，之后每 5 年报告一次；其他国产药品，每 5 年报告一次。首次进口的药品，自取得进口药品批准证明文件之日起每满一年提交一次定期安全性更新报告，直至首次再注册，之后每 5 年报告一次。定期安全性更新报告的汇总时间以取得药品批准证明文件的日期为起点计，上报日期应当在汇总数据截止日期后 60 日内。

3）国产药品的定期安全性更新报告向药品生产企业所在地省级药品不良反应监测机构提交。进口药品（包括进口分包装药品）的定期安全性更新报告向国家药品不良反应监测中心提交。省级药品不良反应监测机构应当对收到的定期安全性更新报告进行汇总、分析和评价，于每年 4 月 1 日前将上一年度定期安全性更新报告统计情况和分析评价结果报省级药品监督管理部门和国家药品不良反应监测中心。国家药品不良反应监测中心应当对收到的定期安全性更新报告进行汇总、分析和评价，于每年 7 月 1 日前将上一年度国产药品和进口药品的定期安全性更新报告统计情况和分析评价结果报国务院药品监督管理部门和国家卫生行政部门。

第三节　药品上市后风险管理与药物警戒

一、药品上市后风险管理

（一）药品风险

药品风险（drug risk）是指药品生命周期内与药品有关的、危及人体健康和生命安全的危险，即用药个人或人群受到伤害或损失等事件的可能性。

（1）天然风险　即药品客观存在的风险，是药品本身属性带来的风险。如药品不良反应，是药品天然风险的具体体现。

（2）人为风险　即在药品研发、生产、流通、使用、监管等过程中与人的行为与活动有关的药品风险，包括不合理用药、用药差错、药品质量问题、社会管理因素、认知局限等导致的风险。

（二）药品风险管理

药品风险管理是指通过对药品风险监测、风险识别、风险控制和风险沟通等活动以减少用药风险，并通过有效的风险控制措施来不断提升药品风险-获益的平衡点，最大限度预防或降低发生药品风险的可能性，减少药品风险造成的损失。药品风险管理是持续不间断的过程，需贯穿于药品的整个生命周期。

（三）药品上市后风险管理的含义和计划

（1）药品上市后风险管理的含义　是自取得药品注册证书直到该产品退市的全生命周期的风险管理。通过收集药品上市后全生命周期内各环节数据信息，评估可能存在的风险，及时做好风险管控，持续开展药品风险获益评估，进一步确证上市后药品的安全性、有效性和质量可控性，加强已上市药品的持续管理，确保公众用药安全有效。药品上市后风险管理按照药品的不同环节可分为与注册相关的风险管理、生产环节风险管理、储存运输环节风险管理、临床使用环节风险管理、监管和行业变化引发的风险管理。

《药品管理法》明确指出，药品上市许可持有人应当制定药品上市后风险管理计划，加强对已上市药品的持续管理。药品上市许可持有人应当建立年度报告制度，每年将药品生产销售、上市后研究、风险管理等情况按照规定向药品监管部门报告。对附条件批准的药品，药品上市许可持有人应当采取相应风险管理措施，并在规定期限内按照要求完成相关研究；逾期未按照要求完成研究或者不能证明其获益大于风险的，国务院药品监督管理部门应当依法处理，直至注销药品注册证书。

（2）药品上市后风险管理计划　制定药品上市后风险管理计划的目的是识别和描述药物重要的已确认风险、重要的潜在风险和重要的缺失信息，进而提出与风险相匹配的药物警戒计划和风险最小化措施，以确保药品上市后在适用人群的临床用药过程中保持获益大于风险。

药品上市后风险管理计划主要包括三大要素，即安全性说明、药物警戒计划以及风险最小化措施。安全性说明是关于药物重要的已确认风险，重要的潜在风险和重要的缺失信息的摘要。药物警戒计划是描述上市后药品安全性特征以及如何管理药品安全风险的书面文件。风险最小化措施包括常规措施和额外措施，目的在于预防/降低重要风险的发生。

二、药物警戒

随着国家对药品安全事件及药品风险的关注，尤其是 2017 年 6 月，中国加入 ICH 成员国后，药物警戒日渐受到监管部门及医药企业的重视。《药品管理法》明确提出国家建立药物警戒制度。2021 年 5 月 13 日，国家药品监督管理局发布《药物警戒质量管理规范》（good vigilance practice，GVP），对药品上市许可持有人和临床试验申办者开展药物警戒活动进行了系统的规范和指导，并于 2021 年 12 月 1 日正式实施。药物警戒通常贯穿于药品的整个生命周期，其工作核心是对药品的风险进行管理，最大限度地降低药品安全风险，保护和促进公众健康。同时，药物警戒对我国药品监管法律法规体制的完善也具有重要的意义。

（一）药物警戒相关概念

（1）药物警戒（pharmacovigilance，PV）　1974 年，法国科学家首创"药物警戒"一词，可以理解为监视、守卫，时刻准备应对可能来自药物的伤害。2002 年，世界卫生组织（WHO）将药物警戒定义为：发现、评价、理解和预防药品安全相关问题的科学研究与活动。

（2）药物警戒活动　是指对药品不良反应及其他与用药有关的有害反应进行监测、识别、评估和控制的活动。

（二）药物警戒活动主体

药品上市许可持有人（以下简称"持有人"）和获准开展药物临床试验的药品注册申请人（以下简称"申办者"）应当基于药品安全性特征开展药物警戒活动。同时应当与医疗机构、药品生产企业、药品经营企业、药物临床试验机构等协同开展药物警戒活动。鼓励持有人和申办者与科研院所、行业协会等相关方合作，推动药物警戒活动深入开展。

（三）药物警戒关键活动

药物警戒的关键活动主要包括：①设置合理的组织机构；②配备满足药物警戒活动所需的人员、设备和资源；③制定符合法律法规要求的管理制度；④制定全面、清晰、可操作的操作规程；⑤建立有效、畅通的疑似药品不良反应信息收集途径；⑥开展符合法律法规要求的报告与处置活动；⑦开展有效的风险信号识别和评估活动；⑧对已识别的风险采取有效的控制措施；⑨确保药物警戒相关文件和记录可获取、可查阅、可追溯。

（四）GVP 主要内容

GVP 包括总则，质量管理，机构人员与资源，监测与报告，风险识别与评估，风险控制，文件、记录与数据管理，临床试验期间药物警戒，附则，九章内容，共 134 条，主要内容如下。

1. 建立药物警戒体系

持有人和申办者应当建立药物警戒体系，通过体系的有效运行和维护，监测、识别、评估和控制药品不良反应及其他与用药有关的有害反应。药物警戒体系包括与药物警戒活动相关的机构、人员、制度、资源等要素，并应与持有人的类型、规模、持有品种的数量及安全性特征等相适应。持有人应当定期开展内部审核，审核各项制度、规程及其执行情况，评估药物警戒体系的适宜性、充分性、有效性。

2. 配备药物警戒机构、人员与资源

持有人应当建立药品安全委员会，设置专门的药物警戒部门。持有人的法定代表人或主要负责人对药物警戒活动全面负责，应当指定药物警戒负责人，配备足够数量且具有适当资质的人员。持有人应当配备满足药物警戒活动所需的设备与资源，包括办公区域和设施、安全稳定的网络环境、纸质和电子资料存储空间和设备、文献资源、医学词典、信息化工具或系统等。

3. 药品上市后监测与报告

（1）信息收集　持有人应当主动开展药品上市后监测，建立并不断完善信息收集途径，主动、全面、有效地收集药品使用过程中的疑似药品不良反应信息，包括来源于自发报告、上市后相关研究及其他有组织的数据收集项目、学术文献和相关网站等涉及的信息。

（2）报告评价与处置　持有人在首次获知疑似药品不良反应信息时，应当尽可能全面收集患者、报告者、怀疑药品以及不良反应发生情况等。收集过程与内容应当有记录，原始记录应当真实、准确、客观。持有人应当按照国家药品不良反应监测机构发布的药品不良反应关联性分级评价标准，对药品与疑似不良反应之间的关联性进行科学、客观的评价，并按要求上报。

（3）提交报告　持有人向国家药品不良反应监测系统提交的个例药品不良反应报告，应当至少包含可识别的患者、可识别的报告者、怀疑药品和药品不良反应的相关信息。个例药品不良反应报告应当按规定时限要求提交。严重不良反应尽快报告，不迟于获知信息后的 15 日，非严重不良反应不迟于获知信息后的 30 日。

（4）定期安全性更新报告　定期安全性更新报告应当以持有人在报告期内开展的工作为基础进行撰写，对收集到的安全性信息进行全面深入的回顾、汇总和分析。由药物警戒负责人批准同意后，通过国家药品不良反应监测系统提交。

创新药和改良型新药应当自取得批准证明文件之日起每满 1 年提交一次定期安全性更新报告，直至首次再注册，之后每 5 年报告一次。其他类别的药品，一般应当自取得批准证明文件之日起每 5 年报告一次。

4. 药品风险识别与评估

（1）信号检测　持有人应当对各种途径收集的疑似药品不良反应信息开展信号检测，及时发现新的药品安全风险。持有人应当根据自身情况及产品特点选择适当、科学、有效的信号检测方法。持有人应当对信号进行优先级判定。对于其中可能会影响产品的获益-风险平衡，或对公众健康产生影响的信号予以优先评价。

　　持有人应当综合汇总相关信息，对检测出的信号开展评价，综合判断信号是否已构成新的药品安全风险。相关信息包括：个例药品不良反应报告（包括药品不良反应监测机构反馈的报告）、临床研究数据、文献报道、有关药品不良反应或疾病的流行病学信息、非临床研究信息、医药数据库信息、药品监督管理部门或药品不良反应监测机构发布的相关信息等。必要时，持有人可通过开展药品上市后安全性研究等方式获取更多信息。

　　（2）风险评估　持有人应当及时对新的药品安全风险开展评估，分析影响因素，描述风险特征，判定风险类型，评估是否需要采取风险控制措施等。评估应当综合考虑药品的获益-风险平衡。风险类型分为已识别风险和潜在风险。持有人应当根据风险评估结果，对已识别风险、潜在风险等采取适当的风险管理措施。

　　5．药品风险控制

　　对于已识别的安全风险，持有人应当综合考虑药品风险特征、药品的可替代性、社会经济因素等，采取适宜的风险控制措施。常规风险控制措施包括修订药品说明书、标签、包装，改变药品包装规格，改变药品管理状态等。特殊风险控制措施包括开展医务人员和患者的沟通和教育、药品使用环节的限制、患者登记等。需要紧急控制的，可采取暂停药品生产、销售及召回产品等措施。当评估认为药品风险大于获益的，持有人应当主动申请注销药品注册证书。此外，持有人应当向医务人员、患者、公众传递药品安全性信息，沟通药品风险。持有人应当根据风险评估结果，对发现存在重要风险的已上市药品，制定并实施药物警戒计划，并根据风险认知的变化及时更新。

 案例

罗非昔布安全性事件

　　罗非昔布（商品名：万络）属于昔布类药物，具有良好的抗炎、镇痛作用和胃肠道安全性，由世界500强之一的美国默沙东（默克）公司生产。自1999年上市以来，该药在全球超过80个国家销售，2003年全球销售额达25亿美元。2001年起在我国上市销售，临床中被广泛使用。

　　美国食品药品监督管理局（FDA）药物安全部在第20届药物流行病学和治疗风险处理国际会议上公布了一项研究结果：大剂量服用罗非昔布的患者患心肌梗死和心脏猝死的危险增加了3倍，认为医师不应该给病人使用大剂量罗非昔布。在此之前，FDA已经关注了罗非昔布的心血管安全性问题，建议并批准修改罗非昔布说明书。

　　这份权威部门的报告致使默克制药公司陷入了药品安全危机。美国默沙东公司发出了全球召回的通知，并表示"尽管我们相信，只要在罗非昔布的处方说明上加上新数据，此药便可以继续在市场上销售。然而基于市场上仍有其他同类的治疗选择，并考虑到研究数据所反映的问题，我们决定自愿撤回，这是负责任的做法。"这也是国内第一起制药企业自愿召回药品事件。此外，默沙东公司全部收回患者手中尚未服用的罗非昔布，并给予补偿。同时，分别提醒患者和医生，应停止服用罗非昔布或改用其他可行的治疗选择。

　　任何已经批准上市的药品都可能存在风险，引发严重后果，甚至危及生命。药品上市后管理能够尽最大的可能预防潜在的风险，及时采取风险控制措施，加强药品全生命周期管理，最大程度地保护公众健康安全。

习题

一、A 型选择题（最佳选择题）

备选答案中只有一个最佳答案。

1．药品不良反应英文简称为（　　）。

　　A．ADE　　　　　B．ARE　　　　　C．ADR

　　D．ARD　　　　　E．AED

2．《药品管理法》规定应当主动开展药品上市后研究，并对药品上市后研究等承担主要责任的是（　　）。

　　A．药品监督管理部门　　　　　B．医疗机构

　　C．医药企业　　　　　　　　　D．药品上市许可持有人

　　E．个人

3．GVP 的含义是（　　）。

　　A．《药品生产质量管理规范》　　　B．《药品经营质量管理规范》

　　C．《药物非临床研究质量管理规范》　D．《药物临床试验质量管理规范》

　　E．《药物警戒质量管理规范》

4．药物警戒英文简称为（　　）。

　　A．DC　　　　　B．PV　　　　　C．PC

　　D．PA　　　　　E．DV

5．药品质量问题属于哪类药品风险？（　　）

　　A．属性风险　　　B．天然风险　　　C．社会风险

　　D．人为风险　　　E．流通风险

6．开展药物警戒活动的主体包括获准开展药物临床试验的药品注册申请人和（　　）。

　　A．药品生产企业　　　　　B．药品经营企业

　　C．医疗机构　　　　　　　D．药品监督管理部门

　　E．药品上市许可持有人

二、B 型选择题（配伍选择题）

备选答案在前，试题在后。每组题均对应同一组备选答案，每个备选答案可以重复选用，也可不选用。

［1～3］

　　A．审批类变更　　B．备案类变更　　C．报告类变更

　　D．许可类变更　　E．登记类变更

1．药品上市持有人转让药品上市许可属于（　　）。

2．药品生产过程中的微小变更属于（　　）。

3．药品包装标签内容的变更属于（　　）。

［4～6］

　　A．5　　　　　B．10　　　　　C．15

　　D．20　　　　　E．30

4．《药品不良反应报告和监测管理办法》规定，医疗机构获知新的药品不良反应应当在（　　）日内报告。

5.《药物警戒质量管理规范》规定，药品上市许可持有人应当在获知非严重不良反应信息后（　　）日内报告。

6.《药物警戒质量管理规范》规定，除创新药和改良型新药外，其他类别药品的定期安全性更新报告应当每（　　）年报告一次。

[7~8]
　　A．2010 年　　　　B．2011 年　　　　C．2015 年
　　D．2020 年　　　　E．2021 年

7. 我国《药物警戒质量管理规范》的发布时间是（　　）。

8. 我国现行版《药品不良反应报告和监测管理办法》的发布时间是（　　）。

[9~10]
　　A．A 型药品不良反应　　　　B．B 型药品不良反应
　　C．C 型药品不良反应　　　　D．新的药品不良反应
　　E．严重药品不良反应

9. 由于药品本身的药理作用增强而发生的不良反应属于（　　）。

10. 具有潜伏期较长、难以预测等特点的不良反应属于（　　）。

三、X 型选择题（多项选择题）

备选答案中有 2 个或 2 个以上的正确答案。少选或多选均不得分。

1. 药品风险管理计划的要素包括（　　）。
　　A．安全性说明　　　　B．药物警戒计划
　　C．风险最小化措施　　D．药品风险说明
　　E．药品风险数据

2. 药品上市后研究的主要内容包括（　　）。
　　A．药品安全性研究　　B．药品有效性研究
　　C．药品质量控制研究　D．药品经济学研究
　　E．药品适应性研究

3. 下列情况属于严重药品不良反应的是（　　）。
　　A．致癌、致畸、致出生缺陷　　B．导致住院
　　C．导致永久的人体伤残　　　　D．引起死亡
　　E．导致显著的人体器官功能损伤

四、判断题

正确的划（√），错误的划（×），并将错误之处改正。

1. 药物警戒体系应当包括与药物警戒活动相关的机构、人员、制度、资源等要素。（　　）

2. 药物警戒负责人对药物警戒活动全面负责。（　　）

3. 县级药品监督管理部门依职责负责辖区内持有人药品上市后生产监管事项变更的许可、登记和注册管理事项变更的备案、报告等管理工作。（　　）

4. 经上市后评价，对疗效不确切、不良反应大或者因其他原因危害人体健康的药品，应当注销药品注册证书。（　　）

5. 药品上市许可持有人应当开展药品上市后不良反应监测，主动收集、跟踪分析疑似药品不良反应信息，对已识别风险的药品及时采取风险控制措施。（　　）

五、术语解释

1. 药品不良反应报告和监测
2. 药品上市后再评价
3. 药品群体不良事件
4. 药品风险
5. 药物警戒活动

六、问答题

1. 药品警戒的关键活动包括哪些?
2. 简述药品上市后再评价的主要内容。
3. 简述常规药品风险控制措施和特殊药品风险控制措施的内容。
4. 药品上市后变更如何分类?

（张小波　高　峰）

第六章　药品生产质量管理

本章学习重点

1. 药品生产的概念与特点
2. 《药品生产监督管理办法》的主要内容
3. 《药品生产质量管理规范》（2010 年修订）的主要内容
4. 《药品召回管理办法》的主要内容

药品生产质量管理是药事管理的最重要内容之一。任何药品的质量都是生产过程中形成的，因此药品生产过程的质量管理对于保证药品质量、维护人民身体健康至关重要。

第一节　药品生产企业管理概述

一、药品生产企业简介

（一）与药品生产有关的概念

生产是工业企业最基本的活动，其含义可理解为物品的加工或制造。简单地说，生产是投入产出的过程。生产的投入物称为生产要素，包括土地、资本、劳动和知识等；产出物包括产品和服务等。

药品生产（drug produce）是指将生产所用原料加工制备成能够供医疗使用的药品的过程。药品生产管理的研究范畴在理论上有广义和狭义之分。简单地说，广义的药品生产管理包括与药品生产有关的一系列要素与问题，如生产什么、生产多少、如何生产、何时生产等；狭义的药品生产管理则仅指药品生产质量管理。

按产品种类不同，药品生产可分为中药生产、化学药品生产和生物制品生产等。按其成品特性的不同，药品生产又可以分为原料药生产和制剂生产两大类。原料药是通过化学合成，重组 DNA 技术、发酵、酶反应等技术生成，或从天然物质中提取等途径获得的，供药品制剂生产单位制备药物制剂使用；中药材和中药饮片的生产也可属于原料药生产的范畴。而任何药品在供临床使用之前，都须加工制成适合医疗使用的形式（即各种剂型或者称为制剂，如片剂、胶囊剂、散剂及注射剂等），这一过程即药品制剂生产。

（二）药品生产的特点

由于药品是关系人民群众身体健康和生命安全的特殊商品，国家对其生产实行严格的法律控制，药品生产既有与其他产品生产共同之处，又存在一些不同的特点。

1. 准入条件严

药品生产具有更严格的准入条件。如《药品管理法》规定：①所有的药品生产企业必须达到法律规定的条件（详见本书第三章），经所在地省级药品监督管理部门审批，取得《药品生产许可证》后才具有药品生产资格；②除部分中药材和中药饮片外，所有药品必须取得国务院药品监督管理部门核发的药品批准文号才能生产。

2. 质量要求高

我国对药品实行法定的、强制性的国家药品标准，即药品必须符合国家药品标准（中药材、中药饮片除外）。药品按是否符合药品标准情况分为"合格药品"和"不合格药品"，在市场上流通的药品必须是合格药品，同时不允许有"等外品""处理品"等。

3. 环境保护迫切

进入21世纪后，人类对于环境的保护越发关注，保护环境的呼声越来越高。对于药品生产这样一个对环境、空气有较大污染的行业，在管理过程中主要采取两种措施：首先在城市规划上把生产企业的生产地址由城市的中心迁移到城乡接合部或近郊；其次我国药品监督管理部门早在2004年就发布公告，要求药品生产企业必须环境保护评估合格，才能取得药品生产资格。

4. 生产技术先进

随着社会经济的发展，生产技术水平的提高，在药品生产过程中使用先进的生产设备和生产工艺应该是药品生产企业必行之路。新的、先进的生产设备和生产工艺可以大幅度地提高生产效率、改善生产环境和提高产品质量，因此药品生产企业普遍采用先进的生产技术，具有较高的机械化、自动化程度。

5. 生产过程复杂

由于药品的品种、规格、剂型多，其生产技术涉及药学及制药工程、医学、化学及化学工程、生物学及生物工程等多个领域的知识及成果。药品生产过程中涉及的问题，往往必须综合运用多学科知识才能解决，而且其管理工作也较为复杂。

（三）药品生产企业的概念

企业是社会组织的一种，简单地说，企业是独立的、营利性的经济组织，包括生产企业、经营企业等不同类别。其中的生产企业，是指应用现代科学技术，自主地从事商品生产、经营活动，实行独立核算，具有法人地位的经济实体。

药品生产企业（drug producer），亦即制药企业，是指生产药品的专营企业或者兼营企业。我国传统上将其称为"药厂"，按照现代企业制度建立的药品生产企业通常称为"制药公司"。

（四）药品生产企业的性质

与其他产品的生产企业一样，药品生产企业具有企业的基本性质和特征，具体包括经济性、营利性和独立性。

（1）经济性 药品生产企业是从事药品生产、经营等经济性活动的组织，这也是企业的首要特征。

（2）营利性 任何企业的活动都是以获取利润为目的的，这也是药品生产企业的性质。

（3）独立性 药品生产企业和其他企业一样，必须是一个独立核算、自主经营、自负盈亏、自我发展的独立的经济实体。

二、药品生产监督管理

为进一步加强对药品生产过程的监督管理，规范药品生产行为，以确保所生产药品的质量，国家药品监督管理局（SDA）于 2002 年 12 月 11 日颁布了《药品生产监督管理办法（试行）》，并于 2003 年 2 月 1 日起实施。随后由国家食品药品监督管理局（SFDA）进行了修订，于 2004 年 8 月 5 日以第 14 号局令发布实施《药品生产监督管理办法》。新《药品管理法》实施之后，国家药品监督管理局（NMPA）又对该办法进行了修订，并于 2020 年 1 月 22 日由国家市场监督管理总局令第 28 号公布，自 2020 年 7 月 1 日起实施。现行《药品生产监督管理办法》共六章 81 条，主要内容如下文所述。

根据《药品生产监督管理办法》规定，在中华人民共和国境内上市药品的生产及监督管理活动，应当遵守本办法。

（一）总体规定

1. 药品生产活动的基本要求

从事药品生产活动，应当遵守法律、法规、规章、标准和规范，保证全过程信息真实、准确、完整和可追溯；应当经所在地省级药品监督管理部门批准，依法取得药品生产许可证，严格遵守药品生产质量管理规范，确保生产过程持续符合法定要求。

药品上市许可持有人应当建立药品质量保证体系，履行药品上市放行责任，对其取得药品注册证书的药品质量负责。

2. 建立药品追溯制度

药品上市许可持有人、药品生产企业应当建立并实施药品追溯制度，按照规定赋予药品各级销售包装单元追溯标识，通过信息化手段实施药品追溯，及时准确记录、保存药品追溯数据，并向药品追溯协同服务平台提供追溯信息。

3. 主管部门及其职能分工

国家药品监督管理局主管全国药品生产监督管理工作，对省级药品监督管理部门的药品生产监督管理工作进行监督和指导。省级药品监督管理部门负责本行政区域内的药品生产监督管理，承担药品生产环节的许可、检查和处罚等工作。

国家药品监督管理局食品药品审核查验中心、国家药品监督管理局信息中心，药品监督管理部门依法设置或者指定的药品审评、检验、核查、监测与评价等专业技术机构，分别承担相应的监督管理工作。

（二）生产许可

1. 从事药品生产的条件

从事药品生产，应当符合以下条件：①有依法经过资格认定的药学技术人员、工程技术人员及相应的技术工人，法定代表人、企业负责人、生产管理负责人（以下称生产负责人）、质量管理负责人（以下称质量负责人）、质量受权人及其他相关人员符合《药品管理法》《疫苗管理法》规定的条件；②有与药品生产相适应的厂房、设施、设备和卫生环境；③有能对所生产药品进行质量管理和质量检验的机构、人员；④有能对所生产药品进行质量管理和质量检验的必要的仪器设备；⑤有保证药品质量的规章制度，并符合药品生产质量管理规范要求。

从事疫苗生产活动的，还应当具备下列条件：①具备适度规模和足够的产能储备；②具有保证生物安全的制度和设施、设备；③符合疾病预防、控制需要。

2. 从事药品生产的申请和审批程序

从事制剂、原料药、中药饮片生产活动，申请人应当按照本办法和国家药品监督管理局规定的申报资料要求，向所在地省级药品监督管理部门提出申请。委托他人生产制剂的药品上市许可持有人，应当具备规定的条件，并与符合条件的药品生产企业签订委托协议和质量协议，将相关协议和实际生产场地申请资料合并提交至药品上市许可持有人所在地省级药品监督管理部门，按照规定申请办理药品生产许可证。

省级药品监督管理部门收到申请后，应当根据下列情况分别作出处理：①申请事项依法不属于本部门职权范围的，应当即时作出不予受理的决定，并告知申请人向有关行政机关申请；②申请事项依法不需要取得行政许可的，应当即时告知申请人不受理；③申请材料存在可以当场更正的错误的，应当允许申请人当场更正；④申请材料不齐全或者不符合形式审查要求的，应当当场或者在五日内发给申请人补正材料通知书，一次性告知申请人需要补正的全部内容，逾期不告知的，自收到申请材料之日起即为受理；⑤申请材料齐全、符合形式审查要求，或者申请人按照要求提交全部补正材料的，予以受理。

省级药品监督管理部门应当自受理之日起三十日内，作出决定：经审查符合规定的，予以批准，并自书面批准决定作出之日起十日内颁发药品生产许可证；不符合规定的，作出不予批准的书面决定，并说明理由。

省级药品监督管理部门按照药品生产质量管理规范等有关规定组织开展申报资料技术审查和评定、现场检查。

3. 药品生产许可证的管理

（1）有效期　药品生产许可证有效期为五年，分为正本和副本，其样式由国家药品监督管理局统一制定。药品生产许可证电子证书与纸质证书具有同等法律效力。药品生产许可证有效期届满，需要继续生产药品的，应当在有效期届满前六个月，向原发证机关申请重新发放药品生产许可证。

（2）载明内容　药品生产许可证应当载明许可证编号、分类码、企业名称、统一社会信用代码、住所（经营场所）、法定代表人、企业负责人、生产负责人、质量负责人、质量受权人、生产地址和生产范围、发证机关、发证日期、有效期限等项目。其中企业名称、统一社会信用代码、住所（经营场所）、法定代表人等项目应当与市场监督管理部门核发的营业执照中载明的相关内容一致。

药品生产许可证编号格式为"省份简称+四位年号+四位顺序号"。企业变更名称等许可证项目以及重新发证，原药品生产许可证编号不变。企业分立，在保留原药品生产许可证编号的同时，增加新的编号。企业合并，原药品生产许可证编号保留一个。

分类码是对许可证内生产范围进行统计归类的英文字母串。大写字母用于归类药品上市许可持有人和产品类型，包括：A 代表自行生产的药品上市许可持有人、B 代表委托生产的药品上市许可持有人、C 代表接受委托的药品生产企业、D 代表原料药生产企业；小写字母用于区分制剂属性，h 代表化学药、z 代表中成药、s 代表生物制品、d 代表按药品管理的体外诊断试剂、y 代表中药饮片、q 代表医用气体、t 代表特殊药品、x 代表其他。

药品生产许可证载明事项分为许可事项和登记事项。许可事项是指生产地址和生产范围等；登记事项是指企业名称、住所（经营场所）、法定代表人、企业负责人、生产负责人、质量负责人、质量受权人等。

（3）变更　变更药品生产许可证许可事项的，向原发证机关提出药品生产许可证变更申请。未经批准，不得擅自变更许可事项。原发证机关应当自收到企业变更申请之日起十五日内作出是否准予变更的决定。不予变更的，应当书面说明理由，并告知申请人享有依法申请行政复议或者提起行政诉讼的权利。

变更药品生产许可证登记事项的，应当在市场监督管理部门核准变更或者企业完成变更后三十日内，向原发证机关申请药品生产许可证变更登记。原发证机关应当自收到企业变更申请之日起十日内办理变更手续。

（4）注销与补发 有下列情形之一的，药品生产许可证由原发证机关注销，并予以公告：①主动申请注销药品生产许可证的；②药品生产许可证有效期届满未重新发证的；③营业执照依法被吊销或者注销的；④药品生产许可证依法被吊销或者撤销的；⑤法律、法规规定应当注销行政许可的其他情形。

药品生产许可证遗失的，药品上市许可持有人、药品生产企业应当向原发证机关申请补发，原发证机关按照原核准事项在十日内补发药品生产许可证。许可证编号、有效期等与原许可证一致。

（三）生产管理

1. 从事药品生产活动的基本要求

从事药品生产活动，应当遵守药品生产质量管理规范，按照国家药品标准、经药品监督管理部门核准的药品注册标准和生产工艺进行生产，按照规定提交并持续更新场地管理文件，对质量体系运行过程进行风险评估和持续改进，保证药品生产全过程持续符合法定要求。生产、检验等记录应当完整准确，不得编造和篡改。

从事药品生产活动，应当遵守药品生产质量管理规范，建立健全药品生产质量管理体系，涵盖影响药品质量的所有因素，保证药品生产全过程持续符合法定要求。

2. 有关人员的职责

药品上市许可持有人的法定代表人、主要负责人应当对药品质量全面负责，履行以下职责：①配备专门质量负责人独立负责药品质量管理；②配备专门质量受权人独立履行药品上市放行责任；③监督质量管理体系正常运行；④对药品生产企业、供应商等相关方与药品生产相关的活动定期开展质量体系审核，保证持续合规；⑤按照变更技术要求，履行变更管理责任；⑥对委托经营企业进行质量评估，与使用单位等进行信息沟通；⑦配合药品监督管理部门对药品上市许可持有人及相关方的延伸检查；⑧发生与药品质量有关的重大安全事件，应当及时报告并按持有人制定的风险管理计划开展风险处置，确保风险得到及时控制；⑨其他法律法规规定的责任。

药品生产企业的法定代表人、主要负责人应当对本企业的药品生产活动全面负责，履行以下职责：①配备专门质量负责人独立负责药品质量管理，监督质量管理规范执行，确保适当的生产过程控制和质量控制，保证药品符合国家药品标准和药品注册标准；②配备专门质量受权人履行药品出厂放行责任；③监督质量管理体系正常运行，保证药品生产过程控制、质量控制以及记录和数据真实性；④发生与药品质量有关的重大安全事件，应当及时报告并按企业制定的风险管理计划开展风险处置，确保风险得到及时控制；⑤其他法律法规规定的责任。

3. 从事药品生产活动的具体要求

药品上市许可持有人、药品生产企业应当每年对直接接触药品的工作人员进行健康检查并建立健康档案，避免患有传染病或者其他可能污染药品疾病的人员从事直接接触药品的生产活动。

药品上市许可持有人、药品生产企业在药品生产中，应当开展风险评估、控制、验证、沟通、审核等质量管理活动，对已识别的风险及时采取有效的风险控制措施，以保证产品质量。

从事药品生产活动，应当对使用的原料药、辅料、直接接触药品的包装材料和容器等相关物料供应商或者生产企业进行审核，保证购进、使用符合法规要求。生产药品所需的原料、辅料，应当符合药用要求以及相应的生产质量管理规范的有关要求。直接接触药品的包装材料和容器，应当符合药用要求，符合保障人体健康、安全的标准。

经批准或者通过关联审评审批的原料药、辅料、直接接触药品的包装材料和容器的生产企业，应当遵守国家药品监督管理局制定的质量管理规范以及关联审评审批有关要求，确保质量保证体系持续合规，接受药品上市许可持有人的质量审核，接受药品监督管理部门的监督检查或者延伸检查。

药品生产企业应当确定需进行的确认与验证，按照确认与验证计划实施。定期对设施、设备、生产工艺及清洁方法进行评估，确认其持续保持验证状态。

药品生产企业应当采取防止污染、交叉污染、混淆和差错的控制措施，定期检查评估控制措施的适用性和有效性，以确保药品达到规定的国家药品标准和药品注册标准，并符合药品生产质量管理规范要求。

药品上市许可持有人和药品生产企业不得在药品生产厂房生产对药品质量有不利影响的其他产品。

药品上市许可持有人、药品生产企业应当每年进行自检，监控药品生产质量管理规范的实施情况，评估企业是否符合相关法规要求，并提出必要的纠正和预防措施。

4. 药品包装操作与包装、标签、说明书的管理

药品包装操作应当采取降低混淆和差错风险的措施，药品包装应当确保有效期内的药品储存运输过程中不受污染。

药品说明书和标签中的表述应当科学、规范、准确，文字应当清晰易辨，不得以粘贴、剪切、涂改等方式进行修改或者补充。

5. 药品出厂放行规程与上市放行规程

药品生产企业应当建立药品出厂放行规程，明确出厂放行的标准、条件，并对药品质量检验结果、关键生产记录和偏差控制情况进行审核，对药品进行质量检验。符合标准、条件的，经质量受权人签字后方可出厂放行。

药品上市许可持有人应当建立药品上市放行规程，对药品生产企业出厂放行的药品检验结果和放行文件进行审核，经质量受权人签字后方可上市放行。

中药饮片符合国家药品标准或者省级药品监督管理部门制定的炮制规范的，方可出厂、销售。

6. 对药品上市许可持有人的其他管理规定

药品上市许可持有人应当建立年度报告制度，按照国家药品监督管理局规定每年向省级药品监督管理部门报告药品生产销售、上市后研究、风险管理等情况。疫苗上市许可持有人应当按照规定向国家药品监督管理局进行年度报告。

药品上市许可持有人应当持续开展药品风险获益评估和控制，制定上市后药品风险管理计划，主动开展上市后研究，对药品的安全性、有效性和质量可控性进行进一步确证，加强对已上市药品的持续管理。

药品上市许可持有人应当建立药物警戒体系，按照国家药品监督管理局制定的药物警戒质量管理规范开展药物警戒工作。药品上市许可持有人、药品生产企业应当经常考察本单位的药品质量、疗效和不良反应。发现疑似不良反应的，应当及时按照要求报告。

药品上市许可持有人应当按照药品生产质量管理规范的要求对生产工艺变更进行管理和

控制，并根据核准的生产工艺制定工艺规程。生产工艺变更应当开展研究，并依法取得批准、备案或者进行报告，接受药品监督管理部门的监督检查。

药品上市许可持有人、药品生产企业应当每年对所生产的药品按照品种进行产品质量回顾分析、记录，以确认工艺稳定可靠，以及原料、辅料、成品现行质量标准的适用性。

列入国家实施停产报告的短缺药品清单的药品，药品上市许可持有人停止生产的，应当在计划停产实施六个月前向所在地省级药品监督管理部门报告；发生非预期停产的，在三日内报告所在地省级药品监督管理部门。必要时，向国家药品监督管理局报告。

（四）监督检查

1. 职责划分与要求

省级药品监督管理部门负责对本行政区域内药品上市许可持有人，制剂、化学原料药、中药饮片生产企业的监督管理。省级药品监督管理部门应当对原料、辅料、直接接触药品的包装材料和容器等供应商、生产企业开展日常监督检查，必要时开展延伸检查。

药品上市许可持有人和受托生产企业不在同一省、自治区、直辖市的，由药品上市许可持有人所在地省级药品监督管理部门负责对药品上市许可持有人的监督管理，受托生产企业所在地省级药品监督管理部门负责对受托生产企业的监督管理。省级药品监督管理部门应当加强监督检查信息互相通报，及时将监督检查信息更新到药品安全信用档案中，可以根据通报情况和药品安全信用档案中监管信息更新情况开展调查，对药品上市许可持有人或者受托生产企业依法作出行政处理，必要时可以开展联合检查。

国家药品监督管理局和省级药品监督管理部门组织监督检查时，应当制定检查方案，明确检查标准，如实记录现场检查情况，需要抽样检验或者研究的，按照有关规定执行。检查结论应当清晰明确，检查发现的问题应当以书面形式告知被检查单位。需要整改的，应当提出整改内容及整改期限，必要时对整改后情况实施检查。

在进行监督检查时，药品监督管理部门应当指派两名以上检查人员实施监督检查，检查人员应当向被检查单位出示执法证件。药品监督管理部门工作人员对知悉的商业秘密应当保密。

2. 上市前的 GMP 符合性检查

省级药品监督管理部门根据监管需要，对持有药品生产许可证的药品上市许可申请人及其受托生产企业，按以下要求进行上市前的药品生产质量管理规范符合性检查：

① 未通过与生产该药品的生产条件相适应的药品生产质量管理规范符合性检查的品种，应当进行上市前的药品生产质量管理规范符合性检查。其中，拟生产药品需要进行药品注册现场核查的，国家药品监督管理局药品审评中心通知核查中心，告知相关省级药品监督管理部门和申请人。核查中心协调相关省级药品监督管理部门，同步开展药品注册现场核查和上市前的药品生产质量管理规范符合性检查。

② 拟生产药品不需要进行药品注册现场核查的，国家药品监督管理局药品审评中心告知生产场地所在地省级药品监督管理部门和申请人，相关省级药品监督管理部门自行开展上市前的药品生产质量管理规范符合性检查。

③ 已通过与生产该药品的生产条件相适应的药品生产质量管理规范符合性检查的品种，相关省级药品监督管理部门根据风险管理原则决定是否开展上市前的药品生产质量管理规范符合性检查。

开展上市前的药品生产质量管理规范符合性检查的，在检查结束后，应当将检查情况、检查结果等形成书面报告，作为对药品上市监管的重要依据。上市前的药品生产质量管理规范符合性检查涉及药品生产许可证事项变更的，由原发证的省级药品监督管理部门依变更程序作出决定。

通过相应上市前的药品生产质量管理规范符合性检查的商业规模批次，在取得药品注册证书后，符合产品放行要求的可以上市销售。药品上市许可持有人应当重点加强上述批次药品的生产销售、风险管理等措施。

3. 药品生产检查的主要内容与检查频次

药品生产监督检查包括许可检查、常规检查、有因检查和其他检查，主要内容包括：①药品上市许可持有人、药品生产企业执行有关法律、法规及实施药品生产质量管理规范、药物警戒质量管理规范以及有关技术规范等情况；②药品生产活动是否与药品品种档案载明的相关内容一致；③疫苗储存、运输管理规范执行情况；④药品委托生产质量协议及委托协议；⑤风险管理计划实施情况；⑥变更管理情况。

省级药品监督管理部门应当根据药品品种、剂型、管制类别等特点，结合国家药品安全总体情况、药品安全风险警示信息、重大药品安全事件及其调查处理信息等，以及既往检查、检验、不良反应监测、投诉举报等情况确定检查频次：①对麻醉药品、第一类精神药品、药品类易制毒化学品生产企业每季度检查不少于一次；②对疫苗、血液制品、放射性药品、医疗用毒性药品、无菌药品等高风险药品生产企业，每年不少于一次药品生产质量管理规范符合性检查；③对上述产品之外的药品生产企业，每年抽取一定比例开展监督检查，但应当在三年内对本行政区域内企业全部进行检查；④对原料、辅料、直接接触药品的包装材料和容器等供应商、生产企业每年抽取一定比例开展监督检查，五年内对本行政区域内企业全部进行检查。

省级药品监督管理部门可以结合本行政区域内药品生产监管工作实际情况，调整检查频次。

4. 其他规定

监督检查时，药品上市许可持有人和药品生产企业应当根据检查需要说明情况、提供有关材料：①药品生产场地管理文件以及变更材料；②药品生产企业接受监督检查及整改落实情况；③药品质量不合格的处理情况；④药物警戒机构、人员、制度制定情况以及疑似药品不良反应监测、识别、评估、控制情况；⑤实施附条件批准的品种，开展上市后研究的材料；⑥需要审查的其他必要材料。

现场检查结束后，应当对现场检查情况进行分析汇总，并客观、公平、公正地对检查中发现的缺陷进行风险评定并作出现场检查结论。派出单位负责对现场检查结论进行综合研判。

国家药品监督管理局和省级药品监督管理部门通过监督检查发现药品生产管理或者疫苗储存、运输管理存在缺陷，有证据证明可能存在安全隐患的，应当依法采取相应措施：①基本符合药品生产质量管理规范要求，需要整改的，应当发出告诫信并依据风险相应采取告诫、约谈、限期整改等措施；②药品存在质量问题或者其他安全隐患的，药品监督管理部门根据监督检查情况，应当发出告诫信，并依据风险相应采取暂停生产、销售、使用、进口等控制措施。

药品存在质量问题或者其他安全隐患的，药品上市许可持有人应当依法召回药品而未召回的，省级药品监督管理部门应当责令其召回。风险消除后，采取控制措施的药品监督管理部门应当解除控制措施。

发生与药品质量有关的重大安全事件，药品上市许可持有人应当立即对有关药品及其原料、辅料以及直接接触药品的包装材料和容器、相关生产线等采取封存等控制措施，并立即报告所在地省级药品监督管理部门和有关部门，省级药品监督管理部门应当在二十四小时内报告省级人民政府，同时报告国家药品监督管理局。

三、药品委托生产管理

（一）《药品生产监督管理办法》的规定

《药品生产监督管理办法》对药品委托生产有如下管理规定：

药品上市许可持有人委托生产药品的，应当符合药品管理的有关规定。

药品上市许可持有人委托符合条件的药品生产企业生产药品的，应当对受托方的质量保证能力和风险管理能力进行评估，根据国家药品监督管理局制定的药品委托生产质量协议指南要求，与其签订质量协议以及委托协议，监督受托方履行有关协议约定的义务。

受托方不得将接受委托生产的药品再次委托第三方生产。

经批准或者通过关联审评审批的原料药应当自行生产，不得再行委托他人生产。

（二）《药品委托生产监督管理规定》的规定

为规范药品委托生产，确保药品质量安全，2014年8月，国家食品药品监督管理总局发布《药品委托生产监督管理规定》，境内药品生产企业之间委托生产药品的申请、审查、许可和监督管理应当遵守规定。

药品委托生产，是指药品生产企业（以下称委托方）在因技术改造暂不具备生产条件和能力或产能不足暂不能保障市场供应的情况下，将其持有药品批准文号的药品委托其他药品生产企业（以下称受托方）全部生产的行为，不包括部分工序的委托加工行为。

根据国家食品药品监督管理总局《关于贯彻实施药品委托生产监督管理规定的通知》，药品委托生产是对现有药品生产的补充，是解决市场供应不足，满足临床用药需求的暂时性措施。只有在因技术改造暂不具备生产条件和能力或产能不足暂不能保障市场供应的情况下，药品生产企业方可申请委托生产。各省级药品监督管理部门要严格把握委托生产的原则和审批标准。

1. 委托方与受托方的管理

药品委托生产的委托方应当是取得该药品批准文号的药品上市许可持有人，委托生产的药品，其批准文号不变，质量责任仍由委托方承担，委托生产药品的销售也由委托方负责。

委托方应是符合与委托生产药品相适应的《药品生产质量管理规范》要求的药品生产企业。委托生产药品的双方应当签订书面合同，内容应当包括质量协议，明确双方的权利与义务，并具体规定双方在药品委托生产管理、质量控制等方面的质量责任及相关的技术事项，且应当符合国家有关药品管理的法律法规。

委托方和受托方有关药品委托生产的所有活动应当符合《药品管理法》和《药品生产质量管理规范》等法律规范的相关要求。

在委托生产的药品包装、标签和说明书上，应当标明委托方企业名称和注册地址、受托方企业名称和生产地址。

（1）委托方的要求　委托方应当取得委托生产药品的批准文号。委托方负责委托生产药品的质量。委托方应当对受托方的生产条件、技术水平和质量管理情况进行详细考察，向受托方提供委托生产药品的技术和质量文件，确认受托方具有受托生产的条件和能力。委托生产期间，委托方应当对委托生产的全过程进行指导和监督，负责委托生产药品的批准放行。

（2）**受托方的要求**　受托方应当严格执行质量协议，有效控制生产过程，确保委托生产药品及其生产符合注册和《药品生产质量管理规范》的要求。委托生产药品的质量标准应当执行国家药品标准，其药品名称、剂型、规格、处方、生产工艺、原料药来源、直接接触药品的包装材料和容器、包装规格、标签、说明书、批准文号等应当与委托方持有的药品批准证明文件的内容相同。

2. **药品委托生产监督管理部门**

国务院药品监督管理局负责对全国药品委托生产审批和监督管理进行指导和监督检查。各省级药品监督管理部门负责药品委托生产的审批和监督管理；同时，各省级药品监督管理部门应当组织对本行政区域内委托生产药品的企业（包括委托方和受托方）进行监督检查。对于委托方和受托方不在同一省的，委托方所在地省级药品监督管理部门可以联合受托方所在地省级药品监督管理部门组织对受托方受托生产情况进行延伸检查。监督检查和延伸检查发现企业存在违法违规行为的，依法予以处理。委托生产双方所在地省级药品监督管理部门应当及时通报监督检查情况和处理结果。重大问题，应当及时上报国家药品监督管理局。

3. **委托生产的审批**

申请药品委托生产，由委托方向所在地省级药品监督管理部门提出申请。委托方应当填写《药品委托生产申请表》，并提交相关申请材料。

对于委托方和受托方不在同一省的，委托方应当首先将《药品委托生产申请表》连同申请材料报受托方所在地省级药品监督管理部门审查；经审查同意后，方可向委托方所在地省级药品监督管理部门提出申请。受托方所在地省级药品监督管理部门对药品委托生产的申报资料进行审查，并结合日常监管情况出具审查意见。审查工作时限为20个工作日。委托方所在地省级药品监督管理部门接到药品委托生产申请后，应当在5个工作日内作出受理或者不予受理的决定，出具书面的《受理通知书》或者《不予受理通知书》，并注明日期。

委托方所在地省级药品监督管理部门组织对药品委托生产的申报资料进行审查。对于首次申请，应当组织对受托生产现场进行检查；对于延续申请，必要时，也可以组织检查。生产现场检查的重点是考核受托方的生产条件、技术水平和质量管理情况以及受托生产的药品处方、生产工艺、质量标准与委托方的一致性。对于委托方和受托方不在同一省的，生产现场检查由委托方所在地省级药品监督管理部门联合受托方所在地省级药品监督管理部门组织开展。检查组成员应当包括委托生产双方所在地省级药品监督管理部门派出的检查人员，检查报告应当由检查组全体人员签名，并报送委托生产双方所在地省级药品监督管理部门。

经审查符合规定的，应当予以批准，并自书面批准决定做出之日起10个工作日内向委托方发放《药品委托生产批件》；不符合规定的，书面通知委托方并说明理由。《药品委托生产批件》载明的内容应当与委托生产双方的《药品生产许可证》及委托生产药品批准证明文件载明的相关内容一致。

《药品委托生产批件》有效期不得超过3年。

委托生产双方的《药品生产许可证》《药品生产质量管理规范》认证证书或委托生产药品批准证明文件有效期届满未延续的，《药品委托生产批件》自行废止。

《药品委托生产批件》有效期届满需要继续委托生产的，委托方应当在有效期届满3个月前，仍然应当按照规定申报，办理延续手续。

委托方和受托方不在同一省的，委托方所在地省级药品监督管理部门应当及时将委托生产申请的批准、变更和注销情况告知受托方所在地省级药品监督管理部门。

4. 委托生产的品种限制

麻醉药品、精神药品、药品类易制毒化学品及其复方制剂，医疗用毒性药品，生物制品，多组分生化药品，中药注射剂和原料药不得委托生产。国务院药品监督管理部门可以根据监督管理工作需要调整不得委托生产的药品。

根据国家食品药品监督管理总局《关于加强中药生产中提取和提取物监督管理的通知》（食药监药化监〔2014〕135 号），各省级药品监督管理部门一律停止中药提取委托加工的审批。自 2016 年 1 月 1 日起，中药提取物不得委托加工。

5. 对药品委托生产的管理

省级药品监督管理部门应当制定药品委托生产审批工作程序和要求，规范审批工作。申请人有权查询业务办理进度和审批结果。

委托方所在地省级药品监督管理部门应当组织对委托方进行监督检查，受托方所在地省级药品监督管理部门应当组织对受托方受托生产药品进行监督检查。必要时，委托方所在地省级药品监督管理部门也可以组织对受托方受托生产药品进行监督检查。对委托方和受托方的监督检查每年至少进行一次。发现企业存在违法违规行为的，应依法予以处理。

委托生产双方所在地省级药品监督管理部门应当及时通报检查情况。若出现重大问题，应当及时上报国务院药品监督管理部门。

药品生产企业在申请药品委托生产过程中提供虚假材料，或者采取其他欺骗等不正当手段，取得《药品委托生产批件》的，由委托方所在地省级药品监督管理部门撤销《药品委托生产批件》；涉及违法行为的，应依法予以处理。擅自委托或者接受委托生产药品的，对委托方和受托方均依照《药品管理法》第 115 条的"无证生产药品"的规定予以处罚。

第二节　药品生产质量管理规范

一、GMP 制度

药品生产质量管理规范（good practice in the manufacturing and quality control of drugs，或称为 good manufacturing practice for drugs，英文简称 GMP）是国际上通行的药品生产和质量管理基本准则，其实施可以防止生产过程中药品的污染、混杂和差错，从而保证药品质量。

（一）GMP 的产生与发展

GMP 是从药品生产经验中获取经验教训的总结，是人类智慧的结晶。人类社会在经历了 12 次较大的药物灾难，特别是"反应停"事件后，公众要求对药品生产等方面制定严格监督的法律。最早的 GMP 是美国天普大学 6 名教授提出的，仅作为 FDA 的内部文件。在此背景下，美国国会于 1963 年将 GMP 颁布为法令，称之为 cGMP（c 即 current，现行版之意），这是世界上最早的一部作为政府法令的 GMP。后来，其他一些国家、地区和有关组织也陆续颁布了 GMP，WHO 也将其确定为该组织的法规并多次向成员国推荐。目前，全世界已有 100 多个国家和地区实施了 GMP 管理制度，GMP 成为世界药品市场的"准入证"已是不争的事实。

我国最早提出在制药企业中推行 GMP 是在 20 世纪 80 年代初。1982 年，中国医药工业公司参照一些发达国家的 GMP 制定了《药品生产管理规范》（试行稿），并开始在一些制药企业试行。1984 年，中国医药工业公司又对 1982 年的《药品生产管理规范》（试行稿）进行修改，变成《药品生产管理规范》(修订稿)，经国家医药管理局审查后，正式颁布在全国推行。1988年，卫生部根据《药品管理法》的规定制定、颁布了我国第一部《药品生产质量管理规范》(1988年版)，作为正式法规执行，1992年又进行了修订。1998年，国家药品监督管理局吸取了WHO和美国等发达国家和地区实施GMP的经验教训，对GMP(1992年修订版)进行了修订，颁布了《药品生产质量管理规范》(1998年修订)及其附录，使我国的GMP更加严谨、完善、切合国情，便于药品生产企业执行。

2011年2月，卫生部发布了2010年修订的《药品生产质量管理规范》(GMP)，新修订的GMP吸收国际先进经验，结合我国国情，按照"软硬件并重"的原则，贯彻质量风险管理和药品生产全过程质量管理的理念，更加注重科学性，强调指导性和可操作性，达到了与世界卫生组织GMP的一致性。

为做好新版GMP的贯彻实施工作，2011年2月25日，国家食品药品监督管理局以国食药监安〔2011〕101号文件发布了"关于贯彻实施《药品生产质量管理规范(2010年修订)》的通知"，就实施步骤及有关要求做了规定：自2011年3月1日起，凡新建药品生产企业、药品生产企业新建(改、扩建)车间均应符合《药品生产质量管理规范(2010年修订)》的要求；现有药品生产企业血液制品、疫苗、注射剂等无菌药品的生产，应在2013年12月31日前达到《药品生产质量管理规范(2010年修订)》要求；其他类别药品的生产均应在2015年12月31日前达到《药品生产质量管理规范(2010年修订)》要求；未达到《药品生产质量管理规范(2010年修订)》要求的企业(车间)，在上述规定期限后不得继续生产药品。国家药品监督管理总局2015年公布的《关于未通过药品生产质量管理规范(2010年修订)认证企业停止生产和下放无菌药品认证有关事宜的公告)(2015年第285号)指出：根据《药品生产质量管理规范(2010年修订)》实施规划有关规定，未通过药品GMP认证的无菌药品生产企业，已于2014年1月1日起停止生产；未通过药品GMP认证的其他类别药品生产企业，自2016年1月1日起全部停止生产。

现行版GMP在软件和无菌净化要求上的标准大幅提高。一是加强药品生产质量管理体系建设，大幅提高对企业质量管理软件方面的要求。细化了对构建实用、有效质量管理体系的要求，强化药品生产关键环节的控制和管理。二是全面强化从业人员的素质要求。增加了对从事药品生产质量管理人员素质要求的条款和内容，进一步明确职责。三是细化操作规程、生产记录等文件管理规定，增加了指导性和可操作性。四是进一步完善药品安全保障措施。引入了质量风险管理的概念，对各个环节可能出现的风险进行管理和控制，主动防范质量事故的发生。提高了无菌制剂生产环境标准，增加了生产环境在线监测要求。

(二)GMP 的指导思想

任何药品的质量都是生产出来的。因此，要保证药品的质量，就要控制药品生产过程中所有影响药品质量的因素(主要为人员、设备、原料、工艺、环境5个方面)，使药品的生产在符合要求、不混杂、无污染、均匀一致的条件下进行。再经抽样检验合格，这样生产出来的药品质量才有保证。

(三)实施 GMP 的意义

实施GMP，其意义在于：①减少差错事故的发生，提高产品质量，保护消费者利益；②为提高组织的运作能力提供了有效的方法，使药品生产质量管理的水平整体提升，增强企业及药品的竞争力；③使药品监督管理规范化；④是药品进入国际药品市场的先决条件。

（四）GMP 的特点

1）GMP 的条款仅指明所要求达到的目标，而不罗列出实现目标的具体办法，其实施过程须结合企业的具体生产实践而进行；

2）GMP 具有时效性，即具有新版废旧版的性质。

（五）GMP 的分类

1. 从制定、颁布的部门分类

从制定、颁布部门分类，GMP 可分为三类。

1）国际组织制定和推荐的 GMP，如 WHO 的 GMP、欧盟的 GMP 等；

2）国家权力机构制定和颁布的 GMP，如美国、日本、中国等国家的 GMP；

3）制药组织制定的 GMP，如中国制药工业公司制定的 GMP、某制药企业制定的 GMP。

2. 从 GMP 的性质分类

从 GMP 的性质分类，GMP 可分为两类。

1）具有法律效力的 GMP，如美国、中国等国家颁布的 GMP；

2）作为建议性、不具有法律效力的 GMP，如 WHO 的 GMP。

二、我国药品生产质量管理规范（2010 年版）的主要内容

我国现行 GMP 为 2010 年修订，自 2011 年 3 月 1 日起施行，其内容共有 14 章 313 条。

第一章	总则	第八章	文件管理
第二章	质量管理	第九章	生产管理
第三章	机构与人员	第十章	质量控制与质量保证
第四章	厂房与设施	第十一章	委托生产与委托检验
第五章	设备	第十二章	产品发运与召回
第六章	物料与产品	第十三章	自检
第七章	确认与验证	第十四章	附则

GMP 的主要内容如下所述。

（一）总则

阐述了制定 GMP 的依据是《中华人民共和国药品管理法》《中华人民共和国药品管理法实施条例》。GMP 作为质量管理体系的一部分，是药品生产管理和质量控制的基本要求，旨在最大限度地降低药品生产过程中污染、交叉污染以及混淆、差错等风险，确保持续稳定地生产出符合预定用途和注册要求的药品，企业应当严格执行 GMP。

（二）质量管理

1. 质量管理原则

企业应当建立符合药品质量管理要求的质量目标，将药品注册的有关安全、有效和质量可控的所有要求，系统地贯彻到药品生产、控制及产品放行、贮存、发运的全过程中，确保所生产的药品符合预定用途和注册要求。

企业高层管理人员应当确保实现既定的质量目标，不同层次的人员以及供应商、经销商应当共同参与并承担各自的责任。

企业应当配备足够的、符合要求的人员、厂房、设施和设备，为实现质量目标提供必要的条件。

2. 质量保证

质量保证是质量管理体系的一部分。企业必须建立质量保证系统，同时建立完整的文件体系，以保证系统有效运行。质量保证系统应当确保：药品的设计与研发体现本规范的要求；生产管理和质量控制活动符合本规范的要求；管理职责明确；采购和使用的原辅料和包装材料正确无误；中间产品得到有效控制；确认、验证的实施；严格按照规程进行生产、检查、检验和复核；每批产品经质量受权人批准后方可放行；在贮存、发运和随后的各种操作过程中有保证药品质量的适当措施；按照自检操作规程，定期检查评估质量保证系统的有效性和适用性。

药品生产质量管理的基本要求如下文所述。

1）制定生产工艺，系统地回顾并证明其可持续稳定地生产出符合要求的产品；

2）生产工艺及其重大变更均经过验证；

3）配备所需的资源，至少包括：具有适当的资质并经培训合格的人员；足够的厂房和空间；适用的设备和维修保障；正确的原辅料、包装材料和标签；经批准的工艺规程和操作规程；适当的贮运条件；

4）应当使用准确、易懂的语言制定操作规程；

5）操作人员经过培训，能够按照操作规程正确操作；

6）生产全过程应当有记录，偏差均经过调查并记录；

7）批记录和发运记录应当能够追溯批产品的完整历史，并妥善保存、便于查阅；

8）降低药品发运过程中的质量风险；

9）建立药品召回系统，确保能够召回任何一批已发运销售的产品；

10）调查导致药品投诉和质量缺陷的原因，并采取措施，防止类似质量缺陷再次发生。

3. 质量控制

质量控制包括相应的组织机构、文件系统以及取样、检验等，确保物料或产品在放行前完成必要的检验，确认其质量符合要求。

（1）质量控制的基本要求 应当配备适当的设施、设备、仪器和经过培训的人员，有效、可靠地完成所有质量控制的相关活动；应当有批准的操作规程，用于原辅料、包装材料、中间产品、待包装产品和成品的取样、检查、检验以及产品的稳定性考察，必要时进行环境监测，以确保符合本规范的要求；由经授权的人员按照规定的方法对原辅料、包装材料、中间产品、待包装产品和成品取样；检验方法应当经过验证或确认；取样、检查、检验应当有记录，偏差应当经过调查并记录；物料、中间产品、待包装产品和成品必须按照质量标准进行检查和检验，并有记录；物料和最终包装的成品应当有足够的留样，以备必要的检查或检验；除最终包装容器过大的成品外，成品的留样包装应当与最终包装相同。

（2）质量风险管理 质量风险管理是在整个产品生命周期中采用前瞻或回顾的方式，对质量风险进行评估、控制、沟通、审核的系统过程。应当根据科学知识及经验对质量风险进行评估，以保证产品质量。质量风险管理过程所采用的方法、措施、形式及形成的文件应当与存在风险的级别相适应。

（三）机构与人员

企业应当建立与药品生产相适应的管理机构，并有组织机构图。企业应当设立独立的质量管理部门，履行质量保证和质量控制的职责。质量管理部门可以分别设立质量保证部门和质量控制部门。

质量管理部门应当参与所有与质量有关的活动，负责审核所有与本规范有关的文件。质量管理部门人员不得将职责委托给其他部门的人员。

企业应当配备足够数量并具有适当资质（含学历、培训和实践经验）的管理和操作人员，应当明确规定每个部门和每个岗位的职责。岗位职责不得遗漏，交叉的职责应当有明确规定。每个人所承担的职责不应当过多。

所有人员应当明确并理解自己的职责，熟悉与其职责相关的要求，并接受必要的培训，包括上岗前培训和继续培训。

1. 关键人员

关键人员应当为企业的全职人员，至少应当包括企业负责人、生产管理负责人、质量管理负责人和质量受权人。质量管理负责人和生产管理负责人不得互相兼任。质量管理负责人和质量受权人可以兼任。应当制定操作规程确保质量受权人独立履行职责，不受企业负责人和其他人员的干扰。

（1）企业负责人　是药品质量的主要责任人，全面负责企业日常管理。为确保企业实现质量目标并按照本规范要求生产药品，企业负责人应当负责提供必要的资源，合理计划、组织和协调，保证质量管理部门独立履行其职责。

（2）生产管理负责人　应当至少具有药学或相关专业本科学历（或中级专业技术职称或执业药师资格），具有至少三年从事药品生产和质量管理的实践经验，其中至少有一年的药品生产管理经验，接受过与所生产产品相关的专业知识培训。

（3）质量管理负责人　应当至少具有药学或相关专业本科学历（或中级专业技术职称或执业药师资格），具有至少五年从事药品生产和质量管理的实践经验，其中至少一年的药品质量管理经验，接受过与所生产产品相关的专业知识培训。

（4）生产管理负责人和质量管理负责人　通常有下列共同的职责：审核和批准产品的工艺规程、操作规程等文件；监督厂区卫生状况；确保关键设备经过确认确保完成生产工艺验证；确保企业所有相关人员都已经过必要的上岗前培训和继续培训，并根据实际需要调整培训内容；批准并监督委托生产；确定和监控物料和产品的贮存条件；保存记录；监督本规范执行状况；监控影响产品质量的因素。

2. 培训

企业应当指定部门或专人负责培训管理工作，应当有经生产管理负责人或质量管理负责人审核或批准的培训方案或计划，培训记录应当予以保存。与药品生产、质量有关的所有人员都应当经过培训，培训的内容应当与岗位的要求相适应。除进行本规范理论和实践的培训外，还应当有相关法规、相应岗位的职责、技能的培训，并定期评估培训的实际效果。高风险操作区（如高活性、高毒性、传染性、高致敏性物料的生产区）的工作人员应当接受专门的培训。

3. 人员卫生

1）所有人员都应当接受卫生要求的培训，企业应当建立人员卫生操作规程，最大限度地降低人员对药品生产造成污染的风险。

2）人员卫生操作规程应当包括与健康、卫生习惯及人员着装相关的内容。生产区和质量控制区的人员应当正确理解相关的人员卫生操作规程。企业应当采取措施确保人员卫生操作规程的执行。

3）企业应当对人员健康进行管理，并建立健康档案。直接接触药品的生产人员上岗前应当接受健康检查，以后每年至少进行一次健康检查。

4）企业应当采取适当措施，避免体表有伤口、患有传染病或其他可能污染药品疾病的人员从事直接接触药品的生产。

5）参观人员和未经培训的人员不得进入生产区和质量控制区，特殊情况确需进入的，应当事先对个人卫生、更衣等事项进行指导。

6）任何进入生产区的人员均应当按照规定更衣。工作服的选材、式样及穿戴方式应当与所从事的工作和空气洁净度级别要求相适应。

7）进入洁净生产区的人员不得化妆和佩戴饰物。

8）生产区、仓储区应当禁止吸烟和饮食，禁止存放食品、饮料、香烟和个人用药品等非生产用物品。

9）操作人员应当避免裸手直接接触药品、与药品直接接触的包装材料和设备表面。

（四）厂房与设施

1. 原则

厂房的选址、设计、布局、建造、改造和维护必须符合药品生产要求，应当能够最大限度地避免污染、交叉污染、混淆和差错，便于清洁、操作和维护。企业应当有整洁的生产环境；厂区的地面、路面及运输等不应当对药品的生产造成污染；生产、行政、生活和辅助区的总体布局应当合理，不得互相妨碍；厂区和厂房内的人、物流走向应当合理。

2. 生产区

厂房、生产设施和设备应当根据所生产药品的特性、工艺流程及相应洁净度级别要求合理设计、布局和使用。

生产特殊性质的药品，如高致敏性药品（如青霉素类）或生物制品（如卡介苗或其他用活性微生物制备而成的药品），必须采用专用和独立的厂房、生产设施和设备。青霉素类药品产尘量大的操作区域应当保持相对负压，排至室外的废气应当经过净化处理并符合要求，排风口应当远离其他空气净化系统的进风口；生产 β-内酰胺结构类药品、性激素类避孕药品必须使用专用设施（如独立的空气净化系统）和设备，并与其他药品生产区严格分开；生产某些激素类、细胞毒性类、高活性化学药品应当使用专用设施（如独立的空气净化系统）和设备；特殊情况下，如采取特别防护措施并经过必要的验证，上述药品制剂则可通过阶段性生产方式共用同一生产设施和设备。

生产区和贮存区应当有足够的空间，确保有序地存放设备、物料、中间产品、待包装产品和成品，避免不同产品或物料的混淆、交叉污染，避免生产或质量控制操作发生遗漏或差错。

应当根据药品品种、生产操作要求及外部环境状况等配置空调净化系统，使生产区有效通风，并有温度、湿度控制和空气净化过滤，保证药品的生产环境符合要求。

洁净区与非洁净区之间、不同级别洁净区之间的压差应当不低于10帕斯卡。必要时，相同洁净度级别的不同功能区域（操作间）之间也应当保持适当的压差梯度。

口服液体和固体制剂、腔道用药（含直肠用药）、表皮外用药品等非无菌制剂生产的暴露工序区域及其直接接触药品的包装材料最终处理的暴露工序区域，应当参照"无菌药品"附录中 D 级洁净区的要求设置，企业可根据产品的标准和特性对该区域采取适当的微生物监控措施。

3. 质量控制区

质量控制实验室通常应当与生产区分开。生物检定、微生物和放射性同位素的实验室还应当彼此分开。实验室的设计应当确保其适用于预定的用途，并能够避免混淆和交叉污染，应当有足够的区域用于样品处置、留样和稳定性考察样品的存放以及记录的保存。必要时，应当设置专门的仪器室，使灵敏度高的仪器免受静电、震动、潮湿或其他外界因素的干扰。处理生物样品或放射性样品等特殊物品的实验室应当符合国家的有关要求。实验动物房应当与其他区域严格分开，其设计、建造应当符合国家有关规定，并设有独立的空气处理设施以及动物的专用通道。

4. 辅助区

休息室的设置不应当对生产区、仓储区和质量控制区造成不良影响。更衣室和盥洗室应当方便人员进出，并与使用人数相适应。盥洗室不得与生产区和仓储区直接相通。维修间应当尽可能远离生产区。存放在洁净区内的维修用备件和工具，应当放置在专门的房间或工具柜中。

5. 洁净区管理

洁净区分为 A、B、C、D 四个级别，其空气悬浮粒子的标准规定如表 6-1 所示。

表 6-1　GMP 不同洁净度级别的空气悬浮粒子标准

洁净度级别	悬浮粒子最大允许数/m³			
	静态		动态	
	≥0.5μm	≥5.0μm	≥0.5μm	≥5.0μm
A 级	3520	20	3520	20
B 级	3520	29	352000	2900
C 级	352000	2900	3520000	29000
D 级	3520000	29000	不作规定	不作规定

洁净区的微生物监测动态标准如表 6-2 所示。

表 6-2　GMP 不同洁净度级别的微生物监测动态标准

洁净度级别	浮游菌/（cfu/m³）	沉降菌（φ90mm）/（cfu/4h）	表面微生物	
			接触（φ55mm）/（cfu/碟）	5 指手套/（cfu/手套）
A 级	<1	<1	<1	<1
B 级	10	5	5	5
C 级	100	50	25	—
D 级	200	100	50	—

（1）无菌药品的生产　无菌药品是指法定药品标准中列有无菌检查项目的制剂和原料药，包括无菌制剂和无菌原料药。其生产操作环境可参照以下表格中的示例进行选择。

最终灭菌产品生产操作如表 6-3 所示。

表 6-3　GMP 规定最终灭菌产品生产操作示例

洁净度级别	最终灭菌产品生产操作示例
C 级背景下的局部 A 级	高污染风险[①]的产品灌装（或灌封）
C 级	1. 产品灌装（或灌封） 2. 高污染风险[②]产品的配制和过滤 3. 眼用制剂、无菌软膏剂、无菌混悬剂等的配制、灌装（或灌封） 4. 直接接触药品的包装材料和器具最终清洗后的处理

续表

洁净度级别	最终灭菌产品生产操作示例
D 级	1. 轧盖 2. 灌装前物料的准备 3. 产品配制（指浓配或采用密闭系统的配制）和过滤 4. 直接接触药品的包装材料和器具的最终清洗

① 此处的高污染风险是指产品容易长菌、灌装速度慢、灌装用容器为广口瓶、容器须暴露数秒后方可密封等状况。

② 此处的高污染风险是指产品容易长菌、配制后需等待较长时间方可灭菌或不在密闭系统中配制等状况。

非最终灭菌产品生产操作如表 6-4 所示。

表 6-4　GMP 规定非最终灭菌产品生产操作示例

洁净度级别	非最终灭菌产品的无菌生产操作示例
B 级背景下的 A 级	1. 处于未完全密封①状态下产品的操作和转运，如产品灌装（或灌封）、分装、压塞、轧盖②等 2. 灌装前无法除菌过滤的药液或产品的配制 3. 直接接触药品的包装材料、器具灭菌后的装配以及处于未完全密封状态下的转运和存放 4. 无菌原料药的粉碎、过筛、混合、分装
B 级	1. 处于未完全密封①状态下的产品置于完全密封容器内的转运 2. 直接接触药品的包装材料、器具灭菌后处于密闭容器内的转运和存放
C 级	1. 灌装前可除菌过滤的药液或产品的配制 2. 产品的过滤
D 级	直接接触药品的包装材料、器具的最终清洗、装配或包装、灭菌

① 轧盖前产品视为处于未完全密封状态。

② 根据已压塞产品的密封性、轧盖设备的设计、铝盖的特性等因素，轧盖操作可选择在 C 级或 D 级背景下的 A 级送风环境中进行。A 级送风环境应当至少符合 A 级区的静态要求。

（2）生物制品的生产　生物制品的生产操作应当在符合表 6-5 中规定的相应级别的洁净区内进行，未列出的操作可参照表 6-5 在适当级别的洁净区内进行。

表 6-5　GMP 规定生物制品生产操作示例

洁净度级别	生物制品生产操作示例
B 级背景下的局部 A 级	1. 上文（无菌药品的生产）中非最终灭菌产品规定的各工序 2. 灌装前不经除菌过滤的制品其配制、合并等
C 级	体外免疫诊断试剂的阳性血清的分装、抗原与抗体的分装
D 级	1. 原料血浆的合并、组分分离、分装前的巴氏消毒 2. 口服制剂其发酵培养密闭系统环境（暴露部分需无菌操作） 3. 酶联免疫吸附试剂等体外免疫试剂的配液、分装、干燥、内包装

（五）设备

设备的设计、选型、安装、改造和维护必须符合预定用途，应当尽可能降低产生污染、交叉污染、混淆和差错的风险，便于操作、清洁、维护，以及必要时进行的消毒或灭菌。应当建立设备使用、清洁、维护和维修的操作规程，并保存相应的操作记录。应当建立并保存设备采购、安装、确认的文件和记录。

另外，现行 GMP 对设备的设计和安装、维护和维修、使用和清洁、校准，以及制药用水等都有具体的规定。

（六）物料与产品

1. 原则

药品生产所用的原辅料、与药品直接接触的包装材料应当符合相应的质量标准。药品上直接印字所用油墨应当符合食用标准要求。原辅料、与药品直接接触的包装材料和印刷包装材料的接收应当有操作规程，所有到货物料均应当检查，以确保与订单一致，并确认供应商已经质量管理部门批准。每次接收均应当有记录。

2. 原辅料、中间产品和待包装产品

仓储区内的原辅料应当有适当的标识。只有经质量管理部门批准放行并在有效期或复验期内的原辅料方可使用。原辅料应当按照有效期或复验期贮存。贮存期内，如发现对质量有不良影响的特殊情况，应当进行复验。

中间产品和待包装产品应当在适当的条件下贮存，并应有明确的标识。

3. 包装材料

与药品直接接触的包装材料和印刷包装材料的管理和控制要求与原辅料相同。

应当建立印刷包装材料设计、审核、批准的操作规程，确保印刷包装材料印制的内容与药品监督管理部门核准的一致，并建立专门的文档，保存经签名批准的印刷包装材料原版实样。每批或每次发放的与药品直接接触的包装材料或印刷包装材料，均应当有识别标志，标明所用产品的名称和批号。过期或废弃的印刷包装材料应当予以销毁并记录。

（七）确认与验证

企业应当确定需要进行的确认或验证工作，以证明有关操作的关键要素能够得到有效控制。确认或验证的范围和程度应当经过风险评估来确定。

企业的厂房、设施、设备和检验仪器应当经过确认，应当采用经过验证的生产工艺、操作规程和检验方法进行生产、操作和检验，并保持持续的验证状态。采用新的生产处方或生产工艺前，应当验证其常规生产的适用性。生产工艺在使用规定的原辅料和设备条件下，应当能够始终生产出符合预定用途和注册要求的产品。当影响产品质量的主要因素，如原辅料、与药品直接接触的包装材料、生产设备、生产环境（或厂房）、生产工艺、检验方法等发生变更时，应当进行确认或验证。必要时，还应当经药品监督管理部门批准。

（八）文件管理

1. 原则

文件是质量保证系统的基本要素。企业必须有内容正确的书面质量标准、生产处方和工艺规程、操作规程以及记录等文件。文件的起草、修订、审核、批准、替换或撤销、复制、保管和销毁等应当按照操作规程管理，并有相应的文件分发、撤销、复制、销毁记录。

与 GMP 有关的每项活动均应当有记录，以保证产品生产、质量控制和质量保证等活动可以追溯。此外，每批药品应当有批记录，包括批生产记录、批包装记录、批检验记录和药品放行审核记录等与本批产品有关的记录。批记录应当由质量管理部门负责管理，至少保存至药品有效期后一年。

2. 质量标准与工艺规程

物料和成品应当有经批准的现行质量标准；必要时，中间产品或待包装产品也应当有质

量标准。

每种药品的每个生产批量均应当有经企业批准的工艺规程，不同药品规格的每种包装形式均应当有各自的包装操作要求。工艺规程的制定应当以注册批准的工艺为依据。

3. 批生产记录与批包装记录

每批产品均应当有相应的批生产记录，可追溯该批产品的生产历史以及与质量有关的情况。

每批产品或每批中部分产品的包装，都应当有批包装记录，以便追溯该批产品包装操作以及与质量有关的情况。

（九）生产管理

所有药品的生产和包装均应当按照批准的工艺规程和操作规程进行操作并有相关记录，以确保药品达到规定的质量标准，并符合药品生产许可和注册批准的要求。应当建立划分产品生产批次的操作规程，应当建立编制药品批号和确定生产日期的操作规程，每批药品均应当编制唯一的批号。每批产品应当检查产量和物料平衡，确保物料平衡符合设定的限度。

生产过程中应当尽可能采取措施，防止污染和交叉污染。

生产开始前应当进行检查，确保设备和工作场所没有上批遗留的产品、文件或与本批产品生产无关的物料，设备处于已清洁及待用状态。检查结果应当有记录。

包装操作规程应当规定降低污染和交叉污染、混淆或差错风险的措施。包装开始前应当进行检查，确保工作场所、包装生产线、印刷机及其他设备已处于清洁或待用状态，无上批遗留的产品、文件或与本批产品包装无关的物料。检查结果应当有记录。包装结束时，已打印批号的剩余包装材料应当由专人负责全部计数销毁，并有记录。

根据GMP（2010年修订），国家食品药品监督管理局同时发布了5个附录，对无菌药品、原料药、生物制品、血液制品、中药制剂等药品生产的具体要求进行了规定。

无菌药品和原料药品批次的划分依据不同的标准，具体情况如下：①大（小）容量注射剂以同一配液罐最终一次配制的药液所生产的均质产品为一批；同一批产品如用不同的灭菌设备或同一灭菌设备分次灭菌的，应当可以追溯。②粉针剂以一批无菌原料药在同一连续生产周期内生产的均质产品为一批。③冻干产品以同一批配制的药液使用同一台冻干设备在同一生产周期内生产的均质产品为一批。④服用制剂、软膏剂、乳剂和混悬剂等以同一配制罐最终一次配制所生产的均质产品为一批。⑤连续生产的原料药，在一定时间间隔内生产的在规定限度内的均质产品为一批。⑥间歇生产的原料药，可由一定数量的产品经最后混合所得的在规定限度内的均质产品为一批。

（十）质量控制与质量保证

（1）质量控制实验室管理　质量控制实验室的人员、设施、设备应当与产品性质和生产规模相适应。负责人、检验人员都有相应的资质要求。

（2）物料和产品放行　分别建立物料和产品批准放行的操作规程，明确批准放行的标准、职责，并有相应的记录。

（3）持续稳定性考察　持续稳定性考察的目的是在有效期内监控已上市药品的质量，以发现药品与生产相关的稳定性问题（如杂质含量或溶出度特性的变化），并确定药品能够在标示的贮存条件下，符合质量标准的各项要求。

（4）变更控制　企业应当建立变更控制系统，对所有影响产品质量的变更进行评估和管理。需要经药品监督管理部门批准的变更应当在得到批准后方可实施。

（5）**偏差处理**　企业各部门负责人应当确保所有人员正确执行生产工艺、质量标准、检验方法和操作规程，防止偏差的产生。另外，企业应当建立偏差处理的操作规程，规定偏差的报告、记录、调查、处理以及所采取的纠正措施，并有相应的记录。

（6）**纠正措施和预防措施**　企业应当建立纠正措施和预防措施系统，对投诉、召回、偏差、自检或外部检查结果、工艺性能和质量监测趋势等进行调查并采取纠正和预防措施。

（7）**供应商的评估和批准**　质量管理部门应当对所有生产用物料的供应商进行质量评估，会同有关部门对主要物料供应商（尤其是生产商）的质量体系进行现场质量审计，并对质量评估不符合要求的供应商行使否决权。

（8）**产品质量回顾分析**　应当按照操作规程，每年对所有生产的药品按品种进行产品质量回顾分析，以确认工艺稳定可靠，以及原辅料、成品现行质量标准的适用性，及时发现不良趋势，确定产品及工艺改进的方向。

（9）**投诉与不良反应报告**　药品生产企业应当建立药品不良反应报告和监测管理制度，设立专门机构并配备专职人员负责管理。企业应当主动收集药品不良反应，对不良反应应当详细记录、评价、调查和处理，及时采取措施控制可能存在的风险，并按照要求向药品监督管理部门报告。

（十一）委托生产与委托检验

委托方和受托方必须签订书面合同，明确规定各方责任、委托生产或委托检验的内容及相关的技术事项。委托方应当对受托生产或检验的全过程进行监督，并应当确保物料和产品符合相应的质量标准。

（十二）产品发运与召回

每批产品均应当有发运记录。根据发运记录，应当能够追查每批产品的销售情况，必要时应当能够及时全部追回，发运记录内容应当包括：产品名称、规格、批号、数量、收货单位和地址、联系方式、发货日期、运输方式等。发运记录应当至少保存至药品有效期后一年。

企业应当建立产品召回系统，必要时可迅速、有效地从市场召回任何一批存在安全隐患的产品；应当制定召回操作规程，确保召回工作的有效性。

（十三）自检

质量管理部门应当定期组织对企业进行自检，监控本规范的实施情况，评估企业是否符合本规范要求，并提出必要的纠正和预防措施。

（十四）附则

GMP 为药品生产质量管理的基本要求。其主要术语的含义如下。

（1）**包装**　待包装产品变成成品所需的所有操作步骤，包括分装、贴签等。但无菌生产工艺中产品的无菌灌装，以及最终灭菌产品的灌装等不视为包装。

（2）**包装材料**　药品包装所用的材料，包括与药品直接接触的包装材料和容器、印刷包装材料，但不包括发运用的外包装材料。

（3）**操作规程**　经批准用来指导设备操作、维护与清洁、验证、环境控制、取样和检验等药品生产活动的通用性文件，也称标准操作规程。

（4）**待验**　指原辅料、包装材料、中间产品、待包装产品或成品，采用物理手段或其他有效方式将其隔离或区分，在允许用于投料生产或上市销售之前贮存、等待作出放行决定的状态。

（5）**高层管理人员** 在企业内部最高层指挥和控制企业、具有调动资源的权力和职责的人员。

（6）**工艺规程** 为生产特定数量的成品而制定的一个或一套文件，包括生产处方、生产操作要求和包装操作要求，规定原辅料和包装材料的数量、工艺参数和条件、加工说明（包括中间控制）、注意事项等内容。

（7）**回收** 在某一特定的生产阶段，将以前生产的一批或数批符合相应质量要求的产品的一部分或全部，加入到另一批次中的操作。

（8）**洁净区** 需要对环境中尘粒及微生物数量进行控制的房间（区域），其建筑结构、装备及其使用应当能够减少该区域内污染物的引入、产生和滞留。

（9）**批** 经一个或若干加工过程生产的、具有预期均一质量和特性的一定数量的原辅料、包装材料或成品。为完成某些生产操作步骤，可能有必要将一批产品分成若干亚批，最终合并成为一个均一的批。在连续生产情况下，批必须与生产中具有预期均一特性的确定数量的产品相对应，批量可以是固定数量或固定时间段内生产的产品量。

例如：口服或外用的固体、半固体制剂在成型或分装前使用同一台混合设备一次混合所生产的均质产品为一批；口服或外用的液体制剂以灌装（封）前经最后混合的药液所生产的均质产品为一批。

（10）**批号** 用于识别一个特定批的具有唯一性的数字和（或）字母的组合。

（11）**批记录** 用于记述每批药品生产、质量检验和放行审核的所有文件和记录，可追溯所有与成品质量有关的历史信息。

（12）**文件** GMP所指的文件包括质量标准、工艺规程、操作规程、记录、报告等。

（13）**物料** 指原料、辅料和包装材料等。

例如：化学药品制剂的原料是指原料药；生物制品的原料是指原材料；中药制剂的原料是指中药材、中药饮片和外购中药提取物；原料药的原料是指用于原料药生产的除包装材料以外的其他物料。

（14）**物料平衡** 产品或物料实际产量或实际用量及收集到的损耗之和与理论产量或理论用量之间的比较，并考虑可允许的偏差范围。

三、GMP与ISO 9000的比较

（一）ISO 9000族标准简介

国际标准化组织（International Standard Organization，ISO）正式成立于1946年，是目前世界上最大、最有权威性的国际标准化专门机构，是具有民间性质的机构。1946年10月14日至26日，中国、英国、美国、法国、苏联等25个国家的64名代表集会于伦敦，正式表决通过建立国际标准化组织（ISO）。1978年9月11日中国重新进入ISO，1988年起以中国国家技术监督局（CSBTS）的名义参加ISO活动。

ISO 9000族标准 是ISO颁布的关于质量管理和质量保证的一系列标准的总称，最早颁布于1987年3月，其后又数次修订。ISO 9000族标准总结了世界上许多国家的质量管理经验而制定，它指导组织选择和使用质量体系及其要素，主要用于企业质量管理体系的建立、实施和改进，为企业在质量管理和质量保证方面提供指南，目前已成为国际公认的质量保证基础。我国等同采用的国家标准代号为GB/T 19000系列标准。

ISO 9000族标准包括以下一组密切相关的质量管理体系核心标准。

ISO 9000：2015《质量管理体系 基础和词汇》 该标准表述质量管理体系基础知识，并规定质量管理体系术语。

ISO 9001：2015《质量管理体系 要求》 该标准规定质量管理体系要求，用于证实组织具有提供满足顾客要求和适用法规要求的产品的能力，目的在于增进顾客满意。

ISO 9004：2018《质量管理 组织的质量 实现持续成功的指导》 该标准提供考虑质量管理体系的有效性和效率两方面的指南。该标准的目的是促进组织业绩改进和使顾客及其他相关方满意。

ISO 19011：2018《审计环境管理制度指引》 该标准提供审核质量和环境管理体系的指南。

ISO 9000 系列标准的颁布，使各国的质量管理和质量保证活动统一在 ISO 9000 族标准的基础之上。标准总结了工业发达国家先进企业的质量管理的实践经验，统一了质量管理和质量保证的术语和概念，并对推动组织的质量管理，在实现组织的质量目标，消除贸易壁垒，提高产品质量和顾客的满意程度等方面产生了积极的影响，得到了世界各国的普遍关注和采用。

（二）GMP 与 ISO 9000 的相同点和不同点

1. GMP 与 ISO 9000 的相同点

二者的目的都是保证产品质量，确保产品质量达到一定要求。二者又都是通过对影响产品质量的因素实施控制来达到保证产品质量的目的；都强调预防为主，对过程实施控制，变管结果为管因素。二者都是对生产的质量管理的基本要求，而且标准是随着科学技术的生产的发展而不断发展和完善的。

2. GMP 与 ISO 9000 的不同点

（1）性质不同 许多国家和地区的 GMP 具有法律效力，而 ISO 9000 则是推荐性的。

（2）适用范围不同 ISO 9000 适用于各行各业，而 GMP 只适用于药品生产企业。

第三节　药品召回管理

药品召回，是指药品生产企业（包括进口药品的境外制药厂商）按照规定的程序收回已上市销售的存在安全隐患的药品。药品召回是目前制药发达国家通行的一项管理制度。为加强药品安全监管，保障公众用药安全，国家食品药品监督管理局于 2007 年 12 月公布并施行了《药品召回管理办法》，开始实行这一制度。

一、药品召回的主体、有关单位及其职责

1. 药品召回的主体

药品召回的主体是药品生产企业。药品生产企业应当建立和完善药品召回制度，收集药品安全的相关信息，对可能具有安全隐患的药品进行调查、评估，召回存在安全隐患的药品。药品生产企业还应当建立健全药品质量保证体系和药品不良反应监测系统，收集、记录药品的质量问题与药品不良反应信息，并按规定及时向药品监督管理部门报告。

2. 有关单位的职责

药品经营企业、使用单位应当协助药品生产企业履行召回义务，按照召回计划的要求及时传达、反馈药品召回信息，控制和收回存在安全隐患的药品。

药品经营企业、使用单位发现其经营、使用的药品存在安全隐患的，应当立即停止销售或者使用该药品，通知药品生产企业或者供货商，并向药品监督管理部门报告。

药品生产企业、经营企业和使用单位应当建立和保存完整的购销记录，保证销售药品的可溯源性。

3. 药品召回的主管部门及其职责

召回药品的生产企业所在地省级药品监督管理部门负责药品召回的监督管理工作，其他省级药品监督管理部门应当配合、协助做好药品召回的有关工作。国务院药品监督管理部门监督全国药品召回的管理工作。

国务院药品监督管理部门和省级药品监督管理部门应当建立药品召回信息公开制度，采用有效途径向社会公布存在安全隐患的药品信息和药品召回的情况。

二、药品安全隐患及其调查与评估

1. 药品安全隐患的概念

药品安全隐患，是指由于研发、生产等原因可能使药品具有的危及人体健康和生命安全的不合理危险。

2. 药品安全隐患的调查与评估

药品生产企业应当对药品可能存在的安全隐患进行调查。药品监督管理部门对药品可能存在的安全隐患开展调查时，药品生产企业应当予以协助。药品经营企业、使用单位应当配合药品生产企业或者药品监督管理部门开展有关药品安全隐患的调查，提供有关资料。

药品安全隐患调查的内容应当根据实际情况确定，可以包括：

1）已发生药品不良事件的种类、范围及原因；

2）药品使用是否符合药品说明书、标签规定的适应证、用法用量的要求；

3）药品质量是否符合国家标准，药品生产过程是否符合 GMP 等规定，药品生产与批准的工艺是否一致；

4）药品储存、运输是否符合要求；

5）药品主要使用人群的构成及比例；

6）可能存在安全隐患的药品批次、数量及流通区域和范围；

7）其他可能影响药品安全的因素。

药品安全隐患评估的主要内容包括：

1）该药品引发危害的可能性，以及是否已经对人体健康造成了危害；

2）对主要使用人群的危害影响；

3）对特殊人群，尤其是高危人群的危害影响，如老年、儿童、孕妇、肝肾功能不全者、外科病人等；

4）危害的严重与紧急程度；

5）危害导致的后果。

三、药品召回的分级与实施

1. 药品召回的分级

根据药品安全隐患的严重程度，药品召回分为：

一级召回：使用该药品可能引起严重健康危害的；

二级召回：使用该药品可能引起暂时的或者可逆的健康危害的；

三级召回：使用该药品一般不会引起健康危害，但由于其他原因需要召回的。

2. 药品的主动召回

药品生产企业应当对收集的信息进行分析，对可能存在安全隐患的药品进行调查评估，发现药品存在安全隐患的，应当决定召回。

药品生产企业在作出药品召回决定后，应当制定召回计划并组织实施，一级召回在24小时内，二级召回在48小时内，三级召回在72小时内，通知有关药品经营企业、使用单位停止销售和使用，同时向所在地省级药品监督管理部门报告。

药品生产企业在启动药品召回后，一级召回在1日内，二级召回在3日内，三级召回在7日内，应当将调查评估报告和召回计划提交给所在地省级药品监督管理部门备案。省级药品监督管理部门应当将收到一级药品召回的调查评估报告和召回计划报告国务院药品监督管理部门。

药品生产企业在实施召回的过程中，一级召回每1日，二级召回每3日，三级召回每7日，向所在地省级药品监督管理部门报告药品召回进展情况。药品生产企业对召回药品的处理应当有详细的记录，并向药品生产企业所在地省级药品监督管理部门报告。必须销毁的药品，应当在药品监督管理部门监督下销毁。药品生产企业在召回完成后，应当对召回效果进行评价，向所在地省级药品监督管理部门提交药品召回总结报告。

3. 药品的责令召回

药品监督管理部门经过调查评估，认为存在安全隐患，药品生产企业应当召回药品而未主动召回的，应当责令药品生产企业召回药品。必要时，药品监督管理部门可以要求药品生产企业、经营企业和使用单位立即停止销售和使用该药品。

药品监督管理部门做出责令召回决定，应当将责令召回通知书送达药品生产企业，药品生产企业在收到责令召回通知书后，应当按照有关规定通知药品经营企业和使用单位，制定、提交召回计划，并组织实施。

案例

从"欣弗"事件看药品生产质量管理的重要性

"欣弗"事件是2006年全国发生的3起重大的药品不良事件之一，其之所以发生，正是由于药品生产质量管理方面产生了问题。

2006年8月3日，卫生部发出紧急通知，停用上海华源股份有限公司安徽华源生物药业有限公司生产的克林霉素磷酸酯葡萄糖注射液（商品名为"欣弗"）。青海、广西、浙江、黑龙江和山东等省、自治区陆续有部分患者使用"欣弗"后，出现胸闷、心悸、心慌、寒战、肾区疼痛、腹痛、腹泻、恶心、呕吐、过敏性休克、肝肾功能损害等临床症状。截至2006年8月16日，全国共有16省区报告"欣弗"不良事件病例共计93例，其中11人死亡。

国家食品药品监督管理局会同安徽省食品药品监督管理局对安徽华源生物药业有限公司进行现场检查显示，该公司2006年6月至7月生产的克林霉素磷酸酯葡萄糖注射液未按批准的工艺参数灭菌，随意降低灭菌温度，缩短灭菌时间，增加灭菌柜装载量，影响了灭菌效果。按照规定，"欣弗"应在105℃灭菌30分钟，但实际操作中，有的灭菌温度是100℃，也有101℃、102℃、104℃，灭菌时间有的少1分钟，有的少

2 分钟、少 4 分钟，上述操作直接导致灭菌不彻底。经中国药品生物制品检定所对相关样品进行检验，结果表明，无菌检查和热原检查都不符合规定。

就此不良事件，国家食品药品监督管理局同时决定，自 2006 年 8 月起，用一年左右的时间，在全国范围内深入开展整顿和规范药品市场秩序专项行动，并特别对注射液产品的生产进行密切关注。在药品生产环节，主要是对 GMP 的执行情况进行全面检查。

习题

一、A 型选择题（最佳选择题）

备选答案中只有一个最佳答案。

1．《药品生产许可证》的有效期为（　　）。

    A．10 年　　　　　B．8 年　　　　　　C．6 年

    D．5 年　　　　　E．3 年

2．2010 年修订《药品生产质量管理规范》的实施时间是（　　）。

    A．2011 年 1 月 1 日　　　　　　　B．2011 年 3 月 1 日

    C．2012 年 1 月 1 日　　　　　　　D．2013 年 1 月 1 日

    E．2015 年 1 月 1 日

3．根据 GMP 有关规定，静态下 A 级洁净区每立方米空气中的悬浮粒子（≥5.0μm）最大允许数为（　　）。

    A．3520　　　　　B．2900　　　　　C．100

    D．29　　　　　　E．20

4．根据 GMP 有关规定，动态监测 B 级洁净区的浮游菌最大允许数为（　　）。

    A．<1cfu/m^3　　　B．5cfu/m^3　　　C．10cfu/m^3

    D．25cfu/m^3　　　E．50cfu/m^3

5．GMP 规定，批记录应当由质量管理部门负责管理，至少保存（　　）。

    A．至药品有效期后一年　　　　　B．2 年

    C．3 年　　　　　　　　　　　　D．4 年

    E．5 年

6．批准核发《药品生产许可证》的部门是（　　）。

    A．国务院药品监督管理部门　　　　B．省级药品监督管理部门

    C．省级以上药品监督管理部门　　　D．地市级药品监督管理部门

    E．县级以上药品监督管理部门

7．药品生产企业作出药品一级召回决定时，通知到有关药品经营企业、使用单位停止销售和使用的时限为（　　）。

    A．72 小时　　　　B．60 小时　　　　C．48 小时

    D．36 小时　　　　E．24 小时

8．药品生产企业在启动药品召回后，应当将调查评估报告和召回计划提交给所在地省、自治区、直辖市药品监督管理部门备案，二级召回在（　　）。

    A．1 日内　　　　　B．3 日内　　　　C．5 日内

    D．6 日内　　　　　E．7 日内

9. 列入国家实施停产报告的短缺药品清单的药品，药品上市许可持有人停止生产的，应当向所在地省级药品监督管理部门报告的时间为计划停产实施（　　　）。

    A. 1个月前   B. 3个月前   C. 4个月前

    D. 6个月前   E. 1年前

10. 建立药品上市放行规程的是（　　　）。

    A. 药品生产企业   B. 药品上市许可持有人

    C. 药品监督管理部门   D. 药品经营企业

    E. 药品使用单位

二、B 型选择题（配伍选择题）

备选答案在前，试题在后。每组2～4题，每组题均对应同一组备选答案，每个备选答案可以重复选用，也可不选用。

〔1～4〕

    A. A   B. B   C. C

    D. D   E. E

《药品生产许可证》上的分类码是对许可证内生产范围进行统计归类的英文字母串，大写字母用于归类药品上市许可持有人和产品类型。

    1. 代表原料药生产企业的是（　　　）。

    2. 代表自行生产的药品上市许可持有人的是（　　　）。

    3. 代表接受委托生产的药品上市许可持有人的是（　　　）。

    4. 代表委托生产的药品上市许可持有人的是（　　　）。

〔5～7〕

    A. 法定代表人   B. 企业负责人

    C. 生产管理负责人   D. 质量管理负责人

    E. 质量受权人

根据 GMP 的有关规定，药品生产企业的有关人员中

    5. 应当至少具有药学或相关专业本科学历（或中级专业技术职称或执业药师资格），具有至少三年从事药品生产和质量管理的实践经验的是（　　　）。

    6. 应当至少具有药学或相关专业本科学历（或中级专业技术职称或执业药师资格），具有至少五年从事药品生产和质量管理的实践经验的是（　　　）。

    7. 药品质量的主要责任人是（　　　）。

〔8～10〕

    A. 高致敏性药品（如青霉素类）或生物制品（如卡介苗或其他用活性微生物制备而成的药品）

    B. 注射剂或放射性药品

    C. 疫苗、血液制品

    D. β-内酰胺结构类药品、性激素类避孕药品

    E. 某些激素类、细胞毒性类、高活性化学药品

根据《药品生产质量管理规范》对厂房与设施的规定

    8. 应当使用专用设施（如独立的空气净化系统）和设备的是（　　　）。

    9. 必须采用专用和独立的厂房、生产设施和设备的是（　　　）。

10. 必须使用专用设施（如独立的空气净化系统）和设备，并与其他药品生产区严格分开的是（　　）。

[11~14]

　　A. 大（小）容量注射剂　　　　　B. 粉针剂

　　C. 冻干产品　　　　　　　　　　D. 眼用制剂、软膏剂、乳剂和混悬剂

　　E. 连续生产的原料药

根据《药品生产质量管理规范》有关规定

11. 以同一批配制的药液使用同一台冻干设备在同一生产周期内生产的均质产品为一批的是（　　）。

12. 以一批无菌原料药在同一连续生产周期内生产的均质产品为一批的是（　　）。

13. 以同一配液罐最终一次配制的药液所生产的均质产品为一批的是（　　）。

14. 以同一配制罐最终一次配制所生产的均质产品为一批的是（　　）。

三、X型选择题（多项选择题）

备选答案中有 2 个或 2 个以上的正确答案。少选或多选均不得分。

1. 药品生产企业的性质包括（　　）。

　　A. 独立性　　　　B. 规范性　　　　C. 营利性

　　D. 经济性　　　　E. 复杂性

2. 《药品生产许可证》载明的项目中属于许可事项的包括（　　）。

　　A. 注册地址　　　B. 企业负责人　　C. 生产范围

　　D. 生产地址　　　E. 企业类型

3. 根据《药品委托生产监督管理规定》，下列属于不得委托生产的药品有（　　）。

　　A. 麻醉药品　　　B. 疫苗制品　　　C. 毒性药品

　　D. 注射剂　　　　E. 血液制品

4. 根据《药品生产监督管理办法》，每季度检查不少于一次的包括下列哪些药品的生产企业？（　　）

　　A. 麻醉药品　　　　　　　　　　　B. 血液制品

　　C. 疫苗　　　　　　　　　　　　　D. 第一类精神药品

　　E. 药品类易制毒化学品

5. 影响药品质量的因素主要包括（　　）。

　　A. 人员　　　　　B. 设备　　　　　C. 原料

　　D. 工艺　　　　　E. 环境

6. 根据《药品生产质量管理规范（2010 年修订）》规定，药品生产企业应当配备的资源至少包括（　　）。

　　A. 有适当的资质并经培训合格的人员　B. 足够的厂房和空间，适当的贮运条件

　　C. 适用的设备和维修保障　　　　　　D. 正确的原辅料、包装材料和标签

　　E. 经批准的工艺规程和操作规程

四、判断题

正确的画（√），错误的画（×），并将错误之处改正。

1. 《药品委托生产批件》有效期为 5 年。（　　）

2. 药品召回的主体包括药品生产企业、药品经营企业和医疗机构。（　　）

3．GMP 规定，无菌生产工艺中产品的无菌灌装，以及最终灭菌产品的灌装等不视为包装。（　　　）

4．GMP 规定，最终灭菌产品灌装(或灌封)的最低空气洁净度级别要求为 A 级。（　　　）

五、术语解释

1．药品生产企业

2．药品召回

3．药品安全隐患

4．批号

5．药品委托生产

六、问答题

1．试述药品生产的特点。

2．简述药品召回的分级。

3．GMP 所指的文件主要包括哪些内容？

4．GMP 与 ISO 9000 有何异同点？

5．GMP 的指导思想是什么？

6．简述 GMP 的特点。

7．GMP 包括哪些类别？

（颜久兴）

第七章 药品经营质量管理

本章学习重点

1. 药品经营企业的定义
2. 药品经营企业的经营方式与范围
3. 药品经营企业申领《药品经营许可证》的条件及程序
4. 《药品流通监督管理办法》的主要内容
5. 《药品经营质量管理规范》的主要内容
6. 药品网络销售监督管理的主要规定

药品研发、生产、流通、使用是确保药品安全性、有效性、经济性及合理性的四大关键环节，也是药品监管的重中之重。

第一节 药品经营企业管理概述

药品经营企业的经营条件、经营行为对保证药品质量、促进合理用药、保障公众用药安全具有重要影响。为保证药品在经营环节的质量可控性、人民用药安全性，政府必须制定相应的法律法规，并依照其规定对药品经营企业的经营行为、场地设施条件及其质量保证能力进行事前审查、许可、备案、监督检查和风险控制等活动。

一、药品经营企业

《药品管理法》明确规定："药品经营企业，是指经营药品的专营企业或者兼营企业。"根据我国药品监督管理部门核准的经营方式，药品经营企业可分为药品批发企业和药品零售企业两种。截至 2023 年年底，全国共有《药品经营许可证》持证企业 688477 家；药品批发企业 1.48 万家；药品零售连锁企业 6725 家，下辖门店 38.56 万家，零售单体药店 28.14 万家，占经营企业数量的 40.87%。

（一）药品批发企业

《药品管理法实施条例》对药品批发企业的定义是："药品批发企业是指将购进的药品销售给药品生产企业、药品经营企业、医疗机构的药品经营企业。"换言之，药品批发企业只能将药品销售给具有《药品生产许可证》《药品经营许可证》《医疗机构执业许可证》等具有合法资质的药品生产、经营和使用单位，不得将药品直接销售给患者或其他不具合法资质的单位或消费者。

（二）药品零售机构

1. 药品零售机构的定义

药品零售机构包括药品零售企业和医疗机构药房（institutional pharmacy）。药品零售企业又称零售药房（retail pharmacy，drug store）或社会药房（community pharmacy），有单体零售药店与零售连锁药店之分，简称药店；医疗机构药房含医院药房（hospital pharmacy）、诊所药房及各种保健组织的药房，简称药房。

药品零售企业与医疗机构药房的不同之处是，前者为企业性质，要承担投资风险；后者是医疗机构的组成部分，不具法人资格，不承担投资风险。

2. 药品零售企业

《药品管理法实施条例》对药品零售企业（drug retailer）的定义是："药品零售企业是指将购进的药品直接销售给消费者的药品经营企业。"药品零售企业不得将药品销售给其他药品生产、经营企业以及诊所等医疗机构。

根据经营模式，药品经营企业包括零售药房和药品零售连锁企业，以及定点零售药店。

（1）零售药房 指依法取得《药品经营许可证》的单一门店的药品零售企业，称零售药店，又称独立的零售药店。这类药店在我国药品零售企业中占的比例很大。

（2）药品零售连锁企业 又称连锁药店，是指经营同类药品、使用统一商号的若干个门店，在同一总部的管理下，采取统一采购配送、统一质量标准、采购同销售分离、实行规模化管理经营的组织形式。药品零售连锁企业应由总部、配送中心和若干个门店构成。

（3）定点零售药店 指经统筹地区劳动保障行政部门审查，并经社会保险经办机构确定的，为城镇职工基本医疗保险参保人员提供处方外配服务的零售药店。处方外配是指参保人员持定点医疗机构处方，在定点零售药店购药的行为。保证营业时间内至少有 1 名执业药师或依法经过资格认证的药学技术人员在岗，具备及时供应基本医疗保险用药，24 小时提供服务的能力。

二、药品经营许可证管理

为保证人民群众用药安全，国家对药品经营企业实行许可制度。国家食品药品监督管理局于 2004 年 2 月 4 日以第 6 号局令发布《药品经营许可证管理办法》，后根据 2017 年 11 月 7 日国家食品药品监督管理总局局务会议《关于修改部分规章的决定》修正，从申领《药品经营许可证》的条件、程序，《药品经营许可证》的发证、换证、变更及监督管理等方面做了明确规定。

《药品经营许可证管理办法》分为总则、申领《药品经营许可证》的条件、申领《药品经营许可证》的程序、《药品经营许可证》的变更与换发、监督检查、附则，共 6 章 35 条，自 2004 年 4 月 1 日起施行。

（一）管理部门及其职责

1）国务院药品监督管理部门主管全国药品经营许可的监督管理工作。统一制定药品批发企业验收实施标准，统一制定《药品经营许可证》正本、副本式样、编号方法，统一印制《药品经营许可证》。《药品经营许可证》电子版证书与其印制版具有同等法律效力。

2）省级药品监督管理部门负责本辖区内药品批发企业《药品经营许可证》发证、换证、变更和日常监督管理工作，并指导和监督下级药品监督管理机构开展《药品经营许可证》的监督管理工作。

3）设区的市级药品监督管理机构或省级药品监督管理部门直接设置的县级药品监督管

理机构负责本辖区内药品零售企业《药品经营许可证》发证、换证、变更和日常监督管理等工作。

（二）《药品经营许可证》

1)《药品经营许可证》应当载明企业名称、法定代表人或企业负责人姓名、经营方式、经营范围、注册地址、仓库地址,《药品经营许可证》证号、流水号、发证机关、发证日期、有效期限等项目。

经营方式：批发（包括配送）、零售（包括零售连锁）两种。

经营范围：麻醉药品、精神药品、医疗用毒性药品；生物制品；中药材、中药饮片、中成药、化学原料药及其制剂、抗生素原料药及其制剂、生化药品。

从事药品零售的,应先核定经营类别,确定申办人经营处方药或非处方药、乙类非处方药的资格,并在经营范围中予以明确,再核定具体经营范围。

医疗用毒性药品、麻醉药品、精神药品、放射性药品和预防性生物制品的核定按照国家特殊药品管理和预防性生物制品管理的有关规定执行。

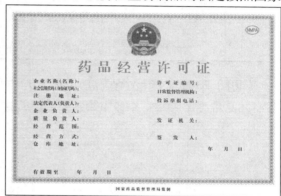

图 7-1 《药品经营许可证》样式

2)《药品经营许可证》是企业从事药品经营活动的法定凭证,任何单位和个人不得伪造、变造、买卖、出租和出借。

3)《药品经营许可证》包括正本、副本,正本、副本具有同等法律效力。

4)《药品经营许可证》有效期 5 年。

5) 国家药品监督管理局统一制定新版《药品经营许可证》（包括正、副本),证书样式（见图 7-1）。

（三）申领《药品经营许可证》的条件

根据《国务院关于深化"证照分离"改革进一步激发市场主体发展活力的通知》（国发〔2021〕7 号),对"药品批发企业许可"由省级药品监管部门优化审批服务,对"药品零售企业许可"由设区的市、县级药品监管部门优化审批服务,不再要求申请人提供营业执照等材料。见表 7-1。

表 7-1　开办药品批发企业和零售企业的主要条件

项目	开办药品批发企业	开办药品零售企业
递交部门	申办人向拟办企业所在地的省级药品监督管理部门提出筹建申请	申办人向拟办企业所在地设区的市级药品监督管理部门或省级药品监督管理部门直接设置的县级药品监督管理部门提出筹建申请
布局要求	应符合省、自治区、直辖市药品批发企业合理布局的要求	应符合当地常住人口数量、地域、交通状况和实际需要的要求,符合方便群众购药的原则
共性点	1. 具有保证所经营药品质量的规章制度； 2. 国家对经营麻醉药品、精神药品、医疗用毒性药品、预防性生物制品另有规定的,从其规定； 3. 药品经营企业的法定代表人、主要负责人对本企业的药品经营活动全面负责	

续表

项目	开办药品批发企业	开办药品零售企业
不同点	1. 具有与经营规模相适应的一定数量的执业药师； 2. 质量管理负责人具有大学以上学历，且必须是执业药师； 3. 具有能够保证药品储存质量要求的、与其经营品种和规模相适应的常温库、阴凉库、冷库； 4. 仓库中具有适合药品储存的专用货架和实现药品入库、传送、分拣、上架、出库现代物流系统的装置和设备； 5. 具有符合《药品经营质量管理规范》对药品营业场所及辅助、办公用房以及仓库管理、仓库内药品质量安全保障和进出库、在库储存与养护方面的条件； 6. 具有独立的计算机管理信息系统，能覆盖企业内药品的购进、储存、销售以及经营和质量控制的全过程； 7. 能全面记录企业经营管理及实施《药品经营质量管理规范》方面的信息； 8. 符合《药品经营质量管理规范》对药品经营各环节的要求； 9. 并具有可以实现接受当地药品监督管理部门监管的条件	1. 具有依法经过资格认定的药学技术人员。 （1）经营处方药、甲类非处方药的药品零售企业，必须配有执业药师或者其他依法经过资格认定的药学技术人员。 （2）经营乙类非处方药的药品零售企业，以及农村乡镇以下地区设立药品零售企业的，应配备具有依法经过资格认定的药学技术人员，具有与所经营药品相适应的质量管理机构或者人员，有条件的应当配备执业药师。 2. 企业营业时间，以上人员应当在岗。 3. 经营处方药、甲类非处方药的药品零售企业质量负责人应有一年以上（含一年）药品经营质量管理工作经验。 4. 具有与所经营药品相适应的营业场所、设备、仓储设施以及卫生环境。 5. 具有能够配备满足当地消费者所需药品的能力，并能保证24小时供应

（四）申领《药品经营许可证》的程序

药品批发（零售）企业申领《药品经营许可证》的具体程序见图 7-2。

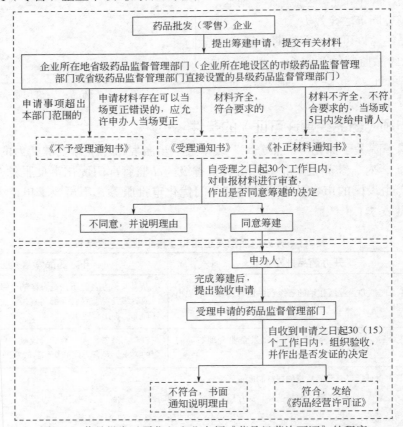

图 7-2　药品批发（零售）企业申领《药品经营许可证》的程序

（五）《药品经营许可证》的变更与换发

1.《药品经营许可证》的变更

（1）许可证变更的概念与分类 《药品经营许可证》变更分为许可事项变更和登记事项变更。许可事项变更是指经营方式、经营范围、注册地址、仓库地址（包括增减仓库）、企业法定代表人或负责人以及质量负责人的变更。登记事项变更是指上述事项以外的其他事项的变更。

（2）许可证的变更程序 药品经营企业应当在原许可事项发生变更 30 日前，向原发证机关申请《药品经营许可证》变更登记；未经批准，不得变更许可事项。原发证机关应当自收到企业变更申请和变更申请资料之日起15个工作日内作出准予变更或不予变更的决定。申请许可事项变更的，由原发证部门按照《药品经营许可证》管理办法规定的条件验收合格后，方可办理变更手续。

药品经营企业依法变更《药品经营许可证》的许可事项后，应依法向市场监督管理部门申请办理企业注册登记的有关变更手续。企业分立、合并、改变经营方式、跨原管辖地迁移，重新办理《药品经营许可证》。

2.《药品经营许可证》的换发

《药品经营许可证》有效期届满前 6 个月内，向原发证机关申请换发《药品经营许可证》。原发证机关按规定的申办条件进行审查，符合条件的，收回原证，换发新证。不符合条件的，可限期 3 个月进行整改，整改后仍不符合条件的，注销原《药品经营许可证》。药品监督管理部门根据药品经营企业的申请，应当在《药品经营许可证》有效期届满前作出是否准予其换证的决定。逾期未作出决定的，视为准予换证。企业遗失《药品经营许可证》，应立即向发证机关报告，并在发证机关指定的媒体上登载遗失声明。发证机关在企业登载遗失声明之日起满 1 个月后，按原核准事项补发《药品经营许可证》。

（六）监督检查

药品监督管理部门应加强对《药品经营许可证》持证企业的监督检查，持证企业应当按《药品经营许可证管理办法》的规定接受监督检查。

1. 监督检查的内容

企业名称、经营地址、仓库地址、企业法定代表人（企业负责人）、质量负责人、经营方式、经营范围、分支机构等重要事项的执行和变动情况；企业经营设施设备及仓储条件变动情况；企业实施《药品经营质量管理规范》（good supply practice for pharmaceutical products，GSP）情况；发证机关需要审查的其他有关事项。

2. 监督检查的方式

监督检查可以采取书面检查、现场检查或者书面与现场检查相结合的方式。发证机关可以要求持证企业报送《药品经营许可证》相关材料，通过核查有关材料，履行监督职责。

发证机关可以对持证企业进行现场检查。有下列情况之一的企业，必须进行现场检查：①上一年度新开办的企业；②上一年度检查中存在问题的企业；③因违反有关法律、法规，受到行政处罚的企业；④发证机关认为需要进行现场检查的企业。

3. 现场检查标准

由发证机关按照开办药品批发企业验收实施标准、开办药品零售企业验收实施标准和 GSP 检查标准及其现场检查项目制定，并报上一级药品监督管理部门备案。

第二节　药品流通监督管理

一、药品流通监督管理概况

（一）药品流通

1. 药品流通的定义

药品流通（drugs distribution）是从整体来看药品从生产者转移到患者的活动、体系和过程，包括了药品流、货币流、药品所有权流和药品信息流。其不同于药品买卖、药品市场营销，属宏观经济范畴。

2. 药品流通的特点

与其他商品流通相比，药品流通具有很多特点。

（1）政策性强　国家有关部门根据国家药事法规、标准、制度，对药品流通过程中的药品质量，药学服务质量，药品生产、经营企业与医疗机构的质量保证体系，药品广告及药品价格进行监督管理。《药品管理法》明确规定了药品生产、经营和使用的法律程序以及违反法律规定应负的法律责任，以保证药品的质量。

（2）专业性强　药品除具有普通商品属性外，还具有专属性、两重性、高质量性与时限性等特殊属性，专业性很强。药品流通过程中，涉及药品的采购、收货、验收、储存与养护、销售、出库、运输与配送和售后管理等多个环节。均需相应专业药学技术人员参与管理、提供药学服务，方能保证药品质量与患者权益。

（3）协调性高　药品流通从供应链的角度来看是由药品生产企业的销售，药品经营企业的经营全过程，医疗机构购进、储存与使用药品环节中涉及的人、事、物、信息、货币等组成的复杂系统，这些要素需要高度统一协调，才能保障药品流通体系正常运转，任何一个环节或其之间的衔接出现问题均将影响药品流通秩序。

（二）药品流通渠道

1. 药品流通渠道的定义

药品流通渠道是指药品从生产者转移到消费者手中所经过的途径。

2. 药品流通渠道的类型

（1）独立的销售系统　它们在法律上和经济上都是独立的具有独立法人资格的经济组织。必须首先以自己的资金购买药品，取得药品的所有权，然后才能出售。医药批发公司和社会药房便是这种机构。

（2）药品生产企业自己的销售体系　它们在法律上和经济上并不独立，财务和组织受企业控制，并且只能经销本企业生产的药品，不得销售其他企业的药品，不得从事药品批发业务。

（3）医疗机构药房　没有独立法人资格，经济上由医疗机构统一管理。它们以自己的资金购买药品，取得药品的所有权，然后凭医师处方分发出售给患者。例如医院药房、初级医疗卫生保健机构的药房或调配室。

（4）受企业约束的销售系统　它们在法律上是独立的，但经济上通过合同形式受企业约束，如医药代理商。

二、药品流通监督管理办法

为加强药品市场监管，规范药品流通秩序，保障公众用药安全，国家食品药品监督管理局对 1999 年 6 月 15 日公布实施的《药品流通监督管理办法》（暂行）进行了修订，于 2007 年 1 月 31 日以第 26 号局令颁布新的《药品流通监督管理办法》。新《办法》共 5 章 47 条，自 2007 年 5 月 1 日起施行，其颁布施行标志着我国整顿和规范药品流通秩序进入了一个新的阶段。

（一）《药品流通监督管理办法》总则

1. 适用范围

适用于在中华人民共和国境内从事药品购销及监督管理的单位或者个人。

2. 改革和创新的要求

药品生产、经营企业、医疗机构应当对其生产、经营、使用的药品质量负责。药品生产、经营企业在确保药品质量安全的前提下，应当适应现代药品流通发展方向，进行改革和创新。

3. 鼓励社会监督的原则

药品监督管理部门鼓励个人和组织对药品流通实施社会监督。对违反《药品流通监督管理办法》的行为，任何个人和组织都有权向药品监督管理部门举报和控告。

（二）药品生产、经营企业购销药品的监管

1. 对企业药品购销人员的要求

（1）培训要求　药品生产、经营企业应对其购销人员进行药品相关的法律、法规和专业知识培训，建立培训档案，培训档案中应当记录培训时间、地点、内容及接受培训的人员。

（2）资质证明　药品生产企业、药品批发企业派出销售人员销售药品的，还应当提供加盖本企业原印章的授权书复印件。授权书原件应当载明授权销售的品种、地域、期限，注明销售人员的身份证号码，并加盖本企业原印章和企业法定代表人印章（或者签名）。销售人员应当出示授权书原件及本人身份证原件，供药品采购方核实。

2. 对企业药品购销的规定

药品生产、经营企业对其药品购销行为负责，对其销售人员或设立的办事机构以本企业名义从事的药品购销行为承担法律责任。

（1）企业销售药品应提供的资料

① 加盖本企业原印章的《药品生产许可证》或《药品经营许可证》和营业执照的复印件；

② 加盖本企业原印章的所销售药品的批准证明文件复印件；

③ 销售进口药品的，按照国家有关规定提供相关证明文件。

（2）企业采购、销售药品凭证的管理规定　药品生产、经营企业采购药品时，应索取、查验、留存供货企业有关证件、资料，索取、留存销售凭证。

药品生产企业、药品批发企业销售药品时，应当开具标明供货单位名称、药品名称、生产厂商、批号、数量、价格等内容的销售凭证。药品零售企业销售药品时，应当开具标明药品名称、生产厂商、数量、价格、批号等内容的销售凭证。

药品生产、经营企业留存的资料和销售凭证，应当保存至超过药品有效期 1 年，但不得少于 3 年。

（3）关于购销药品的场所、品种与存储的规定　见表 7-2。

表 7-2 关于购销药品的场所、品种与存储的规定

项目	药品批发企业	药品零售企业
相同点	1. 知道或者应当知道他人从事无证生产、经营药品行为的，不得为其提供药品。 2. 禁止非法收购药品。 3. 药品说明书要求低温、冷藏储存的药品，药品生产、经营企业应当按照有关规定，使用低温、冷藏设施设备运输和储存。 4. 不得向公众赠送处方药或者甲类非处方药。不得采用邮售、互联网交易等方式直接向公众销售处方药。违反上述规定者给予警告、罚款。 5. 不得在核准地址以外的场所储存或者现货销售药品。不得以展示会、博览会、交易会、订货会、产品宣传会等方式现货销售药品	
不同点	1. 只能销售本企业生产的药品，不得销售受委托生产的或者他人生产的药品。 2. 不得为他人以本企业的名义经营药品提供场所或资质证明文件	1. 药品经营企业应当按照《药品经营许可证》许可的经营范围经营药品，未经审核同意，不得改变经营方式。 2. 不得为他人以本企业的名义经营药品提供场所、资质证明文件或票据等便利条件。 3. 不得购进和销售医疗机构配制的制剂

（三）医疗机构购进、储存药品的监管

1. 医疗机构药房应具备的软、硬件条件

①具有与所使用药品相适应的场所、设备、仓储设施和卫生环境；②配备相应的药学技术人员；③设立药品质量管理机构或者配备质量管理人员；④建立药品保管制度。

2. 药品购进的规定

（1）招标采购　医疗机构以集中招标方式采购药品的，应当遵守《药品管理法》《药品管理法实施条例》及有关规定。

（2）检查验收制度　医疗机构购进药品，必须建立并执行进货检查验收制度，并建有真实完整的药品购进记录。

（3）记录凭证　药品购进记录必须注明药品的通用名称、生产厂商（中药材标明产地）、剂型、规格、批号、生产日期、有效期、批准文号、供货单位、数量、价格、购进日期。

药品购进记录必须保存至超过药品有效期1年，但不得少于3年。

3. 药品储存与养护的规定

医疗机构储存药品，应当制定和执行有关药品保管、养护的制度，并采取必要的冷藏、防冻、防潮、避光、通风、防火、防虫、防鼠等措施，保证药品质量。

医疗机构应当将药品与非药品分开存放；中药材、中药饮片、化学药品、中成药应分别储存、分类存放。

4. 禁止性规定

医疗机构和计划生育技术服务机构不得未经诊疗直接向患者提供药品。

医疗机构不得采用邮售、互联网交易等方式直接向公众销售处方药。

（四）法律责任

违反《药品流通监督管理办法》应当承担的法律责任，见表 7-3。

表 7-3　违反《药品流通监督管理办法》应当承担的法律责任

违法行为	法律责任
有下列情形之一的： 1. 药品生产、经营企业未对其销售人员进行培训的； 2. 药品生产、批发企业销售药品时，未开具销售凭证的； 3. 药品生产、经营企业未按照规定留存有关资料、销售凭证的	责令限期改正，给予警告；逾期不改正的，处以 5000 元以上 2 万元以下的罚款
药品生产、经营企业未对药品销售人员的销售行为作出具体规定的	给予警告，责令限期改正
有下列情形之一的： 1. 药品生产、经营企业违反本办法第八条规定，在经药品监督管理部门核准的地址以外的场所现货销售药品的； 2. 药品生产企业违反本办法第九条规定的； 3. 药品生产、经营企业违反本办法第十五条规定的； 4. 药品经营企业违反本办法第十七条规定的	依据《药品管理法》第一百一十五条，责令关闭，没收违法销售的药品和违法所得，并处违法销售的药品（包括已售出和未售出的药品）货值金额十五倍以上三十倍以下的罚款；货值金额不足十万元的，按十万元计算
药品生产、经营企业在经药品监督管理部门核准的地址以外的场所储存药品的	按照《药品管理法实施条例》第六十九条的规定予以处罚
药品零售企业销售药品时，未开具销售凭证的	责令改正，给予警告；逾期不改正的，处以 500 元以下的罚款
药品生产、经营企业知道或者应当知道他人从事无证生产、经营药品行为而为其提供药品的	给予警告，责令改正，并处 1 万元以下的罚款，情节严重的，处 1 万元以上 3 万元以下的罚款
药品生产、经营企业为他人以本企业的名义经营药品提供场所，或者资质证明文件，或者票据等便利条件的	按照《药品管理法》第一百二十二条的规定予以处罚
药品经营企业购进或者销售医疗机构配制的制剂的	按照《药品管理法》第一百三十三条规定予以处罚
药品零售企业不凭处方销售处方药的	责令限期改正，给予警告；逾期不改正或者情节严重的，处以 1000 元以下的罚款
药品零售企业在执业药师或者其他依法经过资格认定的药学技术人员不在岗时销售处方药或者甲类非处方药的	责令限期改正，给予警告；逾期不改正的，处以 1000 元以下的罚款
药品生产、批发企业未在药品说明书规定的低温、冷藏条件下运输药品的	给予警告，责令限期改正；逾期不改正的，处以 5000 元以上 2 万元以下的罚款；有关药品经依法确认属于假劣药品的，按照《药品管理法》有关规定予以处罚
药品生产、批发企业未在药品说明书规定的低温、冷藏条件下储存药品的	有关药品经依法确认属于假劣药品的，按照《药品管理法》有关规定予以处罚
药品生产、经营企业以搭售、买药品赠药品、买商品赠药品等方式向公众赠送处方药或者甲类非处方药的	限期改正，给予警告；逾期不改正或者情节严重的，处以赠送药品货值金额 2 倍以下的罚款，但是最高不超过 3 万元
违反本办法第二十三条至第二十七条的	责令限期改正，情节严重的，给予通报
药品生产、经营企业、医疗机构以邮售、互联网交易等方式直接向公众销售处方药的	责令改正，给予警告，并处销售药品货值金额 2 倍以下的罚款，但是最高不超过 3 万元
非法收购药品的	按照《药品管理法》第一百二十九条的规定予以处罚
药品监督管理部门及其工作人员玩忽职守，对应当予以制止和处罚的违法行为不予制止、处罚的	对直接负责的主管人员和其他直接责任人员给予行政处分；构成犯罪的，依法追究刑事责任

第三节　药品经营质量管理规范

《药品经营质量管理规范》（good supply practice for pharmaceutical products，GSP），是针

对药品经营活动的特点，为在流通环节中确保药品质量而制定的一套系统的、科学的质量保证措施和管理规范，是药品经营管理和质量控制的基本准则。

我国于20世纪80年代初引进了GSP概念。并于1982年开始了GSP的起草工作。1984年，中国医药公司组织制定的《医药商品质量管理规范（试行）》，由国家医药管理局发文在全国医药商业范围内试行。1991年中国医药商业协会组织力量对1984版GSP进行了修订，1992年由国家医药管理局正式发布实施，使GSP成为政府实行医药行业管理的部门规章。1998年，国家药品监督管理局成立后，总结了十几年来GSP实施经验，在1992版GSP的基础上重新修订了GSP，并于2000年4月30日以第20号局令颁布，2000年7月1日起正式施行。随后又发布了《药品经营质量管理规范实施细则》，并多次发文布置GSP认证工作。但随着我国经济与社会的快速发展，其已不能适应药品流通发展和药品监管工作要求。从2005年起，国家食品药品监督管理局着手开展调查研究，探索在GSP修订中如何贯彻科学监管理念，有效提高监管工作效能，2009年正式启动修订工作。2012年，最终形成了GSP修订草案，并于2013年1月22日以卫生部第90号令颁布，于2013年6月1日起施行。国家食品药品监督管理总局对2013年版GSP进行了再次修订，并于2015年6月25日颁布实施。

2016年6月30日，国家食品药品监督管理总局为加强药品经营质量管理，保障药品安全，局务会议审议通过《关于修改〈药品经营质量管理规范〉的决定》，并与2016年7月20日全文重新公布并施行。

根据2019年新版《药品管理法》取消GSP认证，但并不意味着放松监管，而是逐渐转型为动态的事中事后监管，对企业的监管力度反而更强。有关要求分别纳入药品生产和药品经营许可条件。

一、GSP 的基本精神和特点

（一）GSP 的基本精神

GSP的基本精神是："企业应当在药品采购、储存、销售、运输等环节采取有效的质量控制措施，建立包括组织机构、人员、设施设备和过程管理等方面的质量体系，并使之有效运行，以确保药品质量。"

药品经营过程的质量管理，是药品生产质量管理的延伸，是控制、保证已形成的药品质量的保持，也是药品使用质量管理的前提和保证。药品经营过程质量管理的目的是，控制和保证药品的安全性、有效性、稳定性；控制和保证假药、劣药及一切不合格、不合法的药品不进入流通领域，不到使用者手中；做到按质、按量、按期、按品种、以合理的价格满足医疗保健的需求。

（二）特点

（1）基础性 GSP是药品经营质量管理的法定最低要求，它不是最严格的、最好的或是企业根本无法达到的高要求、高标准，而是保证药品经营质量的最低标准。任何一个国家的GSP都不能把只有少数企业做得到的一种标准来作为全国所有企业的强制性要求。当然企业也可以在超越GSP的基础上进行经营，制定自身的企业标准。

（2）原则性 GSP的条款是原则性条款，仅指明了要求达到的目标，而没有列出如何达到这些目标的解决方法，企业要根据自身经营的实际依照GSP法规严格执行。至于如何达到这些要求，企业可以自主选择，根据不同的经营范围和经营方式而采取相应的方法。

（3）**时效性**　GSP 法规的制定要密切联系经营企业的实际，而经营企业的实际质量水平又与国家的医药科技和经济发展水平相适应。也就是说 GSP 法规具有鲜明的时效性，需要根据实际情况进行定期或不定期的修改或补充。

二、GSP 的主要内容

（一）GSP 的法律框架

2016 年版 GSP 共 4 章 184 条。其法律框架为：第一章总则，共 4 条；第二章药品批发的质量管理，共 115 条；第三章药品零售的质量管理，共 58 条；第四章附则，共 7 条。

GSP 第二章与第三章的框架见表 7-4。

表 7-4　GSP 第二章与第三章的框架

项目	第二章　药品批发的质量管理	第三章　药品零售的质量管理
第一节	质量管理体系	质量管理与职责
第二节	组织机构与质量管理职责	人员管理
第三节	人员与培训	文件
第四节	质量管理体系文件	设施与设备
第五节	设施与设备	采购与验收
第六节	校准与验证	陈列与储存
第七节	计算机系统	销售管理
第八节	采购	售后管理
第九节	收货与验收	
第十节	储存与养护	
第十一节	销售	
第十二节	出库	
第十三节	运输与配送	
第十四节	售后管理	

（二）GSP 对企业质量管理职责和制度的规定

企业应当依据有关法律法规及 GSP 的要求建立质量管理体系，确定质量方针，制定质量管理体系文件，开展质量策划、质量控制、质量保证、质量改进和质量风险管理等活动。企业质量管理体系应当与其经营范围和规模相适应，包括组织机构、人员、设施设备、质量管理体系文件及相应的计算机系统等。企业应当定期以及在质量管理体系关键要素发生重大变化时，组织开展内审。企业制定质量管理体系文件应当符合企业实际，包括质量管理制度、部门及岗位职责、操作规程、档案、报告、记录和凭证等。书面记录及凭证应当及时填写，并做到字迹清晰，不得随意涂改，不得撕毁；更改记录的，应当注明理由、日期并签名，保持原有信息清晰可辨。记录及凭证应当至少保存 5 年。疫苗、特殊管理的药品的记录及凭证按相关规定保存。

企业应当设立与其经营活动和质量管理相适应的组织机构或者岗位，明确规定其职责、权限及相互关系。企业负责人是药品质量的主要责任人，全面负责企业日常管理，负责提供必要的条件，保证质量管理部门和质量管理人员有效履行职责，确保企业实现质量目标并按照 GSP 要求经营药品。企业质量负责人应当由高层管理人员担任，全面负责药品质量管理工作，独立履行职责，在企业内部对药品质量管理具有裁决权。企业应当设立质量管理部门，有效开展质量管理工作，其职责不得由其他部门及人员履行。

1. 质量管理部门的职责

见表 7-5。

表 7-5　质量管理部门应当履行的职责

项目	药品批发企业	药品零售企业
执行部门	质量管理部门	应当设置质量管理部门或者配备质量管理人员
相同点	1. 督促相关部门和岗位人员执行药品管理的法律法规基本规范； 2. 组织制定质量管理体系文件，并指导、监督文件的执行； 3. 负责假劣药品的报告； 4. 负责药品质量投诉和质量事故的调查、处理及报告； 5. 负责药品不良反应的报告； 6. 其他应当由质量管理部门履行的职责	
不同点	1. 负责对供货单位和购货单位的合法性、购进药品的合法性以及供货单位销售人员、购货单位采购人员的合法资格进行审核，并根据审核内容的变化进行动态管理； 3. 负责质量信息的收集和管理，并建立药品质量档案； 4. 负责药品的验收，指导并监督药品采购、储存、养护、销售、退货、运输等环节的质量管理工作； 5. 负责不合格药品的确认，对不合格药品的处理过程实施监督； 6. 负责药品质量查询； 7. 负责指导设定计算机系统质量控制功能； 8. 负责计算机系统操作权限的审核和质量管理基础数据的建立及更新； 9. 组织验证、校准相关设施设备； 10. 负责药品召回的管理； 11. 组织质量管理体系的内审和风险评估； 12. 组织对药品供货单位及购货单位质量管理体系和服务质量的考察和评价； 13. 组织对被委托运输的承运方运输条件和质量保障能力的审查； 14. 协助开展质量管理教育和培训	1. 负责对供货单位及其销售人员资格证明的审核； 2. 负责对所采购药品合法性的审核； 3. 负责药品的验收，指导并监督药品采购、储存、陈列、销售等环节的质量管理工作； 4. 负责药品质量查询及质量信息管理； 5. 负责对不合格药品的确认及处理； 6. 开展药品质量管理教育和培训； 7. 负责计算机系统操作权限的审核、控制及质量管理基础数据的维护； 8. 负责组织计量器具的校准及检定工作； 9. 指导并监督药学服务工作

2. 质量管理制度

① 质量管理体系内审的规定；

② 质量否决权的规定；

③ 质量管理文件的管理；

④ 质量信息的管理；

⑤ 供货单位、购货单位、供货单位销售人员及购货单位采购人员等资格审核的规定；

⑥ 药品采购、收货、验收、储存、养护、销售、出库、运输的管理；

⑦ 特殊管理的药品的规定；

⑧ 药品有效期的管理；

⑨ 不合格药品、药品销毁的管理；

⑩ 药品退货的管理；

⑪ 药品召回的管理；

⑫ 质量查询的管理；

⑬ 质量事故、质量投诉的管理；

⑭ 药品不良反应报告的规定；

⑮ 环境卫生、人员健康的规定；

⑯ 质量方面的教育、培训及考核的规定；

⑰ 设施设备保管和维护的管理；

⑱ 设施设备验证和校准的管理；

⑲ 记录和凭证的管理；

⑳ 计算机系统的管理；

㉑ 药品追溯的规定；

㉒ 其他应当规定的内容。

（三）GSP 对人员与培训的规定

1. 药品批发的质量管理中关于人员与培训的规定

企业应当对各岗位人员进行与其职责和工作内容相关的岗前培训和继续培训，以符合 GSP 要求。从事特殊管理的药品和冷藏冷冻药品的储存、运输等工作的人员，应当接受相关法律法规和专业知识培训并经考核合格后方可上岗。质量管理、验收、养护、储存等直接接触药品岗位的人员应当进行岗前及年度健康检查，并建立健康档案。患有传染病或者其他可能污染药品的疾病的，不得从事直接接触药品的工作。身体条件不符合相应岗位特定要求的，不得从事相关工作。具体规定要求见表 7-6。

表 7-6　药品批发企业人员规定

岗位		学历	专业	职称/资格	从业时间	其他要求
企业负责人		大专以上	—	或中级以上	—	基本的药学专业知识培训，熟悉有关药品管理的法律法规及 GSP
企业质量负责人		本科以上	—	执业药师	3 年以上药品经营质量管理工作经历	正确判断保障实施
质量管理部门负责人		—	—	执业药师	3 年以上药品经营质量管理工作经历	独立解决质量问题
质量管理人员		药学中专或者医学、生物、化学等相关专业大学专科以上		或药学初级以上	—	—
验收员、养护员		中专以上	药学或者医学、生物、化学等相关专业	或药学初级以上	—	—
中药材、中药饮片	验收	中专以上	中药学专业	或中药学中级以上	—	—
	养护			或中药学初级以上		
直接收购地产中药材	验收		—	中药学中级以上	—	—
疫苗	质量管理	本科以上	预防医学、药学、微生物学或者医学	中级以上	3 年以上从事疫苗管理或者技术工作经历	配备2名以上专业技术人员专门负责
	验收					
采购员		中专以上	药学/相关	—	—	—
销售、储存员		高中以上	—	—	—	—

2. 药品零售的质量管理中关于人员与培训的规定

企业各岗位人员应当接受相关法律法规及药品专业知识与技能的岗前培训和继续培训，以符合 GSP 要求。企业应当对直接接触药品岗位的人员进行岗前及年度健康检查，并建立健康档案。具体规定要求见表 7-7。

表 7-7　药品零售企业人员规定

工作岗位	岗位要求（专业、技术职称或职责）
企业法定代表人/企业负责人	应当具备执业药师资格
质量管理、验收、采购人员	应当具有药学或者医学、生物、化学等相关专业学历或者具有药学专业技术职称
中药饮片质量管理、验收、采购人员	应当具有中药学中专以上学历或者具有中药学专业初级以上专业技术职称
营业员	应当具有高中以上文化程度或者符合省级药品监督管理部门规定的条件。中药饮片调剂人员应当具有中药学中专以上学历或者具备中药调剂员资格

（四）GSP 对设施与设备的规定

1. 对药品批发企业设施与设备的规定

（1）对各分区的要求　企业应当具有与其药品经营范围、经营规模相适应的经营场所和库房，药品储存作业区、辅助作业区应当与办公区和生活区分开一定距离或者有隔离措施。库房的选址、设计、布局、建造、改造和维护应当符合药品储存的要求，防止药品的污染、交叉污染、混淆和差错。药品储存作业区、辅助作业区应当与办公区和生活区分开一定距离或者有隔离措施。

（2）对库房的要求

1）库房的规模及条件应当满足药品的合理、安全储存，并达到以下要求，便于开展储存作业：①库房内外环境整洁，无污染源，库区地面硬化或者绿化；②库房内墙、顶光洁，地面平整，门窗结构严密；③库房有可靠的安全防护措施，能够对无关人员进入实行可控管理，防止药品被盗、替换或者混入假药；④有防止室外装卸、搬运、接收、发运等作业受异常天气影响的措施。

2）库房应当配备的设施设备：①药品与地面之间有效隔离的设备；②避光、通风、防潮、防虫、防鼠等设备；③有效调控温湿度及室内外空气交换的设备；④自动监测、记录库房温湿度的设备；⑤符合储存作业要求的照明设备；⑥用于零货拣选、拼箱发货操作及复核的作业区域和设备；⑦包装物料的存放场所；⑧验收、发货、退货的专用场所；⑨不合格药品专用存放场所；⑩经营特殊管理的药品有符合国家规定的储存设施。

3）经营中药材、中药饮片的，应当有专用的库房和养护工作场所，直接收购地产中药材的应当设置中药样品室（柜）。

4）储存、运输冷藏、冷冻药品的，应当配备的设施设备：①与其经营规模和品种相适应的冷库，经营疫苗的应当配备两个以上独立冷库；②用于冷库温度自动监测、显示、记录、调控、报警的设备；③冷库制冷设备的备用发电机组或者双回路供电系统；④有特殊低温要求的药品，应当配备符合其储存要求的设施设备；⑤冷藏车及车载冷藏箱或者保温箱等设备。

（3）对运输的要求　运输药品应当使用封闭式货物运输工具。运输冷藏、冷冻药品的冷藏车及车载冷藏箱、保温箱应当符合药品运输过程中对温度控制的要求。冷藏车具有自动调控温度、显示温度、存储和读取温度监测数据的功能；冷藏箱及保温箱具有外部显示和采集箱体内温度数据的功能。

（4）**设施设备的维护** 储存、运输设施设备的定期检查、清洁和维护应当由专人负责，并建立记录和档案。

2. **对药品零售企业设施与设备的规定**

（1）**对各分区的要求** 企业的营业场所应当与其药品经营范围、经营规模相适应，并与药品储存、办公、生活辅助及其他区域分开。营业场所应当具有相应设施或者采取其他有效措施，避免药品受室外环境的影响，并做到宽敞、明亮、整洁、卫生。

（2）**对营业场所的要求** 营业场所应当有以下营业设备：①货架和柜台；②监测、调控温度的设备；③经营中药饮片的，有存放饮片和处方调配的设备；④经营冷藏药品的，有专用冷藏设备；⑤经营第二类精神药品、毒性中药品种和罂粟壳的，有符合安全规定的专用存放设备；⑥药品拆零销售所需的调配工具、包装用品。

（3）**对库房的要求** 企业设置库房的，应当做到库房内墙、顶光洁，地面平整，门窗结构严密；有可靠的安全防护、防盗等措施。仓库应当有以下设施设备：①药品与地面之间有效隔离的设备；②避光、通风、防潮、防虫、防鼠等设备；③有效监测和调控温湿度的设备；④符合储存作业要求的照明设备；⑤验收专用场所；⑥不合格药品专用存放场所；⑦经营冷藏药品的，有与其经营品种及经营规模相适应的专用设备。

经营特殊管理的药品应当有符合国家规定的储存设施。储存中药饮片应当设立专用库房。

（4）**设施设备的维护** 企业应当按照国家有关规定，对计量器具、温湿度监测设备等定期进行校准或者检定。

3. **对计算机系统的要求**

（1）**药品批发企业** 企业应当建立能够符合经营全过程管理及质量控制要求的计算机系统，实现药品质量可追溯。企业计算机系统应当符合以下要求：

① 有支持系统正常运行的服务器和终端机；

② 有安全、稳定的网络环境，有固定接入互联网的方式和安全可靠的信息平台；

③ 有实现部门之间、岗位之间信息传输和数据共享的局域网；

④ 有药品经营业务票据生成、打印和管理功能；

⑤ 有符合 GSP 要求及企业管理实际需要的应用软件和相关数据库。

（2）**药品零售企业** 企业应当建立能够符合经营和质量管理要求的计算机系统，并满足药品追溯的要求。

（五）GSP 对文件管理的规定

1. **对药品批发企业的文件规定**

企业制定质量管理体系文件应当符合企业实际，文件包括质量管理制度、部门及岗位职责、操作规程、档案、报告、记录和凭证等。文件应当标明题目、种类、目的以及文件编号和版本号。文字应当准确、清晰、易懂。文件应当分类存放，便于查阅。企业应当定期审核、修订文件，使用的文件应当为现行有效的文本，已废止或者失效的文件除留档备查外，不得在工作现场出现。企业应当保证各岗位获得与其工作内容相对应的必要文件，并严格按照规定开展工作。

（1）**质量管理制度的内容**

①质量管理体系内审的规定；②质量否决权的规定；③质量管理文件的管理；④质量信息的管理；⑤供货单位、购货单位、供货单位销售人员及购货单位采购人员等资格审核的规

定；⑥药品采购、收货、验收、储存、养护、销售、出库、运输的管理；⑦特殊管理的药品的规定；⑧药品有效期的管理；⑨不合格药品、药品销毁的管理；⑩药品退货的管理；⑪药品召回的管理；⑫质量查询的管理；⑬质量事故、质量投诉的管理；⑭药品不良反应报告的规定；⑮环境卫生、人员健康的规定；⑯质量方面的教育、培训及考核的规定；⑰设施设备保管和维护的管理；⑱设施设备验证和校准的管理；⑲记录和凭证的管理；⑳计算机系统的管理；㉑药品追溯的规定；㉒其他应当规定的内容。

（2）部门及岗位职责的内容

①质量管理、采购、储存、销售、运输、财务和信息管理等部门职责；②企业负责人、质量负责人及质量管理、采购、储存、销售、运输、财务和信息管理等部门负责人的岗位职责；③质量管理、采购、收货、验收、储存、养护、销售、出库复核、运输、财务、信息管理等岗位职责；④与药品经营相关的其他岗位职责。

（3）操作规程 包括药品采购、收货、验收、储存、养护、销售、出库复核、运输等环节及计算机系统的操作规程。

（4）记录 建立药品采购、验收、养护、销售、出库复核、销后退回和购进退出、运输、储运温度和湿度监测、不合格药品处理等相关记录，做到真实、完整、准确、有效和可追溯。通过计算机系统记录数据时，有关人员应当按照操作规程，通过授权及密码登录后方可进行数据的录入或者复核；数据的更改应当经质量管理部门审核并在其监督下进行，更改过程应当留有记录。

2. 对药品零售企业的文件规定

企业应当按照有关法律法规及本规范规定，制定符合企业实际的质量管理文件。文件包括质量管理制度、岗位职责、操作规程、档案、记录和凭证等，并对质量管理文件定期审核、及时修订。企业应当采取措施确保各岗位人员正确理解质量管理文件的内容，保证质量管理文件有效执行。

（1）质量管理制度的内容

①药品采购、验收、陈列、销售等环节的管理，设置库房的还应当包括储存、养护的管理；②供货单位和采购品种的审核；③处方药销售的管理；④药品拆零的管理；⑤特殊管理的药品和国家有专门管理要求的药品的管理；⑥记录和凭证的管理；⑦收集和查询质量信息的管理；⑧质量事故、质量投诉的管理；⑨中药饮片处方审核、调配、核对的管理；⑩药品有效期的管理；⑪不合格药品、药品销毁的管理；⑫环境卫生、人员健康的规定；⑬提供用药咨询、指导合理用药等药学服务的管理；⑭人员培训及考核的规定；⑮药品不良反应报告的规定；⑯计算机系统的管理；⑰药品追溯的规定；⑱其他应当规定的内容。

（2）部门及岗位职责的内容 企业应当明确企业负责人、质量管理、采购、验收、营业员以及处方审核、调配等岗位的职责，设置库房的还应当包括储存、养护等岗位职责。质量管理岗位、处方审核岗位的职责不得由其他岗位人员代为履行。

（3）药品零售操作规程的内容

①药品采购、验收、销售；②处方审核、调配、核对；③中药饮片处方审核、调配、核对；④药品拆零销售；⑤特殊管理的药品和国家有专门管理要求的药品的销售；⑥营业场所药品陈列及检查；⑦营业场所冷藏药品的存放；⑧计算机系统的操作和管理；⑨设置库房的还应当包括储存和养护的操作规程。

（4）记录 企业应当建立药品采购、验收、销售、陈列检查、温湿度监测、不合格药品处理等相关记录，做到真实、完整、准确、有效和可追溯。记录及相关凭证应当至少保存 5

年。特殊管理的药品的记录及凭证按规定保存。通过计算机系统记录数据时，相关岗位人员应当按照操作规程，通过授权及密码登录计算机系统，进行数据的录入，保证数据原始、真实、准确、安全和可追溯。电子记录数据应当以安全、可靠方式定期备份。

（六）GSP对校准与验证的规定

1. 校准

药品批发企业应当按照国家有关规定，对计量器具、温度和湿度监测设备等定期进行校准或者检定。

2. 验证

（1）验证的对象 药品批发企业应对冷库、储运温湿度监测系统以及冷藏运输等设施设备进行使用前验证、定期验证及停用时间超过规定时限的。

（2）验证文件 根据相关验证管理制度，形成验证控制文件，包括验证方案、报告、评价、偏差处理和预防措施等。

（3）验证的实施 验证应当按照预先确定和批准的方案实施，验证报告应当经过审核和批准，验证文件应当存档。企业应当根据验证确定的参数及条件，正确、合理使用相关设施设备。

（七）GSP对药品经营过程质量管理的规定

1. 采购

企业的采购活动应当符合：①确定供货单位的合法资格；②确定所购入药品的合法性；③核实供货单位销售人员的合法资格；④与供货单位签订质量保证协议。

企业与供货单位签订的质量保证协议至少包括：①明确双方质量责任；②供货单位应当提供符合规定的资料且对其真实性、有效性负责；③供货单位应当按照国家规定开具发票；④药品质量符合药品标准等有关要求；⑤药品包装、标签、说明书符合有关规定；⑥药品运输的质量保证及责任；⑦质量保证协议的有效期限。

采购中涉及的首营企业、首营品种，采购部门应当填写相关申请表格，经过质量管理部门和企业质量负责人的审核批准。必要时应当组织实地考察，对供货单位质量管理体系进行评价。采购首营品种应当审核药品的合法性，索取加盖供货单位公章（原印章）的药品生产或者进口批准证明文件复印件并予以审核，审核无误的方可采购。首营企业是指采购药品时，与本企业首次发生供需关系的药品生产或者经营企业。首营品种是指本企业首次采购的药品。

采购药品时，企业应当向供货单位索取发票。发票应当列明药品的通用名称、规格、单位、数量、单价、金额等；不能全部列明的，应当附《销售货物或者提供应税劳务清单》，并加盖供货单位发票专用章原印章、注明税票号码。发票上的购、销单位名称及金额、品名应当与付款流向及金额、品名一致，并与财务账目内容相对应。发票按有关规定保存。采购药品应当建立采购记录。采购记录应当有药品的通用名称、剂型、规格、生产厂商、供货单位、数量、价格、购货日期等内容，采购中药材、中药饮片的还应当标明产地。采购特殊管理的药品，应当严格按照国家有关规定进行。

2. 收货与验收

（1）收货 药品到货时，收货人员应当核实运输方式是否符合要求，并对照随货同行单（票）和采购记录核对药品，做到票、账、货相符。冷藏、冷冻药品到货时，应当对其运输方式及运输过程的温度记录、运输时间等质量控制状况进行重点检查并记录。不符合温度要求的应当拒收。收货人员对符合收货要求的药品，应当按品种特性要求放于相应待验区域，或者设置状态标志，通知验收。冷藏、冷冻药品应当在冷库内待验。

（2）验收　验收药品应当按照药品批号查验同批号的检验报告书。企业应当按照验收规定，对每次到货药品进行逐批抽样验收，抽取的样品应当具有代表性。①同一批号的药品应当至少检查一个最小包装，但生产企业有特殊质量控制要求或者打开最小包装可能影响药品质量的，可不打开最小包装；②破损、污染、渗液、封条损坏等包装异常以及零货、拼箱的，应当开箱检查至最小包装；③外包装及封签完整的原料药、实施批签发管理的生物制品，可不开箱检查。验收人员应当对抽样药品的外观、包装、标签、说明书以及相关的证明文件等逐一进行检查、核对。企业应当建立库存记录，验收合格的药品应当及时入库登记（上架）；验收不合格的，不得入库（上架），并由质量管理部门处理。

验收人员应当对抽样药品的外观、包装、标签、说明书以及相关的证明文件等逐一进行检查、核对；验收结束后，应当将抽取的完好样品放回原包装箱，加封并标示。特殊管理的药品应当按照相关规定在专库或者专区内验收。

验收药品应当做好验收记录，包括药品的通用名称、剂型、规格、批准文号、批号、生产日期、有效期、生产厂商、供货单位、到货数量、到货日期、验收合格数量、验收结果等内容。

3. 陈列、储存与养护

（1）陈列　药品经营企业应当对营业场所温度进行监测和调控，以使营业场所的温度符合常温要求。企业应当定期进行卫生检查，保持环境整洁。存放、陈列药品的设备应当保持清洁卫生，不得放置与销售活动无关的物品，并采取防虫、防鼠等措施，防止污染药品。

1）药品的陈列应当符合以下要求：①按剂型、用途以及储存要求分类陈列，并设置醒目标志，类别标签字迹清晰、放置准确；②药品放置于货架（柜），摆放整齐有序，避免阳光直射；③处方药、非处方药分区陈列，并有处方药、非处方药专用标识；④处方药不得采用开架自选的方式陈列和销售；⑤外用药与其他药品分开摆放；⑥拆零销售的药品集中存放于拆零专柜或者专区；⑦第二类精神药品、毒性中药品种和罂粟壳不得陈列；⑧冷藏药品放置在冷藏设备中，按规定对温度进行监测和记录，并保证存放温度符合要求；⑨中药饮片柜斗谱的书写应当正名正字；装斗前应当复核，防止错斗、串斗；应当定期清斗，防止饮片生虫、发霉、变质；不同批号的饮片装斗前应当清斗并记录；⑩经营非药品应当设置专区，与药品区域明显隔离，并有醒目标志。

2）检查与有效期的跟踪：企业应当定期对陈列、存放的药品进行检查，重点检查拆零药品和易变质、近效期、摆放时间较长的药品以及中药饮片。发现有质量疑问的药品应当及时撤柜，停止销售，由质量管理人员确认和处理，并保留相关记录。企业应当对药品的有效期进行跟踪管理，防止近效期药品售出后可能发生的过期使用。

（2）对储存的要求　药品经营企业应当根据药品的质量特性对药品进行合理储存，并符合以下要求：①按包装标示的温度要求储存药品，包装上没有标示具体温度的，按照《中华人民共和国药典》规定的贮藏要求进行储存；②储存药品相对湿度为 35%～75%；③在人工作业的库房储存药品，按质量状态实行色标管理：合格药品为绿色，不合格药品为红色，待确定药品为黄色；④储存药品应当按照要求采取避光、遮光、通风、防潮、防虫、防鼠等措施；⑤搬运和堆码药品应当严格按照外包装标示要求规范操作，堆码高度符合包装图示要求，避免损坏药品包装；⑥药品按批号堆码，不同批号的药品不得混垛，垛间距不小于 5 厘米，与库房内墙、顶、温度调控设备及管道等设施间距不小于 30 厘米，与地面间距不小于

10厘米；⑦药品与非药品、外用药与其他药品分开存放，中药材和中药饮片分库存放；⑧特殊管理的药品应当按照国家有关规定储存；⑨拆除外包装的零货药品应当集中存放；⑩储存药品的货架、托盘等设施设备应当保持清洁，无破损和杂物堆放；⑪未经批准的人员不得进入储存作业区，储存作业区内的人员不得有影响药品质量和安全的行为；⑫药品储存作业区内不得存放与储存管理无关的物品。

（3）养护　养护人员应当根据库房条件、外部环境、药品质量特性等对药品进行养护。

1）养护的主要内容：①指导和督促储存人员对药品进行合理储存与作业；②检查并改善储存条件、防护措施、卫生环境；③对库房温湿度进行有效监测、调控；④按照养护计划对库存药品的外观、包装等质量状况进行检查，并建立养护记录；对储存条件有特殊要求的或者有效期较短的品种应当进行重点养护；⑤发现有问题的药品应当及时在计算机系统中锁定和记录，并通知质量管理部门处理；⑥对中药材和中药饮片应当按其特性采取有效方法进行养护并记录，所采取的养护方法不得对药品造成污染；⑦定期汇总、分析养护信息。

2）利用计算机系统管理有效期：企业应当采用计算机系统对库存药品的有效期进行自动跟踪和控制，采取近效期预警及超过有效期自动锁定等措施，防止过期药品销售。

3）对破损和质量可疑药品的处理：药品因破损而导致液体、气体、粉末泄漏时，应当迅速采取安全处理措施，防止对储存环境和其他药品造成污染。对质量可疑的药品应当立即采取停售措施，并在计算机系统中锁定，同时报告质量管理部门确认。对存在质量问题的药品应当采取以下措施：①存放于标志明显的专用场所，并有效隔离，不得销售；②怀疑为假药的，及时报告食品药品监督管理部门；③属于特殊管理的药品，按照国家有关规定处理；④不合格药品的处理过程应当有完整的手续和记录；⑤对不合格药品应当查明并分析原因，及时采取预防措施。

（4）盘点　企业应当对库存药品定期盘点，做到账、货相符。

4. 出库与运输

（1）出库　出库时应当对照销售记录进行复核。发现以下情况不得出库，并报告质量管理部门处理：①药品包装出现破损、污染、封口不牢、衬垫不实、封条损坏等问题；②包装内有异常响动或者液体渗漏；③标签脱落、字迹模糊不清或者标识内容与实物不符；④药品已超过保质有效期；⑤其他异常情况的药品。

药品出库复核应当建立记录，包括购货单位、药品的通用名称、剂型、规格、数量、批号、有效期、生产厂商、出库日期、质量状况和复核人员等内容。特殊管理的药品出库应当按照有关规定进行复核。

药品拼箱发货的代用包装箱应当有醒目的拼箱标志。药品出库时，应当加盖企业药品出库专用章原印章的随货同行单（票）。冷藏、冷冻药品的装箱、装车等项作业，应当由专人负责并符合以下要求：①车载冷藏箱或者保温箱在使用前应当达到相应的温度要求；②应当在冷藏环境下完成冷藏、冷冻药品的装箱、封箱工作；③装车前应当检查冷藏车辆的启动、运行状态，达到规定温度后方可装车；④启运时应当做好运输记录，内容包括运输工具和启运时间等。

（2）运输　运输药品，应当根据药品的包装、质量特性并针对车况、道路、天气等因素，选用适宜的运输工具，采取相应措施防止出现破损、污染等问题。发运药品时，应当检查运输工具，发现运输条件不符合规定的，不得发运。运输药品过程中，运载工具应当保持密闭。企业应当严格按照外包装标示的要求搬运、装卸药品，并根据药品的温度控制要求，在运输过程中采取必要的保温或者冷藏、冷冻措施。企业委托其他单位运输药品的，应当对承运方运输药品的质量保障能力进行审计，索取运输车辆的相关资料，符合 GSP 运输设施设备条件和要求的方可委托。

企业委托运输药品应当有记录，实现运输过程的质量追溯。记录至少包括发货时间、发货地址、收货单位、收货地址、货单号、药品件数、运输方式、委托经办人、承运单位，采用车辆运输的还应当载明车牌号，并留存驾驶人员的驾驶证复印件。记录应当至少保存 5 年。

5. 销售与售后管理

（1）销售　药品批发企业应当将药品销售给合法的购货单位，并对购货单位的证明文件、采购人员及提货人员的身份证明进行核实，保证药品销售流向真实、合法；销售药品，应当如实开具发票，做到票、账、货、款一致。企业应当做好药品销售记录。销售记录应当包括药品的通用名称、规格、剂型、批号、有效期、生产厂商、购货单位、销售数量、单价、金额、销售日期等内容。销售特殊管理的药品以及国家有专门管理要求的药品，应当严格按照国家有关规定执行。

药品零售企业应当在营业场所的显著位置悬挂《药品经营许可证》、营业执照、执业药师注册证等。营业人员应当佩戴有照片、姓名、岗位等内容的工作牌，是执业药师和药学技术人员的，工作牌还应当标明执业资格或者药学专业技术职称。在岗执业的执业药师应当挂牌明示。药品拆零销售应当符合：①负责拆零销售的人员经过专门培训；②拆零的工作台及工具保持清洁、卫生，防止交叉污染；③做好拆零销售记录，内容包括拆零起始日期、药品的通用名称、规格、批号、生产厂商、有效期、销售数量、销售日期、分拆及复核人员等；④拆零销售应当使用洁净、卫生的包装，包装上注明药品名称、规格、数量、用法、用量、批号、有效期以及药店名称等内容；⑤提供药品说明书原件或者复印件；⑥拆零销售期间，保留原包装和说明书。

企业销售药品应当开具销售凭证，内容包括药品名称、生产厂商、数量、价格、批号、规格等，并做好销售记录。销售特殊管理的药品和国家有专门管理要求的药品，应当严格执行国家有关规定。

（2）售后管理　药品批发企业应当加强对退货的管理，保证退货环节药品的质量和安全，防止混入假冒药品。除药品质量原因外，药品零售企业药品一经售出，不得退换。药品批发企业应当按照质量管理制度的要求，制定投诉管理操作规程，配备专职或者兼职人员负责售后投诉管理。药品零售企业应当在营业场所公布药品监督管理部门的监督电话，设置顾客意见簿，及时处理顾客对药品质量的投诉。企业应当按照国家有关规定承担药品不良反应监测和报告工作并协助药品生产企业履行召回义务。

第四节　药品网络销售监督管理

随着电子信息技术的发展与国民购药习惯的多元化，网络逐渐成为药品销售的重要渠道之一。为了规范药品网络销售和药品网络交易平台服务活动，保障公众用药安全，国家市场监督管理总局令第 58 号公布《药品网络销售监督管理办法》，自 2022 年 12 月 1 日起施行。该办法共六章 42 条，明确了从事药品网络销售活动的要求，落实了第三方平台管理责任，加强了监管部门监督检查的力度，为违法行为设定了法律责任。

一、药品网络销售管理

（一）资质条件

1. 销售主体

从事药品网络销售的，应当是具备保证网络销售药品安全能力的药品上市许可持有人或者药品经营企业。中药饮片生产企业销售其生产的中药饮片，应当履行药品上市许可持有人相关义务。

2. 经营方式与经营范围

药品网络销售企业应当按照经过批准的经营方式和经营范围经营。药品网络销售企业为药品上市许可持有人的，仅能销售其取得药品注册证书的药品。

未取得药品零售资质的，不得向个人销售药品。疫苗、血液制品、麻醉药品、精神药品、医疗用毒性药品、放射性药品、药品类易制毒化学品等国家实行特殊管理的药品不得在网络上销售，具体目录由国家药品监督管理局组织制定。

药品网络零售企业不得违反规定以买药品赠药品、买商品赠药品等方式向个人赠送处方药、甲类非处方药。

3. 配送条件

药品网络零售企业应当对药品配送的质量与安全负责。配送药品，应当根据药品数量、运输距离、运输时间、温湿度要求等情况，选择适宜的运输工具和设施设备，配送的药品应当放置在独立空间并明显标识，确保符合要求、全程可追溯。

药品网络零售企业委托配送的，应当对受托企业的质量管理体系进行审核，与受托企业签订质量协议，约定药品质量责任、操作规程等内容，并对受托方进行监督。

（二）信息披露

1. 对监管部门的信息报告

药品网络销售企业应当向药品监督管理部门报告企业名称、网站名称、应用程序名称、IP地址、域名、药品生产许可证或者药品经营许可证等信息。信息发生变化的，应当在10个工作日内报告。

2. 对消费者的信息展示

药品网络销售企业应当在网站首页或者经营活动的主页面显著位置，持续公示其药品生产或者经营许可证信息。药品网络零售企业还应当展示依法配备的药师或者其他药学技术人员的资格认定等信息。上述信息发生变化的，应当在10个工作日内予以更新。

药品网络销售企业展示的药品相关信息应当真实、准确、合法。从事处方药销售的药品网络零售企业，应当在每个药品展示页面下突出显示"处方药须凭处方在药师指导下购买和使用"等风险警示信息。处方药销售前，应当向消费者充分告知相关风险警示信息，并经消费者确认知情。药品网络零售企业应当将处方药与非处方药区分展示，并在相关网页上显著标示处方药、非处方药。药品网络零售企业在处方药销售主页面、首页面不得直接公开展示处方药包装、标签等信息。通过处方审核前，不得展示说明书等信息，不得提供处方药购买的相关服务。

（三）质量管理

药品网络销售企业应当建立并实施药品质量安全管理、风险控制、药品追溯、储存配送管理、不良反应报告、投诉举报处理等制度。药品网络零售企业还应当建立在线药学服务制度，由依法经过资格认定的药师或者其他药学技术人员开展处方审核调配、指导合理用药等工作。依法经过资格认定的药师或者其他药学技术人员数量应当与经营规模相适应。

（四）处方管理

通过网络向个人销售处方药的，应当确保处方来源真实、可靠，并实行实名制。药品网络零售企业应当与电子处方提供单位签订协议，并严格按照有关规定进行处方审核调配，对已经使用的电子处方进行标记，避免处方重复使用。第三方平台承接电子处方的，应当对电子处方提供单位的情况进行核实，并签订协议。药品网络零售企业接收的处方为纸质处方影印版本的，应当采取有效措施避免处方重复使用。

二、药品网络交易平台管理

（一）第三方平台的责任

第三方平台应当建立药品质量安全管理机构，配备药学技术人员承担药品质量安全管理工作，建立并实施药品质量安全、药品信息展示、处方审核、处方药实名购买、药品配送、交易记录保存、不良反应报告、投诉举报处理等管理制度。第三方平台应当加强检查，对入驻平台的药品网络销售企业的药品信息展示、处方审核、药品销售和配送等行为进行管理，督促其严格履行法定义务。

（二）第三方平台的义务

1. 备案义务

第三方平台应当将企业名称、法定代表人、统一社会信用代码、网站名称以及域名等信息向平台所在地省级药品监督管理部门备案。省级药品监督管理部门应当将平台备案信息公示。

2. 审核义务

第三方平台应当对申请入驻的药品网络销售企业资质、质量安全保证能力等进行审核，对药品网络销售企业建立登记档案，至少每六个月核验更新一次，确保入驻的药品网络销售企业符合法定要求。第三方平台应当与药品网络销售企业签订协议，明确双方药品质量安全责任。

3. 信息公示义务

第三方平台应当在其网站首页或者从事药品经营活动的主页面显著位置，持续公示营业执照、相关行政许可和备案、联系方式、投诉举报方式等信息或者上述信息的链接标识。

4. 信息保存义务

第三方平台应当保存药品展示、交易记录与投诉举报等信息。保存期限不少于 5 年，且不少于药品有效期满后 1 年。第三方平台应当确保有关资料、信息和数据的真实、完整，并为入驻的药品网络销售企业自行保存数据提供便利。

5. 报告及停止服务的义务

第三方平台应当对药品网络销售活动建立检查监控制度。发现入驻的药品网络销售企业有违法行为的，应当及时制止并立即向所在地县级药品监督管理部门报告。第三方平台发现下列严重违法行为的，应当立即停止提供网络交易平台服务，停止展示药品相关信息：

1）不具备资质销售药品的；

2）违反本办法第八条规定销售国家实行特殊管理的药品的；

3）超过药品经营许可范围销售药品的；

4）因违法行为被药品监督管理部门责令停止销售、吊销药品批准证明文件或者吊销药品经营许可证的；

5）其他严重违法行为的。

药品注册证书被依法撤销、注销的，不得展示相关药品的信息。

6. 配合监管活动的义务

1）出现突发公共卫生事件或者其他严重威胁公众健康的紧急事件时，第三方平台、药品网络销售企业应当遵守国家有关应急处置规定，依法采取相应的控制和处置措施。

2）药品上市许可持有人依法召回药品的，第三方平台、药品网络销售企业应当积极予以配合。

3）药品监督管理部门开展监督检查、案件查办、事件处置等工作时，第三方平台应当予以配合。药品监督管理部门发现药品网络销售企业存在违法行为，依法要求第三方平台采取措施制止的，第三方平台应当即时履行相关义务。

4）药品监督管理部门依照法律、行政法规要求提供有关平台内销售者、销售记录、药学服务以及追溯等信息的，第三方平台应当及时予以提供。鼓励第三方平台与药品监督管理部门建立开放数据接口等形式的自动化信息报送机制。

三、监督检查

（一）管理部门及其职责

1）国家药品监督管理局主管全国药品网络销售的监督管理工作。

2）省级药品监督管理部门负责本行政区域内药品网络销售的监督管理工作，负责监督管理药品网络交易第三方平台以及药品上市许可持有人、药品批发企业通过网络销售药品的活动。

3）设区的市级、县级药品监督管理部门负责本行政区域内药品网络销售的监督管理工作，负责监督管理药品零售企业通过网络销售药品的活动。

（二）管理措施

1）进入药品网络销售和网络平台服务有关场所实施现场检查；

2）对网络销售的药品进行抽样检验；

3）询问有关人员，了解药品网络销售活动相关情况；

4）依法查阅、复制交易数据、合同、票据、账簿以及其他相关资料；

5）对有证据证明可能危害人体健康的药品及其有关材料，依法采取查封、扣押措施；

6）法律、法规规定可以采取的其他措施。

必要时，药品监督管理部门可以对为药品研制、生产、经营、使用提供产品或者服务的单位和个人进行延伸检查。

 案例

药店违法经营处方药

某县药品监督管理局执法人员在该县 B 药店进行执法检查发现：该药店的药架

上摆卖有标示为××制药生产的奥亭复方磷酸可待因口服液药品一批（处方药），货值金额 125 元。该药店《药品经营许可证》的经营范围为"非处方药"。该药店不能提供该批药品的购货凭证和供货方的相关资质证明材料。经调查，该药店已销售奥亭复方磷酸可待因口服液 50 小包，但不能提供销售可待因口服液的合法处方，违法所得为 75 元。

虽然本案违法金额不大，但该药店涉及三种违法行为，需要承担相应的行政法律责任：一是该药店擅自扩大经营范围的问题；二是该药店不能提供购货凭证和供货方相关资质证明材料的问题；三是该药店不凭处方销售处方药的问题。

习题

一、A 型选择题（最佳选择题）

备选答案中只有一个最佳答案。

1. 《药品经营许可证》有效期为（　　）。
   A. 1 年　　　　B. 2 年　　　　C. 3 年
   D. 4 年　　　　E. 5 年

2. 《药品经营质量管理规范》的英文简称是（　　）。
   A. GMP　　　　B. GCP　　　　C. GLP
   D. GSP　　　　E. GAP

3. 《药品经营质量管理规范》要求企业（　　）应当参与质量管理。
   A. 采购人员　　B. 质量管理人员　C. 全员
   D. 企业管理人员　E. 验收人员

4. 目前实施的《药品经营质量管理规范》颁布于（　　）。
   A. 2012 年　　　B. 2013 年　　　C. 2014 年
   D. 2015 年　　　E. 2016 年

5. 《药品经营质量管理规范》的适用范围不包括（　　）。
   A. 药品批发企业　　　　　　B. 药品零售企业
   C. 药品零售连锁企业　　　　D. 药品生产企业销售药品
   E. 医疗机构药房

6. 在企业内部对药品质量管理具有裁决权的是（　　）。
   A. 企业负责人　　　　　　　B. 企业质量负责人
   C. 采购部门负责人　　　　　D. 验收部门负责人
   E. 企业的执业药师

7. 《药品经营质量管理规范》规定，药品零售企业法定代表人或者企业负责人应当具备（　　）资格。
   A. 开业药师　　B. 执业药师　　C. 注册药师
   D. 职业药师　　E. 主管药师

8. 药品经营企业直接接触药品的人员，进行健康检查的周期是（　　）。
   A. 每季　　　　B. 每半年　　　C. 每年
   D. 每 2 年　　　E. 每 3 年

9. 药品批发和零售连锁企业各库房相对湿度应保持在（　　　）。

    A. 35%～55%　　　B. 35%～65%　　　C. 35%～75%

    D. 45%～65%　　　E. 45%～75%

10. 有关药品批发企业药品验收，说法错误的是（　　　）。

    A. 验收药品应当按照药品批号查验同批号的检验报告书

    B. 对每次到货药品进行逐批抽样验收

    C. 抽取的样品应当具有代表性

    D. 同一批号的药品应当至少检查三个最小包装

    E. 对抽样药品的外观、包装、标签、说明书等逐一进行检查、核对

11. 企业应当做好药品销售记录，并至少保存（　　　）。

    A. 1 年　　　　　B. 2 年　　　　　C. 3 年

    D. 4 年　　　　　E. 5 年

13. 药品经营企业应当在质量管理体系关键要素发生重大变化时，组织开展（　　　）。

    A. 自查　　　　　B. 验证　　　　　C. 内审

    D. 复核　　　　　E. 外审

14. 依据《药品经营质量管理规范》，运输药品应当使用（　　　）货物运输工具。

    A. 半开放式　　　B. 半封闭式　　　C. 开放式

    D. 封闭式　　　　E. 以上都可以

15. 药品网络交易第三方平台的义务不包括（　　　）。

    A. 备案义务　　　B. 审核义务　　　C. 信息公示义务

    D. 信息保存义务　E. 许可义务

二、B 型选择题（配伍选择题）

备选答案在前，试题在后。每组 2～4 题，每组题均对应同一组备选答案，每个备选答案可以重复选用，也可以不选用。

[1～4]

    A. 0℃以下保存　　　　　　　　B. 2～10℃保存

    C. 不超过 20℃保存　　　　　　D. 避光并不超过 20℃

    E. 10～30℃保存

1. 阴凉库的贮存条件是（　　　）。

2. 冷温库的贮存条件是（　　　）。

3. 常温库的贮存条件是（　　　）。

4. 凉暗库的贮存条件是（　　　）。

[5～7]

    A. 红色色标　　　B. 黄色色标　　　C. 绿色色标

    D. 蓝色色标　　　E. 规定标志

5. 合格药品库应挂（　　　）。

6. 不合格药品库应挂（　　　）。

7. 待验药品库应挂（　　　）。

[8～10]

    A. 不小于 5 厘米　B. 不小于 10 厘米　C. 不小于 50 厘米

    D. 不小于 20 厘米 E. 不小于 30 厘米

8. 药品与药品垛间距（　　）。

9. 药品与地面间距（　　）。

10. 药品与库房内墙、顶、温度调控设备及管道等设施间距（　　）。

三、X 型选择题（多项选择题）

备选答案中有 2 个或 2 个以上的正确答案。少选或多选均不得分。

1. 《药品经营许可证管理办法》的适用于《药品经营许可证》的（　　）。
   A. 发证　　　　　　B. 变更　　　　　　C. 换证
   D. 租证　　　　　　E. 监督管理

2. 《药品经营许可证管理办法》规定药品经营企业的经营范围包括（　　）。
   A. 麻醉药品、精神药品、医疗用毒性药品
   B. 放射性药品
   C. 生物制品
   D. 化学原料药及其制剂
   E. 中药材、中药饮片、中成药

3. GSP 的适用范围（　　）。
   A. 药品批发企业
   B. 药品生产企业销售药品过程中涉及储存与运输药品的
   C. 第三方医药物流涉及储存与运输药品的
   D. 疫苗代储代运企业涉及储存与运输药品的
   E. 零售药店

4. 《药品经营质量管理规范》的主要内容包括（　　）。
   A. 设施与设备　　B. 人员与培训　　C. 计算机系统
   D. 收货与验收　　E. 储存与养护

5. 企业制定质量管理体系文件应当符合企业实际，包括（　　）。
   A. 质量管理制度　　　　　　B. 部门及岗位职责
   C. 操作规程　　　　　　　　D. 记录
   E. 凭证

6. 药品批发企业储存药品时，要求（　　）。
   A. 药品与非药品分开存放　　B. 外用药与其他药品分开存放
   C. 中药材和中药饮片分库存放　　D. 处方药与非处方药分开存放
   E. 拆除外包装的零货药品应当集中存放

四、判断题

正确的画（√），错误的画（×），并将错误之处改正。

1. 药品零售连锁企业由总部和若干个门店构成。（　　）

2. 药品经营方式是指药品批发和药品零售两种。（　　）

3. 《药品经营许可证》登记事项变更是指经营方式、经营范围、注册地址、仓库地址（包括增减仓库）、企业法定代表人或负责人以及质量负责人的变更。（　　）

4. 药品经营企业可以以展示会、博览会、交易会、订货会、产品宣传会等方式现货销售药品。（　　）

5. 药品经营企业不得采用邮售、互联网交易等方式直接向公众销售药品。（　　）

6. GSP 是药品经营管理和质量控制的基本准则。（　　）

7. 2013 年 1 月 22 日，国家食品药品监督管理总局以第 90 号令颁布新版 GSP。（　　）

8. 企业应当设立质量管理部门，有效开展质量管理工作，其职责不得由其他部门及人员履行。（　　）

9. 除药品质量原因外，药品零售企业药品一经售出，不得退换。（　　）

10. 根据 2019 年新版《药品管理法》取消 GSP 认证，意味着药品经营企业不再需要遵守 GSP 相关规定。（　　）

五、术语解释

1. 药品批发企业

2. 药品零售企业

3. 药品流通渠道

4. 首营企业

5. 首营品种

六、问答题

1. 药品流通渠道有哪些类型？

2. 简述药品验收的内容与注意事项。

3. 企业的采购活动应当符合哪些要求？

4. 哪些情况不得出库，并报告质量管理部门处理？

5. 药品拆零销售应当符合哪些要求？

6. 简述药品网络销售的经营方式与经营范围。

（韩　月　宋安琪）

第八章　医疗机构药事管理

本章学习重点

1. 医疗机构药事管理的概念和内容
2. 医疗机构药事管理组织和药学部门的职能
3. 医疗机构药品调剂、制剂的基本要求
4. 处方的概念、处方管理和处方审核的基本要求
5. 医疗机构药品采购、储存的基本要求
6. 医疗机构临床用药管理的基本要求

医疗机构药事管理是药事管理的重要组成部分。医疗机构药事管理是指发生在医疗机构中的药事管理活动。医疗机构的药事管理的目的是保障用药人用药的合理、安全、有效，以维护人民身体健康，维护用药人的合法权益。

第一节　医疗机构药事管理概述

一、医疗机构及类别

（一）医疗机构的定义

医疗机构（medical institutions）是以救死扶伤、防病治病、为公民的健康服务为宗旨，依法定程序设立的从事疾病的诊断、治疗等活动的卫生机构的总称。

（二）医疗机构的类别

根据医疗救治范围不同、所有制不同、规模及技术水平不同将医疗机构分为以下几种类型。

1. 按医疗救治范围划分的医疗机构类别

综合性医院、专科医院、社区卫生服务中心（站）、卫生院、疗养院、门诊部、诊所、急救中心（站）、采供血机构、妇幼保健院（所、站）、专科疾病防治院（所、站）、疾病预防控制中心（防疫站）、健康教育所（站）、其他诊疗机构。

2. 按所有制划分的医疗机构类别

公有制医疗机构、股份制医疗机构、私营医疗机构、民营医疗机构。

3. 根据营利性质划分的医疗机构类别

2000 年 2 月，国务院办公厅转发国家体改办、卫生部等 8 个部门《关于城镇医药卫生体制改革的指导意见》，提出建立新的医疗机构分类管理制度。将医疗机构分为非营利性和营利性两类进行管理。

4. 根据功能、任务、规模、技术水平划分的医疗机构类别

根据任务和功能不同，医院分为三级；根据技术、管理、质量、设施水平高低，分为三等，三级增设特等。目前，我国医院共分为三级十等。

二、医疗机构药事管理

（一）医疗机构药事的含义

医疗机构药事（institutional pharmacy affairs）是指在以医院为代表的医疗机构中，一切与药品和药学服务相关的事务。包括医疗机构中药品的监督管理、采购供应、储存保管、调剂制剂、质量管理、临床应用、经济核算、临床药学、药学情报服务和科研开发；药剂科（药学部）内部的组织机构、人员设置、设施配置、规章制度、与外部的沟通联系、信息交流等。

（二）医疗机构药事管理的含义

医疗机构药事管理（institutional pharmacy administration）是指医疗机构内以服务病人为中心，以临床药学为基础，对临床用药全过程进行有效的组织实施与管理，促进临床科学、合理用药的药学技术服务和相关的药品管理工作。

医疗机构药事管理不同于一般行政管理工作，它具有明显的药学专业特征，具有专业性、实践性、服务性。主要内容包括医疗机构药事组织机构管理，药物临床应用管理，药剂管理，药学专业技术人员配置与管理、监督管理等。

三、医疗机构药事组织及职责

2002 年，卫生部会同国家中医药管理局共同制定了《医疗机构药事管理暂行规定》（以下简称《暂行规定》）。《暂行规定》实施以来，我国医疗机构药事管理和合理用药水平有了很大提高。在总结各地《暂行规定》实施情况的基础上，结合当前国家药物政策以及医疗机构药事管理工作的新形势和新任务，卫生部、国家中医药管理局和总后勤部卫生部共同对《暂行规定》进行了修订，制定了《医疗机构药事管理规定》（卫医政发〔2011〕11 号）于 2011年 1 月发布，2011 年 3 月 1 日起施行。

《医疗机构药事管理规定》明确指出：医疗机构药事管理和药学工作是医疗工作的重要组成部分。医疗机构根据临床工作实际需要，应设立药事管理组织和药学部门。医疗机构药事管理与药物治疗学委员会（组）应当建立健全相应的工作制度，日常工作由药学部门负责。

（一）医疗机构药事管理与药物治疗学委员会（组）

二级以上医院应设立药事管理与药物治疗学委员会，其他医疗机构应当成立药事管理与药物治疗学组。

1. 药事管理与药物治疗学委员会（组）的组成

二级以上医院药事管理与药物治疗学委员会委员由具有高级技术职务任职资格的药学、临床医学、护理和医院感染管理、医疗行政管理等人员组成。

成立医疗机构药事管理与药物治疗学组的医疗机构由药学、医务、护理、医院感染、临床科室等部门负责人和具有药师、医师以上专业技术职务任职资格人员组成。

医疗机构负责人任药事管理与药物治疗学委员会（组）主任委员，药学和医务部门负责人任药事管理与药物治疗学委员会（组）副主任委员。

2. 药事管理与药物治疗学委员会（组）的职责

1）贯彻执行医疗卫生及药事管理等有关法律、法规、规章，审核制定本机构药事管理和药学工作规章制度，并监督实施；

2）制定本机构药品处方集和基本用药供应目录；

3）推动药物治疗相关临床诊疗指南和药物临床应用指导原则的制定与实施，监测、评估本机构药物使用情况，提出干预和改进措施，指导临床合理用药；

4）分析、评估用药风险和药品不良反应、药品损害事件，并提供咨询与指导；

5）建立药品遴选制度，审核本机构临床科室申请的新购入药品、调整药品品种或者供应企业和申报医院制剂等事宜；

6）监督、指导麻醉药品、精神药品、医疗用毒性药品及放射性药品的临床使用与规范化管理；

7）对医务人员进行有关药事管理法律法规、规章制度和合理用药知识教育培训；向公众宣传安全用药知识。

医疗机构医务部门应当指定专人，负责与医疗机构药物治疗相关的行政事务管理工作。

（二）药学部门

医疗机构应当根据本机构功能、任务、规模设置相应的药学部门，配备和提供与药学部门工作任务相适应的专业技术人员、设备和设施。

三级医院设置药学部，并可根据实际情况设置二级科室；二级医院设置药剂科；其他医疗机构设置药房。

1. 药学部门的组织结构

参照《医院分级管理标准》，药学部可以按照甲、乙、丙三个级别设置科室。

丙级医院应设置有：调剂室、普通制剂室、灭菌制剂室（不具备条件者可不设）、药库、药检室。乙级医院应在丙级医院的基础上增设中药调剂室、中药制剂室、中心摆药室、药学情报资料室等。甲级医院应在乙级医院的基础上增设临床药学室、临床药理研究室、静脉药物配置中心（室）、办公室等。图8-1为我国综合性医院药学部的组织结构示意图。

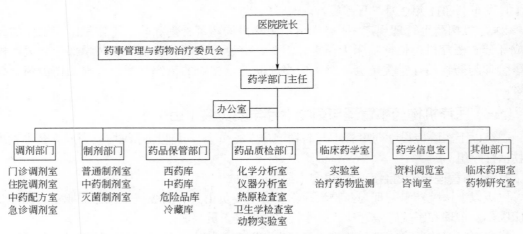

图8-1　我国综合性医院药学部组织机构

2. 药学部门的职能

具体负责药品管理、药学专业技术服务和药事管理工作，开展以病人为中心，以合理用药为核心的临床药学工作，组织药师参与临床药物治疗，提供药学专业技术服务。药学部门应当建立健全相应的工作制度、操作规程和工作记录，并组织实施。

3. 药学专业技术人员配置与管理

《医疗机构药事管理规定》中要求：依法取得相应资格的药学专业技术人员方可从事药学专业技术工作。

（1）药学专业技术人员配置　医疗机构药学专业技术人员按照有关规定取得相应的药学专业技术职务任职资格。

1）健康要求：医疗机构直接接触药品的药学人员，应当每年进行健康检查。患有传染病或者其他可能污染药品的疾病的，不得从事直接接触药品的工作。

2）人员编制：医疗机构药学专业技术人员不得少于本机构卫生专业技术人员的 8%。建立静脉用药调配中心（室）的，医疗机构应当根据实际需要另行增加药学专业技术人员数量。

三级综合医院药学部药学人员中具有高等医药院校临床药学专业或者药学专业全日制本科以上学历的，应当不低于药学专业技术人员总数的 30%；二级综合医院应当不低于 20%。药学专业技术人员中具有副高级以上药学专业技术职务任职资格的，三级综合医院应当不低于 13%，教学医院应当不低于 15%，二级综合医院应当不低于 6%。

3）临床药师：指以系统药学专业知识为基础，并具有一定医学和相关专业基础知识与技能，直接参与临床用药，促进药物合理应用和保护患者用药安全的药学专业技术人员。

医疗机构应当根据本机构性质、任务、规模配备适当数量临床药师，三级医院临床药师不少于 5 名，二级医院临床药师不少于 3 名。临床药师应当具有高等学校临床药学专业或者药学专业本科毕业以上学历，并应当经过规范化培训。

4）人员培训：医疗机构应当加强对药学专业技术人员的培养、考核和管理，制订培训计划，组织药学专业技术人员参加毕业后规范化培训和继续医学教育，将完成培训及取得继续医学教育学分情况，作为药学专业技术人员考核、晋升专业技术职务任职资格和专业岗位聘任的条件之一。

（2）药学部门负责人要求

1）二级以上医院药学部门负责人应当具有高等学校药学专业或者临床药学专业本科以上学历，及本专业高级技术职务任职资格；

2）除诊所、卫生所、医务室、卫生保健所、卫生站以外的其他医疗机构药学部门负责人应当具有高等学校药学专业专科以上或者中等学校药学专业毕业学历，及药师以上专业技术职务任职资格。

（3）医疗机构药师工作职责

1）负责药品采购供应、处方或者用药医嘱审核、药品调剂、静脉用药集中调配和医院制剂配制，指导病房（区）护士请领、使用与管理药品；

2）参与临床药物治疗，进行个体化药物治疗方案的设计与实施，开展药学查房，为患者提供药学专业技术服务；

3）参加查房、会诊、病例讨论和疑难、危重患者的医疗救治，协同医师做好药物使用遴选，对临床药物治疗提出意见或调整建议，与医师共同对药物治疗负责；

4）开展抗菌药物临床应用监测，实施处方点评与超常预警，促进药物合理使用；

5）开展药品质量监测，药品严重不良反应和药品损害的收集、整理、报告等工作；

6）掌握与临床用药相关的药物信息，提供用药信息与药学咨询服务，向公众宣传合理用药知识；

7）结合临床药物治疗实践，进行药学临床应用研究；开展药物利用评价和药物临床应用研究；参与新药临床试验和新药上市后安全性与有效性监测；

8）其他与医院药学相关的专业技术工作。

第二节 药品调剂管理和处方管理

药品调剂是医疗机构药学技术服务的重要组成部分，是患者药物治疗工作中的重要环节。药品调剂（drug dispensing）意指配药、配方、发药，又称为调配处方。调剂包括：①收方（包括从病人处接受医生的处方，从病房医护人员处接受处方或请领单）；②检查处方；③调配处方；④复查处方；⑤发药；⑥指导用药。

调剂是专业性、技术性、管理性、法律性、事务性和经济性综合一体的活动过程，也是药师、医生、护士、病人（或病人家属）、一般药剂人员、会计协同活动的过程。调剂的流程见图8-2。

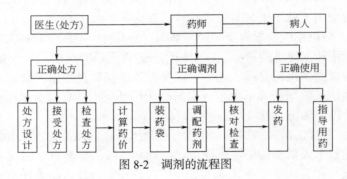

图 8-2　调剂的流程图

《医疗机构药事管理规定》要求：药学专业技术人员应当严格按照《药品管理法》（2019年修订）、《处方管理办法》、药品调剂质量管理规范等法律、法规、规章制度和技术操作规程，认真审核处方或者用药医嘱，经适宜性审核后调剂配发药品。发出药品时应当告知患者用法用量和注意事项，指导患者合理用药。为保障患者用药安全，除药品质量原因外，药品一经发出，不得退换。

药学专业技术人员在调剂处方时应做到"四查十对"：查处方，对科别、姓名、年龄；查药品，对药名、剂型、数量、标签；查配伍禁忌，对药品性状、用法用量；查用药合理性，对临床诊断。发出的药品应注明患者姓名和药品名称、用法、用量，并注意保护患者的隐私权。

实际工作中，药师还需对以下内容仔细审查。

（1）药品名称与用法用量　审方一定看清楚药品名称，并注意用药方法，包括给药途径、给药间隔/次数，注射剂的给药速度等。用药剂量要依据药典和药品说明书的用量，不得超量使用。特别需要注意的是老年人、儿童以及孕妇、哺乳期妇女的用药剂量问题。

（2）药物相互作用和不良反应　审查时要尽可能地预见到药物的相互作用，因为药效的增强或减弱，协同或拮抗会影响病人的用药安全和治疗疗效。

（3）药物配伍变化　药物体外配伍变化是药物在使用前，药品混合配置而发生的物理性和化学性的变化，多半在外观上可以观察出来。

一、门诊调剂工作

门诊调剂工作是指门诊药品的请领、调配、发放、保管及药物咨询服务。因此，门诊调剂工作不仅要保证配发给患者的药品准确无误、质量优良、使用合理，另外还要提高工作效率，减少患者等候时间，提高服务质量，让患者满意。《医疗机构药事管理规定》要求，医疗机构门急诊药品调剂室应实行大窗口或者柜台式发药。

（一）门诊调剂的特点

（1）随机性　指患者到门诊药房的时间、所要调配的药品、配方发药时间是不固定的。要求配置合理的人员，安排好工作。

（2）紧急性　医疗工作力求尽快解除患者的病痛，对患者的药物治疗也就具有紧急性，尤其对急诊、危重患者。这要求门诊药房必须常备急救药品、中度急救药品等，调剂时应迅速、及时、忙而不乱。

（3）终端性　门诊调剂是门诊医疗服务过程的最后一个环节，具有终端性。由于调剂的终端性，门诊调剂工作人员应责无旁贷地把好最后一关，严格按照操作规程行事，严防差错事故的发生。

（4）咨询性　药品的合理应用要求专业技术的指导，随着新药不断上市，用药的复杂性与日俱增，药学咨询服务在门诊调剂中占有越来越重要的地位。医院药房逐渐从以药品为中心向以病人为中心转变，指导病人合理用药已成为临床药师的一项重要职责。

（二）门诊调剂配方的方法

1. 流水作业配方法

按配方流程作具体分工，由多人协同完成整个调剂工作。1人收方和审查处方，1～2人调配处方、取药，另设1人专门核对和发药。这种方法的优点是责任明确，工作有序，效率高，且具有专人核对，可减少差错。缺点是需要较多员工，比较适合于大医院门诊调剂室以及候药病人比较多的情况。流水作业必须规范配方制度，以确保配方准确和高效率。

2. 独立配方法

收方、审方、配方、贴签、核对、发药均由一人完成。这种方法的优点是节省人力，责任明确。缺点是对调剂人员的要求比较高，如果校对不严，工作不细，容易出差错。因此，独立配方法只适合小药房和急诊药房的调剂工作。

3. 结合法

独立配方法和流水作业配方法相结合的方法。两人一组，1人负责收方、审查处方和核对发药，另1人负责配方、贴签。这种方法的优点是有效地利用人力资源，在总人数一定的情况下，可以多开设窗口，加强配方发药的服务力度。

二、住院部调剂工作

住院部调剂工作通常由住院药房来完成，综合性医院一般都设有住院药房。住院药房的调剂工作与门诊药房有所不同，因为它的服务对象是住院患者，发药是通过护士来完成的，所以形成了不同于门诊调剂的工作方式。

（一）住院部调剂的特点

（1）复杂性　住院患者大多病情重、病程长、病种复杂，所需药品往往是品种新、种类多、贵重药多、血制品多、输液多，即"一新四多"。这就要求住院药房有宽敞的场所和合理的储药设施和设备，备足各种药品，保证及时调整药品供应品种。

（2）要求高 由于住院患者的用药复杂，势必发生更多的药物不良反应和药物相互作用，带来的直接结果是对调剂要求高。要求住院药房药师具备全面的业务知识、高超的专业技术水平，能够提出准确、合理的用药选择意见。

（3）发药方式不同 住院药房和门诊药房不同，一般情况下是通过病房护士或护理人员再用到患者身上。

（二）住院部调剂的供应方式

住院部与门诊调剂有所不同，既要准确无误，而且要考虑有利于提高调剂工作者的工作效率和病人的依从性。《医疗机构药事管理规定》要求，住院（病房）药品调剂室对注射剂日剂量配发，对口服制剂药品实行单剂量调剂配发。目前我国医院大多采用以下几种住院调剂方式。

1. 凭方发药

医生给住院病人分别开处方，治疗护士凭处方到住院调剂室取药，调剂室依据处方逐条配方。凭方发药的优点是能够使药师直接了解病人的用药情况，并可及时纠正临床用药不当的现象，促进合理用药。缺点是增加药剂人员和医生的工作量。这种发药方式现在多用于麻醉药品、精神药品、医疗用毒性药品等少数的临床用药。

2. 病区小药柜制

在病区设立小药柜，存放一定品种和数量的常用药品，储备药品的品种和数量系根据各病区的专业特点及床位数而定。病区使用药品请领单向住院调剂室请领协商规定数量的常用药品，存放在病区专设的小药柜内，病区小药柜由护士长或值班护士负责管理。病区小药柜的优点是方便了临床用药，减轻护士的工作负担，药房也能主动地有计划地安排好工作。但是，病区小药柜很难达到药品储藏管理要求，而且，由于忽视对药品性状、药物理化性质的了解，对药品管理缺少专业性，难免有所疏漏，造成积压、过期失效，甚至遗失和浪费。

3. 中心摆药制

在病区设置中心摆药室，根据病区治疗单或医嘱，由药学人员或护士将药品摆入病人的服药杯（盒）中，经病区治疗护士核对后发给病人服用。通常在病区的适中位置设立病区药房（摆药室），亦可在药剂科内设立中心摆药室。摆药室的人员多由护士和药师组成。摆药方式大致有三种：①摆药、查对均由药剂人员负责；②护士摆药，药剂人员核对；③护士摆药并相互核对。

摆药制的优点：①有利于药品管理，避免了药品变质、过期、丢失的常见问题；②能保证药剂质量和合理用药，减少差错，提高医疗水平；③护士参与摆药，不仅能增长护士的知识水平，还能密切医、患、护的关系。

摆药制的缺点：①药品污染机会多；②特殊药品储藏条件无保证，质量会受影响；③核对困难；④易忽视药品的用法；⑤易发生串味。

三、单剂量发药制

药品单剂量发药制（the unit dose system of medication distribution）是一种医疗机构药房协调调配和控制药品的方法，又被称为单位剂量系统（unit dose system），是指以单剂量包装的形式配发药品的制度。

1. 单剂量发药制的程序

医生开写医嘱，通过计算机联网传到药房，药师对处方进行审查，然后由药师按方调配，进行单剂量包装，并将药品摆进病区的投药小推车里。当患者需要服药时，由病房护士按医嘱检查后，给患者服用。

2. 单剂量发药制所需的基础工作

实行单剂量发药制，需要做好开展单剂量发药制的基础工作。第一，先将医院处方集中的各种药品按标准数量进行包装并贴签，标准数量是由医院药事管理与药物治疗学委员会决定的。如果药品原包装本身就是单位剂量包装则无需重新包装。第二，应配置必需的单位剂量包装机，标签打印机和计算机控制软件和一些辅助设施和设备，接收提取医嘱，形成标签打印出来。第三，应配备一定数量的包装技术工人（或药工）。

3. 单剂量发药制的实施方法

根据医院具体实施单位剂量制方法，大体上可以分为集中式和分散式两种。集中式适于中小型医院所用，分散式大型医院常用。

所谓集中式，是指按照处方在药房准备每位病人每种药品一天（24小时）的剂量，放在每个病人的小抽屉里，这些抽屉被组合在一个小推车上，可以方便地在病区和药房之间推动。

所谓分散式，是指大医院按科室或几个科室设立病区药房，各小药房按照处方准备每位病人一天（24小时）内所需药品的各个剂量，然后放置在病人专用抽屉或盒子里。另外，有的医院采用在总药房进行单位剂量包装，经自动传送装置送到小药房，小药房按病人24小时剂量再次包装，放在药车的小抽屉里，由护士将药车推至各病床发给病人。

4. 单剂量发药制的优点

（1）避免污染　单剂量包装是在一定洁净度的环境下操作的，可以保证药品在配发过程中不受环境的污染。

（2）避免差错　单剂量包装便于核对清点，有利于杜绝发药差错。

（3）提高工作效率　药房可以有计划地按照规定的单剂量进行包装，配方时可以直接配发已包装好的药品。

（4）利于贮存保管，减少浪费　中心摆药方式发出的药品无法回收，采用单剂量发药制发出的药品，只要包装不受损坏，就可以回收使用，可以减少不必要的浪费。

（5）实现自动化　单剂量发药制为药房发药的自动化创造了条件，通过单剂量包装上的条形码可以实现自动分拣、计数、贮存和发送工作。

四、静脉用药集中调配工作

《医疗机构药事管理规定》要求，肠外营养液、危害药品静脉用药应当实行集中调配供应。医疗机构根据临床需要建立静脉用药调配中心（室），实行集中调配供应。静脉用药调配中心（室）应当符合静脉用药集中调配质量管理规范，由所在地设区的市级以上卫生行政部门组织技术审核、验收，合格后方可集中调配静脉用药。在静脉用药调配中心（室）以外调配静脉用药，参照静脉用药集中调配质量管理规范执行。医疗机构建立的静脉用药调配中心（室）应当报省级卫生行政部门备案。

1. 静脉用药集中调配中心的概念

静脉用药集中调配（pharmacy intravenous admixture），是医疗机构药学部门根据医师处方或用药医嘱，经药师进行适宜性审核干预，由药学专业技术人员按照无菌操作要求，在洁净环境下对静脉用药品进行加药混合调配，使其成为可供临床直接静脉输注使用的成品输液的过程。静脉用药集中调配是药品调剂的一部分。

静脉用药调配中心（pharmacy intravenous admixture service，以下简称静配中心）是医疗机构为患者提供静脉用药集中调配专业技术服务的部门。静配中心通过静脉用药处方医嘱审核干预、加药混合调配、参与静脉输液使用评估等药学服务，为临床提供优质可直接静脉输注的成品输液。

2.《静脉用药调配中心建设与管理指南（试行）》的主要内容

集中调配静脉使用药品对于提高成品输液质量、防范职业暴露等具有重要意义。2010 年卫生部印发《静脉用药集中调配质量管理规范》，对指导各地规范开展集中调配工作发挥了重要作用。近年来，随着医疗卫生事业快速发展，人民群众用药需求不断增加，对静脉用药调配中心的建设与管理提出了新要求。为进一步加强医疗机构静脉用药调配中心的建设与管理，保障用药安全，促进合理用药，国家卫生健康委 2021 年 12 月印发了《静脉用药调配中心建设与管理指南（试行）》（国卫办医函〔2021〕598 号），共分为 7 章 43 条，并后附 3 个附件。主要内容如下：

（1）总则　指出了静脉用药调配中心的定义和适用范围，明确了静脉用药调配中心由药学部统一管理以及在医疗机构的功能定位，规定了各级卫生健康行政部门的监督管理权限。

（2）基本条件　主要包括对静脉用药调配中心选址、整体布局、各功能区设置、面积及信息系统的要求，并规定药师是用药医嘱审核的第一责任人，在调配工作中药师应遵循安全、有效、经济、适宜的原则。

（3）人员　主要包括对静脉用药调配中心的人员数量、专业结构的要求，以及对静脉用药调配中心负责人及相关药学专业技术人员资格、培训考核及继续教育等的要求。

（4）建筑、设施与设备　要求医疗机构加强对静脉用药调配中心的建设、装修管理，装修施工与材料的选用应按要求执行并符合消防要求，送排风系统及相应设施设备应符合国家标准。

（5）质量管理　要求静脉用药调配中心应当建立健全规章制度、人员岗位职责和相关技术规范、操作规程，并严格执行落实。应存储相关档案文件，并与临床科室紧密联系，严格落实处方审核规定。

（6）监督指导　要求省级卫生健康行政部门建立和完善相关管理制度，同时依托专业组织，对医疗机构进行专业指导、现场检查等，并要求不符合规定的静脉用药调配中心进行整改。

（7）附则　主要包括指南中相关术语定义、解释权限及生效日期。

3. 静脉用药集中调配工作流程

药师接收医师开具静脉用药医嘱信息→对用药医嘱进行适宜性审核→打印输液标签→摆药贴签核对→加药混合调配→成品输液核查与包装→发放运送→病区核对签收。

五、处方管理

处方管理是药品使用管理的重要环节，旨在管理药品发挥正确的作用，防止药疗事故和药品浪费，确保患者用药安全、有效。卫生部于 2007 年 5 月 1 日实施《处方管理办法》（卫生部令第 53 号），对处方开具、调剂、使用、保存的规范化作出了明确的规定，目的是提高处方质量，促进合理用药，保障患者用药安全。

（一）处方的概念和作用

处方（prescription），是指由注册的执业医师和执业助理医师（以下简称医师）在诊疗活动中为患者开具的、由取得药学专业技术职务任职资格的药学专业技术人员（以下简称药师）审核、调配、核对，并作为患者用药凭证的医疗文书。处方包括医疗机构病区用药医嘱单。

处方具有法律上、技术上和经济上的意义。在医疗工作中，处方反映了医、药、护各方在治疗活动中的法律权利与义务，既是药房为患者调配和发放药品的依据，又是追查医疗事故责任的证据，具有法律意义。从技术上看，处方记录了医生对患者药物治疗方案的设计和对患者如何用药的指导，具有技术上的意义。从经济上看，处方是医疗机构向病人划价收费的依据，也是医疗机构药品消耗支出的凭据，具有经济意义。

（二）处方管理规定

1. 处方权限规定

① 经注册的执业医师在执业地点取得相应的处方权。经注册的执业助理医师在医疗机构开具的处方，应当经所在执业地点的执业医师签名和加盖专用签章后方有效。

② 经注册的执业助理医师在乡、民族乡、镇、村的医疗机构独立从事一般的执业活动，可以在注册的执业地点取得相应的处方权。

③ 医师应当在注册的医疗机构签名留样或者专用签章备案后，方可开具处方。

④ 医疗机构应当按照有关规定，对本机构执业医师和药师进行麻醉药品和精神药品使用知识和规范化管理的培训。执业医师经考核合格后取得麻醉药品和第一类精神药品的处方权，药师经考核合格后取得麻醉药品和第一类精神药品调剂资格。

医师取得麻醉药品和第一类精神药品处方权后，方可在本机构开具麻醉药品和第一类精神药品处方，但不得为自己开具该类药品处方。药师取得麻醉药品和第一类精神药品调剂资格后，方可在本机构调剂麻醉药品和第一类精神药品。

⑤ 试用期人员开具处方，应当经所在医疗机构有处方权的执业医师审核、并签名或加盖专用签章后方有效。

⑥ 进修医师由接收进修的医疗机构对其胜任本专业工作的实际情况进行认定后授予相应的处方权。

⑦ 医疗机构应当对出现超常处方 3 次以上且无正当理由的医师提出警告，限制其处方权；限制处方权后，仍连续 2 次以上出现超常处方且无正当理由的，取消其处方权。

⑧ 医师出现下列情形之一的，处方权由其所在医疗机构予以取消：被责令暂停执业；考核不合格离岗培训期间；被注销、吊销执业证书；不按照规定开具处方，造成严重后果的；不按照规定使用药品，造成严重后果的；因开具处方牟取私利。

2. 处方的组成

根据《处方管理办法》的规定，处方由前记、正文和后记组成。

① 前记：包括医疗机构名称、费别、患者姓名、性别、年龄、门诊或住院病历号，科别或病区和床位号、临床诊断、开具日期等，可添列特殊要求的项目。

麻醉药品和第一类精神药品处方还应当包括病人身份证明编号，代办人姓名及身份证明编号。

② 正文：以 Rp 或 R（拉丁文 Recipe "请取" 的缩写）标示，分列药品名称、剂型、规格、数量、用法用量等。

③ 后记：医师签名或者加盖专用签章，药品金额以及审核、调配，核对、发药药师签名或者加盖专用签章。

另外，《处方管理办法》规定：处方标准由卫生部统一规定，处方格式由省、自治区、直辖市卫生行政部门统一制定，处方由医疗机构按照规定的标准和格式印制。普通处方的印刷用纸为白色；儿科处方的印刷用纸为淡绿色，右上角注"儿科"；急诊处方的印刷用纸为淡黄色，处方右上角标注"急诊"；麻醉药品和第一类精神药品的处方印刷用纸为淡红色，处方右上角标注"麻""精一"；第二类精神药品处方用纸为白色，处方右上角标注"精二"字样。

3. 处方书写规定

1）患者一般情况、临床诊断填写清晰、完整，并与病历记载相一致。

2）每张处方限于一名患者的用药。

3）字迹清楚，不得涂改；如需修改，应当在修改处签名并注明修改日期。

4）药品名称应当使用规范的中文名称书写，没有中文名称的可以使用规范的英文名称书写；医疗机构或者医师、药师不得自行编制药品缩写名称或者使用代号；书写药品名称、剂量、规格、用法、用量要准确规范，药品用法可用规范的中文、英文、拉丁文或者缩写体书写，但不得使用"遵医嘱""自用"等含糊不清的字句。

5）患者年龄应当填写实足年龄，新生儿、婴幼儿写日、月龄，必要时要注明体重。

6）西药和中成药可以分别开具处方，也可以开具一张处方，中药饮片应当单独开具处方。

7）开具西药、中成药处方，每一种药品应当另起一行，每张处方不得超过5种药品。

8）中药饮片处方的书写，一般应当按照"君、臣、佐、使"的顺序排列；调剂、煎煮的特殊要求注明在药品右上方，并加括号如布包、先煎、后下等；对饮片的产地、炮制有特殊要求的，应当在药品名称之前写明。

9）药品用法用量应当按照药品说明书规定的常规用法用量使用，特殊情况需要超剂量使用时，应当注明原因并再次签名。

10）除特殊情况外，应当注明临床诊断。

11）开具处方后的空白处画一斜线以示处方完毕。

12）处方医师的签名式样和专用签章应当与院内药学部门留样备查的式样相一致，不得任意改动，否则应当重新登记留样备案。

4. 处方限量规定

1）处方一般不得超过7日用量；急诊处方一般不得超过3日用量；对于某些慢性病、老年病或特殊情况，处方用量可适当延长，但医师应当注明理由。医疗用毒性药品、放射性药品的处方用量应当严格按照国家有关规定执行。

2）为门（急）诊病人开具的麻醉药品注射剂，每张处方为一次常用量；缓控释制剂，每张处方不得超过7日常用量；其他剂型，每张处方不得超过3日常用量。

第一类精神药品注射剂，每张处方为一次常用量；缓控释制剂，每张处方不得超过7日常用量；其他剂型，每张处方不得超过3日常用量。

第二类精神药品一般每张处方不得超过7日常用量；对于慢性病或某些特殊情况的病人，处方用量可以适当延长，医师应当注明理由。

3）为门（急）诊癌症疼痛病人和中、重度慢性疼痛病人开具的麻醉药品、第一类精神药品注射剂，每张处方不得超过3日常用量；缓控释制剂，每张处方不得超过15日常用量；其他剂型，每张处方不得超过7日常用量。

4）为住院病人开具的麻醉药品和第一类精神药品处方应当逐日开具，每张处方为1日常用量。

5. 处方保管规定

1）每日处方应按普通药及控制药品分类装订成册，妥善保存，便于查阅。

2）处方由调剂药品的医疗机构妥善保存。

普通处方、急诊处方、儿科处方保存期限为1年，医疗用毒性药品、第二类精神药品处方保存期限为2年，麻醉药品和第一类精神药品处方保存期限为3年。

3）医疗机构应当根据麻醉药品和精神药品处方开具情况，按照麻醉药品和精神药品品种、规格对其消耗量进行专册登记，登记内容包括发药日期、患者姓名、用药数量。专册保存期限为3年。

4）处方保存期满后，经医疗机构主要负责人批准、登记备案，方可销毁。

（三）处方审核

为规范医疗机构处方审核工作，促进临床合理用药，保障患者用药安全，国家卫生健康委员会、国家中医药管理局、中央军委后勤保障部3部门于2018年6月29日联合发布了《医疗机构处方审核规范》（以下简称《规范》）。

《规范》共包括7章23条，对处方审核的基本要求、审核依据和流程、审核内容、审核质量管理、培训等作出规定。通过规范处方审核行为，一方面提高处方审核的质量和效率，促进临床合理用药；另一方面体现药师专业技术价值，转变药学服务模式，为患者提供更加优质、人性化的药学技术服务。

1. 定义

处方审核是指药学专业技术人员运用专业知识与实践技能，根据相关法律法规、规章制度与技术规范等，对医师在诊疗活动中为患者开具的处方，进行合法性、规范性和适宜性审核，并作出是否同意调配发药决定的药学技术服务。

审核的处方包括纸质处方、电子处方和医疗机构病区用药医嘱单。

2. 基本要求

1）所有处方均应当经审核通过后方可进入划价收费和调配环节，未经审核通过的处方不得收费和调配。

2）从事处方审核的药学专业技术人员（以下简称药师）应当满足以下条件：

① 取得药师及以上药学专业技术职务任职资格；

② 具有3年及以上门急诊或病区处方调剂工作经验，接受过处方审核相应岗位的专业知识培训并考核合格。

3）药师是处方审核工作的第一责任人。药师应当对处方各项内容进行逐一审核。医疗机构可以通过相关信息系统辅助药师开展处方审核。对信息系统筛选出的不合理处方及信息系统不能审核的部分，应当由药师进行人工审核。

4）经药师审核后，认为存在用药不适宜时，应当告知处方医师，建议其修改或者重新开具处方；药师发现不合理用药，处方医师不同意修改时，药师应当作好记录并纳入处方点评；药师发现严重不合理用药或者用药错误时，应当拒绝调配，及时告知处方医师并记录，按照有关规定报告。

5）医疗机构应当积极推进处方审核信息化，通过信息系统为处方审核提供必要的信息，如电子处方，以及医学相关检查、检验学资料、现病史、既往史、用药史、过敏史等电子病历信息。信息系统内置审方规则应当由医疗机构制定或经医疗机构审核确认，并有明确的临床用药依据来源。

6）医疗机构应当制定信息系统相关的安全保密制度，防止药品、患者用药等信息泄露，做好相应的信息系统故障应急预案。

3. 审核依据和流程

1）处方审核常用临床用药依据　国家药品管理相关法律法规和规范性文件，临床诊疗规范、指南，临床路径，药品说明书，国家处方集等。

医疗机构可以结合实际，由药事管理与药物治疗学委员会充分考虑患者用药安全性、有效性、经济性、依从性等综合因素，参考专业学（协）会及临床专家认可的临床规范、指南等，制订适合本机构的临床用药规范、指南，为处方审核提供依据。

2）处方审核流程

① 药师接收待审核处方，对处方进行合法性、规范性、适宜性审核。

② 若经审核判定为合理处方，药师在纸质处方上手写签名（或加盖专用印章）、在电子处方上进行电子签名，处方经药师签名后进入收费和调配环节。

③ 若经审核判定为不合理处方，由药师负责联系处方医师，请其确认或重新开具处方，并再次进入处方审核流程。

第三节　药品采购与库存管理

一、药品采购

（一）药品采购的定义

药品采购工作是医疗机构药品供应的首要环节，是为满足医疗服务的需要而获得所必需药品的过程，其工作质量的优劣直接影响到医院医疗质量和经济效益。医疗机构药品的采购形式有集中招标采购、邀请招标采购、询价采购等。为获得质高价廉的药品，降低医疗费用，减轻患者负担，我国现推行集中招标采购制度。

（二）医疗机构采购药品的具体要求

1. 坚持药品集中采购方向

实行一个平台、上下联动、公开透明、分类采购。要以省（区、市）为单位，结合确定的药品采购范围，进一步细化各类采购药品。医院使用的所有药品（不含中药饮片）都应在网上采购。

2. 药品采购部门和品种限制

医疗机构临床使用的药品应当由药学部门统一采购供应，禁止医疗机构其他科室和医务人员自行采购。

医疗机构要按照不低于上年度药品实际使用量的80%制订采购计划，具体到通用名、剂型和规格，每种药品采购的剂型原则上不超过3种，每种剂型对应的规格原则上不超过2种。药品采购预算一般不高于医院业务支出的25%~30%。依据国家基本药物目录、医疗保险药品报销目录、基本药物临床应用指南和处方集等，遵循临床常用必需、剂型规格适宜、包装使用方便的原则采购药品。

3. 细化药品分类采购措施

（1）招标采购药品　医疗机构可根据上一年度药品采购总金额中各类药品的品规采购金额百分比排序，将占比排序累计不低于80%且有3家及以上企业生产的基本药物和非专利药品纳入招标采购范围。

（2）**谈判采购药品**　要坚持政府主导、多方参与、公开透明、试点起步，实行国家和省级谈判联动。谈判采购的药品针对的是专利药和独家品种，这些药品在市场上缺乏充分竞争，为避免价格虚高，2015年，国家开始启动部分专利药品、独家生产药品谈判试点。对于一时不能纳入谈判试点的药品，探索以省（区、市）为单位的量价挂钩、价格合理的集中采购实现路径和方式，并实行零差率销售。

（3）**直接挂网采购药品**　包括妇儿专科非专利药品、急（抢）救药品、基础输液、常用低价药品以及暂不列入招标采购的药品。针对这些药品不能一味追求降低药价，而是要保障供应，保障老百姓的基本用药需求。因此这部分药品采取直接挂网，由医疗机构跟企业直接议价成交。

（4）**国家定点生产药品**　要按照全国统一采购价格直接网上采购，不再议价。

（5）**麻醉药品和第一类精神药品**　实行最高出厂价格和最高零售价格管理。

（三）药品采购的控制

对药品采购程序和质量进行控制，对保障医疗质量、医疗机构运行成本具有重要意义。

遵守国家法律、法规，依照《药品管理法》和国务院药品监督管理部门、国务院卫生行政部门的规章有关条款购进药品。

《药品管理法》规定：①医疗机构应当从药品上市许可持有人或者具有药品生产、经营资格的企业购进药品。②医疗机构购进药品，应当建立并执行进货检查验收制度，验明药品合格证明和其他标识；不符合规定要求的，不得购进和使用。

《药品管理法实施条例》规定：①医疗机构购进药品，必须有真实、完整的药品购进记录。药品购进记录必须注明药品的通用名称、剂型、规格、批号、有效期、生产厂商、供货单位、购货数量、购进价格、购货日期以及国务院药品监督管理部门规定的其他内容。②个人设置的门诊部、诊所等医疗机构不得配备常用药品和急救药品以外的其他药品。常用药品和急救药品的范围和品种，由所在地的省、自治区、直辖市人民政府卫生行政部门会同同级人民政府药品监督管理部门规定。

《药品流通监督管理办法》（2007年）规定：医疗机构购进进口药品，必须建立并执行进货检查验收制度，并建有真实完整的药品购进记录。药品购进记录必须注明药品的通用名称、生产厂商（中药材标明产地）、剂型、规格、批号、生产日期、有效期、批准文号、供货单位、数量、价格、购进日期。

药品购进记录必须保存至超过药品有效期1年，但不得少于3年。

二、库存管理

《药品管理法》规定："医疗机构应当有与所使用药品相适应的场所、设备、仓储设施和卫生环境，制定和执行药品保管制度，采取必要的冷藏、防冻、防潮、防虫、防鼠等措施，保证药品质量。"

《医疗机构药事管理规定》规定：医疗机构应当制订和执行药品保管制度，定期对库存药品进行养护与质量检查。药品库的仓储条件和管理应当符合药品采购供应质量管理规范的有关规定。化学药品、生物制品、中成药和中药饮片应当分别储存，分类定位存放。易燃、易爆、强腐蚀性等危险性药品应当另设仓库单独储存，并设置必要的安全设施，制订相关的工作制度和应急预案。麻醉药品、精神药品、医疗用毒性药品、放射性药品等特殊管理的药品，应当按照有关法律、法规、规章的相关规定进行管理和监督使用。

（一）药品保管的主要规则

1. 分类储存

1）"六分开"处方药与非处方药分开；基本医疗保险药品目录的药品与其他药品分开；内用药与外用药分开；性能相互影响、容易串味的品种与其他的药品分开；新药、贵重药品与其他药品分开；配制的制剂与外购药品分开。

2）麻醉药品、一类精神药品、毒性药品、放射性药品专库或专柜存放。

3）危险性药品、易燃、易爆物专库存放。

4）准备退货药品、过期、霉变等不合格药品单独存放。

2. 针对影响药品质量的因素储存

1）对易受光线影响变质的药品，存放室门窗可悬挂黑色布、遮光纸，或者存放在柜、箱内。

2）易受湿度影响变质的药品，应控制药库湿度。

3）易受温度影响变质的药品，应分库控制药库温度，冷库 2～8℃，阴凉库不高于20℃，常温库 0～30℃。

4）采取防虫、防鼠措施。

3. 定期检查、养护，发现问题及时处理。

（二）建立并执行药品保管的制度

药学部门为保管好药品、制剂，应建立以下制度：①药库人员岗位责任制；②药品储存管理制度；③药品养护管理制度；④药品摆放管理制度；⑤药品档案制度；⑥入库验收、出库验发制度；⑦不合格药品管理制度；⑧近效期药品管理制度；⑨过期药品、破损药品管理制度；⑩病区药柜管理制度等。

（三）有效期药品管理

药品有效期指在一定贮藏条件下，能够保证药品质量合格的期限。购进药品验收时应注意该药品入库要按批号堆放或上架，出库须贯彻"先产先出""近期先出"、按批号发货的原则。若库存药品或病区小药柜药品过期，必须按制度单独存放、销毁，决不能发给病人使用。

三、药品分级管理

（一）实行医药分开核算、分别管理

2000 年 2 月，国务院办公厅批转国务院体改办等部门的《关于城镇医药卫生体制改革指导意见》提出：实行医药分开核算、分别管理。实行医药分开核算、分别管理的目的是为解决当前存在的以药养医的问题，必须切断医疗机构和药品营销之间的直接经济利益联系。要在逐步规范财政补助方式和调整医疗服务价格的基础上，把医院的门诊药房改为药品零售企业，独立核算、照章纳税。可先对医院药品收入实行收支两条线管理，药品收支结余全部上缴卫生行政部门，纳入财政专户管理，合理返还，主要用于弥补医疗成本以及社区卫生服务、预防保健等其他卫生事业，各级财政、卫生行政部门不得扣留或挪作他用。各地区要选择若干所医院积极进行门诊药房改为药品零售企业的试点，取得经验后普遍推开。

2000 年 7 月卫生部、财政部下发《医院药品收支两条线管理暂行办法》，具体阐述了医药分开核算的方法。

2009 年 3 月，国务院常务会议通过《关于深化医药卫生体制改革的意见》和《2009～2011年深化医药卫生体制改革实施方案》，新一轮医改方案正式出台。此后，国务院办公厅多次出台文件，明确"破除以药养医，取消药品加成（中药饮片除外）"。各省市进入破除"以药养医"的实质改革阶段。

（二）金额管理，重点统计，实耗实销

所谓"金额管理"是指用金额控制药品在医疗机构流通的全过程。药品入库、出库、消耗、销售、库存都要按购进价或零售价进行金额核算，库存的总金额应按周转金定额加以控制。"重点统计"是指药剂科对各种医疗用毒性药品、麻醉药品、精神药品、贵重药品的领退、销售、结存都必须按数量进行统计。"实耗实销"是指药剂科和临床各科室销售、消耗的药品，按金额列报支出，根据处方统计编报"药品销售日报表"，与收费室收款日报核对无误后结算。

（三）药品分级管理制度

目前我国医疗机构对药品普遍实行三级管理制度。

（1）一级管理

①范围：麻醉药品和毒性药品的原料药，如吗啡缓释片、吗啡注射液、硫酸阿托品粉等。②管理办法：处方要求单独存放，每日清点。

（2）二级管理

①范围：精神药品、贵重药品及自费药品。②管理办法：专柜存放，专账登记。贵重药品要每日清点，精神药品定期清点。

（3）三级管理

①范围：普通药品。②管理办法：金额管理，季度盘点，以存定销。

第四节　医疗机构制剂管理

一、医疗机构制剂概述

（一）医疗机构制剂的定义

《药品管理法实施条例》中规定"医疗机构制剂，是指医疗机构根据本单位临床需要经批准而配制、自用的固定处方制剂。"

医疗机构配制的制剂，应当是本单位临床需要而市场上没有供应的品种，并应当经所在地省、自治区、直辖市人民政府药品监督管理部门批准；但是，法律对配制中药制剂另有规定的除外。配制的制剂应当按照规定进行质量检验；合格的，凭医师处方在本单位使用。经国务院药品监督管理部门或者省级药品监督管理部门批准，医疗机构配制的制剂可以在指定的医疗机构之间调剂使用。医疗机构配制的制剂不得在市场上销售。

（二）医院制剂的现状和发展趋势

医疗机构配制制剂管理是药品安全监管的重要组成部分，作为医院临床用药的补充，至今已有半个多世纪的历史，尤其是中草药制剂和中西药复方制剂，弥补了药厂制剂的不足，满足临床需要。随着医药科技事业迅猛发展，企业生产药品的低成本、高质量、更新快等优势，医药企业生产药品正逐渐取代医疗机构制剂。但由于当前我国制药业的现代化程度不

高，对病人治疗的少量需要药品，利润较低的药品，药厂不愿生产；医疗机构制剂配制量小，使用周期短等原因，药厂制剂不能完全满足病人防病治病，治疗用药和科研用药的需要，使得医疗机构制剂具有存在的需求。

目前医院制剂的现状主要包括：①品种繁多，用途广，定价低；②生产成本高，产量低，经济效益差；③人员文化层次较高，但科研力量薄弱；④基础设备不先进，检测手段落后，检验项目不全，标准不统一。

新形势下医院制剂工作的发展面临挑战和机遇，应根据医院自身特点重新认识医院制剂，解决医院制剂定位问题，逐步调整制剂品种结构，充分发挥医院临床优势，发展具有医院特色的制剂，更好地为医疗临床、科研、教学服务。

1）建立区域制剂中心，实行制剂的相对集中配制。

2）加快人才培养，提高人员素质。

3）发挥优势，开发特色制剂。特色制剂将是今后医院制剂发展的主导方向。医院制剂与市售药品相比其优势在于：①能密切配合临床用药和科研需要，能适应需求临时调配一些有特殊功效的制剂，这是市售药品难以替代的。②由于部分药品因其自身特点，制药企业不愿生产或不宜生产，医院制剂可作为临床用药的必要补充。③医院制剂在发展特色制剂品种，特别是一些专科医院和专科用药方面有其独特优势。

4）实现从供应保障型向技术服务型的功能转变。在新形势下，现代医院药学的格局是以"患者为中心"的药学服务，给药方案的个体化应该是医院制剂的发展方向，实现功能的转变，充分体现了医院制剂配合临床的优势，才能使医院药学真正发挥作用。

二、医疗机构制剂相关法律法规

《药品管理法实施条例》中，对医疗机构配制制剂明确规定：医疗机构设立制剂室，应当向所在地省、自治区、直辖市人民政府卫生行政部门提出申请，经审核同意后，报同级人民政府药品监督管理部门审批；省、自治区、直辖市人民政府药品监督管理部门验收合格的，予以批准，发给《医疗机构制剂许可证》。医疗机构配制制剂，必须按照国务院药品监督管理部门的规定报送有关资料和样品，经所在地省级药品监督管理部门批准，并发给制剂批准文号后，方可配制。2001年3月13日，国家食品药品监督管理局根据《药品管理法》规定，发布了《医疗机构制剂配制质量管理规范》，使得医疗机构制剂许可验收有了明确依据。2002年，国家卫生部、国家中医药管理局发布的《医疗机构药事管理暂行规定》中，根据《药品管理法》，对"临床制剂管理"作了进一步规定。2005年，国家食品药品监督管理局颁布了《医疗机构制剂配制监督管理办法（试行）》和《医疗机构制剂注册管理办法（试行）》。随后发布《医疗机构制剂许可证》验收标准，进行换发《医疗机构制剂许可证》工作，促进了医疗机构制剂配制规范化发展。

三、医疗机构制剂注册管理

（一）医疗机构制剂注册管理部门及职责

医疗机构制剂的监督管理工作由国务院药品监督管理部门负责。省、自治区、直辖市药品监督管理部门负责本辖区医疗机构制剂的审批和监督管理工作。

（二）医疗机构制剂品种的申报与审批制度

根据《药品管理法》及其实施条例，国家食品药品监督管理局发布了《医疗机构制剂注册管理办法（试行）》，自2005年8月1日起施行。

1. 申报

医疗机构制剂只限于临床需要而市场上没有供应的药物制剂。有下列情形之一的，不得作为医疗机构制剂申请注册：①市场上已有供应的品种；②含有未经国务院药品监督管理部门批准的活性成分的品种；③除变态反应原外的生物制品；④中药注射剂；⑤中药、化学药组成的复方制剂；⑥麻醉药品、精神药品、医疗用毒性药品、放射性药品；⑦其他不符合国家有关规定的制剂。

申请医疗机构制剂注册所报送的资料应当真实、完整、规范。申请医疗机构制剂，应当进行相应的临床前研究，包括处方筛选、配制工艺、质量指标、药理和毒理学研究等。申请制剂所用的原料药及中药材、中药饮片必须具有药品批准文号，并符合法定的药品标准；还需提供在中国的专利及其权属状态说明。制剂的名称应当按照国务院药品监督管理部门颁布的药品命名原则命名，不能使用商品名称。医疗机构制剂的说明书和包装标签由省、自治区、直辖市（食品）药品监督管理部门根据申请人申报的资料，在批准制剂申请时一并予以核准。医疗机构制剂的说明书和包装标签应当按照国家药品监督管理局有关药品说明书和包装标签的管理规定印制，其文字、图案不得超出核准的内容，并需标注"本制剂仅限本医疗机构使用"字样。

申请医疗机构制剂注册的申请人应当是持有《医疗机构执业许可证》，并取得《医疗机构制剂许可证》的医疗机构。同时允许无制剂许可证的医疗机构申请委托配制中药制剂的注册。申请时应当填写《医疗机构制剂注册申请表》，向所在地省、自治区、直辖市药品监督管理部门或者其委托的设区的市级药品监督管理机构提出申请，报送有关资料和制剂实样。

2. 审批

收到申请的省、自治区、直辖市药品监督管理部门或者其委托的设区的市级药品监督管理机构对申报资料进行形式审查，申请受理后并通知指定的药品检验所进行样品检验和质量标准技术复核。临床研究用的制剂，应当按照《医疗机构制剂配制质量管理规范》或者《药品生产质量管理规范》的要求配制，并按照《药物临床试验质量管理规范》的要求进行临床研究。申请配制的化学制剂已有同品种获得制剂批准文号的，可以免于进行临床研究。

准予配制的医疗机构制剂应持有《医疗机构制剂注册批件》及制剂批准文号。医疗机构制剂批准文号的格式为：X药制字H（Z）+4位年号+4位流水号。其中X表示省、自治区、直辖市的简称；H表示化学制剂，Z表示中药制剂。

（三）医疗机构制剂品种的补充申请与再注册

1. 批准文号的有效期及补充申请

《医疗机构制剂注册管理办法（试行）》规定：医疗机构配制制剂，应当严格执行经批准的质量标准，并不得擅自变更工艺、处方、配制地点和委托配制单位。需要变更的，申请人应当提出补充申请，报送相关资料，经批准后方可执行。医疗机构制剂批准文号的有效期为3年。有效期届满需要继续配制的，申请人应当在有效期届满前3个月按照原申请配制程序提出再注册申请，报送有关资料。

2. 再注册及撤销批注文号的情形

省、自治区、直辖市药品监督管理部门应当在受理再注册申请后30日内，作出是否批准再注册的决定。准予再注册的，应当自决定做出之日起10日内通知申请人，予以换发《医疗机构制剂注册批件》，并报国务院药品监督管理部门备案。决定不予再注册的，应当书面通知申请人并说明理由，同时告知申请人享有依法申请行政复议或者提起行政诉讼的权利。

有下列情形之一的，省、自治区、直辖市药品监督管理部门不予批准再注册，并注销制剂批准文号：①市场上已有供应的品种；②按照本办法应予撤销批准文号的；③未在规定时间内提出再注册申请的；④其他不符合规定的。

已被注销批准文号的医疗机构制剂，不得配制和使用；已经配制的，由当地药品监督管理部门监督销毁或者处理。

（四）医疗机构制剂的监督管理

医疗机构制剂的抽查检验，按照国务院药品监督管理部门药品抽查检验的有关规定执行。医疗机构不再具有配制制剂的资格或者条件时，其取得的相应制剂批准文号自行废止，并由省、自治区、直辖市药品监督管理部门予以注销，但允许委托配制的中药制剂批准文号除外。允许委托配制的中药制剂如需继续配制，可参照《医疗机构制剂注册管理办法（试行）》第三十条变更委托配制单位的规定提出委托配制的补充申请。

提供虚假的证明文件、申报资料、样品或者采取其他欺骗手段申请批准证明文件的，省、自治区、直辖市药品监督管理部门对该申请不予受理，对申请人给予警告，1 年内不受理其申请；已取得批准证明文件的，撤销其批准证明文件，5 年内不受理其申请，并处 1 万元以上 3 万元以下罚款。

四、医疗机构制剂配制质量管理

1. 机构与人员条件

1）医疗机构负责人对本规范的实施及制剂质量负责。

2）医疗机构制剂配制应在药剂部门设制剂室、药检室和质量管理组织。

3）制剂室和药检室的负责人应具有大专以上药学或相关专业学历，具有相应管理的实践经验，有对工作中出现的问题做出正确判断和处理的能力。制剂室和药检室的负责人不得互相兼任。

2. 工作间与设施

1）各工作间应按制剂工序和空气洁净度级别要求合理布局。一般区和洁净区分开；配制、分装与贴签、包装分开；内服制剂与外用制剂分开；无菌制剂与其他制剂分开。

2）中药材的前处理、提取、浓缩等必须与其后续工序严格分开，并应有有效的除尘、排风设施。

3）纯化水、注射用水的制备、储存和分配应能防止微生物的滋生和污染。储罐和输送管道所用材料应无毒、耐腐蚀，管道的设计和安装应避免死角、盲管。

3. 文件

1）制剂室应具备文件：①《医疗机构制剂许可证》及申报文件、验收、整改记录；②制剂品种申报及批准文件；③制剂室年检、抽验及监督检查文件及记录。

2）医疗机构制剂室应有配制管理、质量管理的各项制度和记录以及标准操作规程。

3）配制制剂的质量管理文件：①物料、半成品、成品的质量标准和检验操作规程；②制剂质量稳定性考察记录；③检验记录。

4. 配制管理：以批记录管理为主

1）在同一配制周期中制备出来的一定数量常规配制的制剂为一批，一批制剂在规定限度内具有同一性质和质量。

2）每批制剂均应编制制剂批号。每批制剂均应有一份能反映配制各个环节的完整记录。操作人员应及时填写记录，填写字迹清晰、内容真实、数据完整，并由操作人、复核人及清场人签字。记录应保持整洁，不得撕毁和任意涂改。需要更改时，更改人应在更改处签字，并需使被更改部分可以辨认。

五、医疗机构制剂配制监督管理

（一）实行《医疗机构制剂许可证》制度

《药品管理法》规定"医疗机构配制制剂，须经所在省、自治区、直辖市人民政府药品监督管理部门批准，取得《医疗机构制剂许可证》。无《医疗机构制剂许可证》的，不得配制制剂。"

（1）许可事项变更 是指制剂室负责人、配制地址、配制范围的变更。医疗机构变更《医疗机构制剂许可证》许可事项的，在许可事项发生变更前 30 日，向原审核、批准机关申请变更登记。原发证机关应当自收到变更申请之日起 15 个工作日内作出准予变更或者不予变更的决定。医疗机构增加配制范围或者改变配制地址的，经省、自治区、直辖市药品监督管理部门验收合格后，依照前款办理《医疗机构制剂许可证》变更登记。

（2）登记事项变更 是指医疗机构名称、医疗机构类别、法定代表人、注册地址等事项的变更。医疗机构变更登记事项的，应当在有关部门核准变更后 30 日内，向原发证机关申请《医疗机构制剂许可证》变更登记，原发证机关应当在收到变更申请之日起 15 个工作日内办理变更手续。

（二）"医院"类别医疗机构中药制剂委托配制的管理

经省、自治区、直辖市药品监督管理部门批准，具有《医疗机构制剂许可证》且取得制剂批准文号，并属于"医院"类别的医疗机构的中药制剂，可以委托本省、自治区、直辖市内取得《医疗机构制剂许可证》的医疗机构或者符合《药品生产质量管理规范》的药品生产企业配制制剂。委托配制的制剂剂型应当与受托方持有的《医疗机构制剂许可证》所载明的范围一致。委托方向所在地省、自治区、直辖市药品监督管理部门提交中药制剂委托配制的申请材料；省、自治区、直辖市药品监督管理部门参照相关规定进行受理。省、自治区、直辖市药品监督管理部门应当自申请受理之日起 20 个工作日内，按照规定的相关条件对申请进行审查，并作出决定。

《医疗机构中药制剂委托配制批件》有效期不得超过该制剂批准证明文件载明的有效期限。在《医疗机构中药制剂委托配制批件》有效期内，委托方不得再行委托其他单位配制该制剂。委托方对委托配制制剂的质量负责；受托方应当具备与配制该制剂相适应的配制与质量保证条件，按《药品生产质量管理规范》或者《医疗机构制剂配制质量管理规范》进行配制，向委托方出具批检验报告书，并按规定保存所有受托配制的文件和记录。

（三）法律责任

省、自治区、直辖市药品监督管理部门负责本辖区内医疗机构制剂配制的监督检查工作，应当建立实施监督检查的运行机制和管理制度，确定设区的市级药品监督管理机构和县级药品监督管理机构的监督检查职责。

六、医疗机构制剂使用管理

医疗机构制剂的使用同企业的药品使用有类似的地方，如必须有质量验证做前提，保证药品质量。但又有其特殊性。

1. **医疗机构制剂只能在本医疗机构使用**

医疗机构配制的制剂一般情况下是医疗机构在长期医疗实践中总结出来的经验方或协定处方，或处于保密或申请专利的制剂，存在稳定性差、工艺不成熟及有效期短等特点，因而只能减少流通周期，一般情况下只能在本医疗机构内凭执业医师或执业助理医师的处方使用，不能扩大使用范围。

2. **医疗机构制剂不得在市场销售**

医疗机构配制的制剂不得在市场上销售或者变相销售，不得发布医疗机构制剂广告。省、自治区、直辖市药品监督管理部门违反《药品管理法》的行政行为，国务院药品监督管理部门应当责令其限期改正；逾期不改正的，由国务院药品监督管理部门予以改变或者撤销。

3. **医疗机构制剂不良反应监测**

医疗机构应当注意观察制剂不良反应，并按照国务院药品监督管理部门的有关规定报告和处理。

第五节　药物临床应用管理

一、药物临床应用管理概述

药物临床应用是使用药物进行预防、诊断和治疗疾病的医疗过程。医师和药学专业技术人员在药物临床应用时须遵循安全、有效、经济的原则。医师应尊重患者对应用药物进行预防、诊断和治疗的知情权。

近年来，随着医药卫生体制改革和药学服务的延伸，药学部门的职能和人员配备情况较以前有了较大变化，工作职能并不局限于传统的药品采购、配制和供应等基础性工作，随着医院药学工作模式由"以药品为中心"向"以病人为中心"的转变，药学部门的职能正向提供用药咨询、促进药学保健、保证合理用药等临床药学工作过渡。

临床药学服务的基本原则是以病人为中心和面向用药结果。其目标不只是治愈疾病，而是强调通过实现药物治疗的预期结果，提高病人的生存质量。药师不仅对所提供的药品质量负责，而且要对药品使用的结果负责。明确规定了用药管理是现代医院药学工作的中心。

二、合理用药

（一）药物临床应用管理的核心是合理用药

临床用药管理的基本出发点和归宿是合理用药（rational drug use），合理用药最基本的要求是：将适当的药物，以适当的剂量，在适当的时间，经适当的途径，给适当的病人使用适当的疗程，达到适当的治疗目标。世界卫生组织（WHO）关于合理用药的定义是："合理用药要求患者接受的药物适合他们的临床需求，药物剂量符合他们的个体需要，疗程足够，药价对患者及其社区最为低廉。"合理用药的基本原则不仅要保证患者用药安全、有效，而且要使其经济、方便，患者以较小风险，获得最大效益和最小经济负担。根据这一定义，形成临床合理用药如下判断标准：①按药物临床用药适应证选用药物；②所用药物对受治患者而言，具备有效、安全、适当和经济四要素；③受治患者应无所用药物的用药禁忌，力求所用药物对受治患者引发不良反应的可能性最低；④患者对临床所用药物有良好依从性；⑤个体化地确定临床用药剂量、用法及疗程；⑥药物的调配适当，并提供适合患者阅读的有关药品资料。

（二）临床不合理用药现状与分析

WHO曾宣布：全球有1/3的人不是死于疾病本身而是死于不合理用药。在我国，不合理用药现象时有发生，不仅造成药品资源浪费，加重了患者的经济负担，而且已成为影响国民健康的重要因素。

因此，推行合理用药必须针对临床不合理用药的现状，分析产生临床不合理用药的原因，找出影响合理用药的因素，然后有针对性地寻求解决的办法。

1. 临床不合理用药的主要表现

临床不合理用药主要包括药物选择不合理和药物使用不合理两方面。

（1）药物选择不合理

1）不对症用药　多为选用药物不当，如不按适应证选择药物、轻症用重药等。其极端情况则为有用药适应证而得不到药物治疗或者无用药适应证而保险或安慰性用药，如不必要的预防用药、长期使用以保健为目的的药品等。

2）不针对人群用药　儿童、孕妇、老年人等特殊人群因其代谢特点不同，用药较普通人更为复杂，出现问题更为常见。如对18岁以下患者使用氟喹诺酮类药物、孕妇使用含有致畸作用的药物等均属不针对人群用药。

3）使用无确切疗效的药物　受经济利益驱动，给病人使用不确切的药物。有些情况属于宣传报道的疗效与实际疗效不符。

4）合并用药不适当　患者合并多种疾病和症状时常合并用药，合并用药不适当包括无必要的合并多种药物；不适当地联合用药，导致不良的药物相互作用和/或配伍禁忌。

5）重复用药　多名医生给同一病人开具相同的药物，或者给病人开具同一类的多种药物。

（2）药物使用不合理

1）用药不足　常见于剂量不足和疗程不足。剂量不足使药物很难达到有效治疗浓度；疗程不足，则导致不能彻底治愈疾病，使病情反复发作，既易导致患者出现耐药，又耗费更多的医疗资源。

2）用药过度　主要指给药剂量过大、疗程过长，这往往会加重药物的不良反应，甚至出现药物耐药。

3）用法用量不正确　未在适当的时间、间隔，经适当的途径给予适当剂量的药物。

2. 导致不合理用药的因素

临床用药涉及诊断、开方、配方发药、给药及服药各个方面，影响不合理用药的因素包括医师、药师、护士、患者及家属乃至社会各有关人员。

（1）医师因素

医师掌握是否用药和如何用药的决定权，是疾病诊断和治疗的主要责任者，只有法定资格的医师才有处方权。因此，临床用药不合理，医师有不可推卸的责任。医生个人的业务技术水平和职业道德素养，都直接影响其药物治疗决策和开处方行为，导致不合理用药。

（2）药师因素

药师是药品的提供者和监督者。药师既要保证提供药品的质量，还要严格审查处方及时提醒医师，指导特殊患者用药，加强特殊药品管理，及时给临床医护人员提供药物信息。按医师正确处方调配发药，在发药时向患者书面或口头说明用药的注意事项及发生意外时的处理方法。可见如果药师工作失误，未能很好履行职责，未能发挥应有的作用，即可能造成不合理用药。

（3）护士因素 护理人员是最后的把关者，负责查对后，实施所有给药操作和监护患者用药全过程，因此护士因素在合理用药中非常重要。给药环节发生的问题也会造成临床不合理用药。

（4）患者及家属因素 患者及家属积极配合治疗，遵照医嘱正确服药是保证合理用药的另一个关键因素。病人不遵守医生制定的药物治疗方案的行为称为病人不依从性（non-compliance）。患者或家属的不依从性均可造成不合理用药。

（5）药物因素 药物本身的作用是客观存在的，无合理与不合理的问题，关键是药物的一些特性容易造成不合理用药。因药物固有的性质导致的不合理用药往往是错综复杂的，归纳起来主要有以下两点。

1）药物的作用和使用因人而异。相同的药品用在不同的个体相同的疾病其疗效和不良反应存在差异性。为了保证药物治疗的安全性和有效性，应当为每一位病人制定优化的药物治疗方案，实现药物治疗的"个体化"。

2）联合用药增加药物不良相互作用发生概率。药物相互作用包括体外相互作用（又称药物配伍禁忌）和体内相互作用。前者主要指药物之间的理化反应及药物与赋形剂之间的相互作用。后者主要包括药动学和药效学两方面的相互作用。药动学方面的相互作用，可影响其他合并用药的吸收、分布、代谢和排泄，使受影响药物毒性增强，或者疗效减弱。药效学方面的相互作用一方面指生理活性的相互作用，疗效增强或拮抗；另一方面指药物作用部位的相互作用，如竞争受体或靶位，增敏受体，改变作用部位递质及酶的活力等。

（6）社会因素 主要是药品营销过程中的促销活动、广告宣传以及经济利益驱动等。

综上所述，造成不合理用药的原因错综复杂，涉及医学、心理学、行为科学、社会伦理学等诸多方面。

（三）合理用药的评价指标

合理用药的生物医学标准：是指安全、有效、经济地使用药品。

合理用药的评价标准为合理用药国际指标（INRUD）主要包括以下几个方面。

（1）处方指标

①每次就诊处方药物平均品种数；②处方药物使用非专利药名的比例；③每百例就诊使用抗生素的比例；④每百例就诊使用注射剂（不含预防注射和计划免疫）的比例；⑤每百种处方用药中，基本药物或处方集药物的比例。

（2）患者关怀指标

①每例患者接触处方者（医师）的平均时间（不含等候时间）；②每例患者接触发药者（药师）的平均时间（不含等候时间）；③每百种处方中，患者实得药物的数额（%）；④药袋标示（姓名、药名、用法）完整的百分率；⑤患者正确了解全部处方药用法的百分率。

（3）行政管理指标

①有无基本用药的目录或处方集；②抽查库房是否确有本地区所需主要药物，并可保障供应。

（4）补充指标

①就诊而不使用药物治疗的百分率；②每次就诊平均药费；③抗生素占全部药费的百分率；④注射剂占全部药费的百分率；⑤用药符合病因、对症、预防并发症等治疗指导原则的

病例数（%），可抽样调查当地 5 种最主要的常见病或传染病的现场治疗情况为代表；⑥患者离开就诊单位后，对全部医疗照顾总体上表示满意的百分率（全部是指医疗单位的诊断、治疗、人际关系等所有服务；总体是指患者需求和希望得到了满足）；⑦能获得非商业性药物简介、药讯、治疗指导原则、处方集等公正的药物信息医疗机构比例。

（5）住院用药附加指标

①并用两种及以上抗生素的病例数（%）；②使用麻醉性止痛药的病例数（%）；③用药医嘱完整的百分率；④用药记录完整的百分率；⑤用药医嘱兑现率；⑥采用标准治疗方案的百分率；⑦未经适当细菌培养而静脉注射抗生素的百分率。

采用国际指标评价用药合理性具有可操作性和有效性，我国合理用药水平较低，医师、药师对患者的交流关心不够，患者知晓率不高，抗生素应用率、针剂的应用率较高，而基本药物应用率相对较低，有待于提高和进行干预。

三、药物临床应用管理的实施

（一）药物临床应用管理的内容

《医疗机构药事管理规定》指出，药物临床应用管理是对医疗机构临床诊断、预防和治疗疾病用药全过程实施监督管理。医疗机构应当遵循安全、有效、经济的合理用药原则，尊重患者对药品使用的知情权和隐私权。

1）医疗机构应当依据国家基本药物制度，抗菌药物临床应用指导原则和中成药临床应用指导原则，制定本机构基本药物临床应用管理办法，建立并落实抗菌药物临床应用分级管理制度。

2）医疗机构应当建立由医师、临床药师和护士组成的临床治疗团队，开展临床合理用药工作。

3）医疗机构应当遵循有关药物临床应用指导原则、临床路径、临床诊疗指南和药品说明书等合理使用药物；对医师处方、用药医嘱的适宜性进行审核。

4）医疗机构应当配备临床药师。临床药师应当全职参与临床药物治疗工作，对患者进行用药教育，指导患者安全用药。

5）医疗机构应当建立临床用药监测、评价和超常预警制度，对药物临床使用安全性、有效性和经济性进行监测、分析、评估，实施处方和用药医嘱点评与干预。

6）医疗机构应当建立药品不良反应、用药错误和药品损害事件监测报告制度。医疗机构临床科室发现药品不良反应、用药错误和药品损害事件后，应当积极救治患者，立即向药学部门报告，并做好观察与记录。医疗机构应当按照国家有关规定向相关部门报告药品不良反应，用药错误和药品损害事件应当立即向所在地县级卫生行政部门报告。

7）医疗机构应当结合临床和药物治疗，开展临床药学和药学研究工作，并提供必要的工作条件，制订相应管理制度，加强领导与管理。

（二）临床用药管理的具体措施

（1）发挥药事管理与药物治疗学委员会的作用　医院药事管理与药物治疗学委员会是协调、指导医院合理用药和科学管理的常设机构，其主要任务是推荐医院用药，帮助制订药物的评价、遴选和治疗使用的专业政策和有关规定，传授药物知识，完善医务人员的有关药物使用的知识。因此，应充分发挥药事管理与药物治疗学委员会的作用，促进临床合理用药的发展。

（2）**实行国家基本药物政策**　加快国家基本药物制度的建立和实施，是促进临床合理用药的基础。

（3）**制定和完善医院协定处方集**　《处方管理办法》第十五条规定"医疗机构应能根据本机构性质、功能、任务，制定处方集"。该制度是指导医师处方行为，规范药师调剂处方的一种有效管理办法，有利于促进合理用药，节约医药资源。处方集应包括医院基本用药目录和协定处方集，以及在本院范围内的执行政策和措施。协定处方集必须定期修改，更新陈旧的知识，补充新的内容。通过行政手段，增强医院协定处方集和基本药物目录的权威性，使之成为药物治疗过程中必须遵守的准则，指导医务人员合理用药，优化药物治疗成本-效果的作用。

（4）**做好处方和病历用药调查统计**　处方调查（又称处方分析）和病历用药调查的目的是及时总结临床用药的经验与教训，把握临床药品使用的规律和发展趋势，发现医生具有普遍性的不良处方和医嘱行为。通过分析，找出处方中存在的问题，并有针对性地采取相应的措施，是了解临床用药情况，规范医生处方行为，促进临床合理用药的重要手段。

处方调查的内容包括处方书写规范化和合理用药两个方面，采用普查或者随机抽样的方式进行。然而处方中提供的用药信息比较简单，不利于发现深层次的不合理用药问题。

病历用药调查可分为回顾性调查和同步性或前瞻性调查，其对象分别是出院病人和在院病人。病历用药调查的用途比较广泛，可用于评价新、老药物的疗效和毒副作用；揭示本院一定时期的用药现状和趋势；了解临床合并用药情况；统计药源性疾病的发生率；展示不合理用药现状等。

（5）**建立 ADR、ADE 监测制度，并扩展建立药物警戒系统**（pharmaco-vigilance，PV）目前我国已经成立药品评价中心和药品不良反应监测中心，对上市药品质量及安全性进行测评，同时对不合理用药进行监测。该制度是指导合理用药的重要手段。

（6）**制定临床诊疗指南和药物临床应用指导原则**　随着循证医学的发展，疾病的诊治更加重视循证医学证据，疾病诊疗指南对临床治疗起着重要的指导作用。同时国家针对目前用药情况发布的药物临床应用指导原则如《抗菌药物临床应用指导原则》又进一步强化了用药的指导作用，促进临床合理用药的开展。

（7）**实施临床药师制，建立药物保健模式**　2006 年起，卫生部正式启动临床药师培训工作，加强临床药师培养，逐步推行临床药师制，进一步强化合理用药的重要性。《医疗机构药事管理规定》中，进一步明确医疗机构应当逐步建立临床药师制。

四、临床药学与临床药学服务

临床药学、临床药师及临床药学服务是 20 世纪五六十年代起在美国先后建立和发展的一项新兴学科。《医疗机构药事管理暂行规定》，提出要逐步建立临床药师制。这是我国第一次在法规中明确提出要建立这一制度，现行的《医疗机构药事管理规定》再次明确了临床药学和临床药师的定义，同时突出了临床药学服务在临床用药工作中的作用。

（一）临床药学与临床药学服务概述

临床药学（clinical-pharmacy）是指药学与临床相结合，直接面对患者，以病人为中心，研究与实践临床药物治疗，提高药物治疗水平的综合性应用学科。其核心问题是最大限度地发挥药物的临床疗效，确保病人的用药安全与合理。其后在原有的基础上扩展为临床药学服务（pharmaceutical care），又称为药学保健或药学监护，简称 PC。PC 是提供负责的药物治疗，目的在于实现提高病人生存质量的既定结果。PC 的核心要求是：①直接面向病人；②对病人药物治疗负责；③强化以病人为本的理念。PC 是一种工作模式，要求药师在药物治疗全过程中为病人争取最好的结果，使病人不受因药物而造成的伤害。

从临床药学服务的概念中可以看到，临床药学服务与传统药师工作有着不同的内涵，它更加强调以病人为中心、全程化药学服务及药师对药物治疗结果的责任等。以往药师以保障药品安全为己任，临床药学服务的新概念则要求药师不仅要保障药品安全，还要积极参与给药方案设计，做到根据不同的患者制定个性化的给药方案，从药学、社会、经济、心理等角度给予病人多方面的关怀。还要求药师担当起监护病人药物治疗的责任，明确病人药物治疗的安全与利益是由药师负责的。

（二）临床药师的工作职能

1996 年，美国卫生系统药师协会（American Society of Health-System Pharmacists，ASHP）发布了题为"Standardized Method for Pharmaceutical Care"的指导性文件，对药师开展药学服务的工作内容做了明确的规定。这一指导性文件也成为我国临床药师制工作内容的主要参考标准。《医疗机构药事管理规定》中定义：临床药师是指以系统药学专业知识为基础，并具有一定医学和相关专业基础知识与技能，直接参与临床用药，促进药物合理应用和保护患者用药安全的药学专业技术人员。临床药师的工作职能包括：①收集整理病人信息，制定、设计、修正治疗计划；②利用治疗药物监测结果指导临床个体化药物治疗；③开展药品不良反应监测；④进行处方分析与评价，了解临床药物使用的合理性，发现和查找存在问题；⑤开展药物利用研究；从经济学的角度出发，结合药物的临床疗效探讨其使用的合理性；⑥开展药学信息服务。

（三）临床药师参与临床用药主要工作内容

1）审核处方或用药医嘱。依据《药品管理法》及《处方管理办法》的规定：药师必须认真负责地审核医师处方或医嘱用药的适宜性和"四查十对"，防止用药失误。

2）参与所在临床科对患者的日常性查房、会诊、病例讨论，提出对药物治疗的意见或建议，特别是病人在药物治疗过程中可能出现与药物相关的、已经存在的或潜在的药物治疗问题。

3）对重点病人应实施用药监护，并写用药病历以总结药物治疗经验。

4）根据病人药物治疗实际需要，做治疗药物监测，设计个体化给药方案。

5）提供与药物相关的信息。

6）帮助并指导护士做好病房（区）药品的管理，特别是特殊管理药品、危害药品和高危药品的正确请领、适宜的保管和正确、适当地给病人使用药品。

7）指导病人安全用药。按照医师用药医嘱，对病人的药物治疗进行用药教育和安全用药指导，宣传合理用药知识，提升其用药依从性。

8）在临床工作实践中，与医师、护理人员共同做好严重药品不良反应和药害事件监测，及时做好收集、整理和反馈工作。

9）参与医疗质量管理。其重点应是药品质量、药物合理应用、药品不良反应与药源性疾病及其预防、参与处方或用药医嘱点评等。

10）结合临床用药实践，开展药物利用研究，如药物评价和临床用药调研；临床药物治疗经验总结和用药病例分析；与医师共同观察新药上市后临床安全性和有效性等。

案例

超剂量用药，竟致感冒患者死亡

某县村民李某感到全身酸痛，来到张某开设的卫生室就诊。张某在初步检查后诊断其为病毒性感冒，决定注射退热针，并进行静脉输液治疗。输液 50 分钟左右，张某发现李某脸色苍白，呼之不应，在给李某打了一针急救针后，将其送往镇卫生院急救，后经抢救无效死亡。在抢救期间，张某赶回卫生室改写处方，补写病历，被受害人家属制止。

经鉴定，张某给受害人使用的"林可霉素"静脉用药用量超过正常剂量 2 倍，且浓度过高，从而导致患者过敏性休克死亡，属一级甲等医疗事故，张某承担完全责任。庭审中，张某对超剂量用药导致李某死亡的事实供认不讳。

法院审理后认为，被告人张某作为医生，对"林可霉素"药物的使用和患者可能出现过敏性休克应有充分认识，但其严重不负责任，在给患者治疗感冒时，没有严格遵守药物的使用说明，超剂量使用且浓度过高，造成患者死亡的严重后果，遂以医疗事故罪判处被告人张某有期徒刑 2 年 6 个月，并赔偿受害者家属各项经济损失 18 万元。

习题

一、A 型选择题（最佳选择题）

备选答案中只有一个最佳答案。

1. 开办医疗机构必须依法取得（　　　）。
   A.《医疗机构执业许可证》　　　　B.《医疗机构许可证》
   C.《医疗机构准许证》　　　　　　D.《医疗机构执业准许证》
   E.《医疗机构营业执照》

2. 医疗机构配制制剂必须依法取得（　　　）。
   A.《医疗机构制剂许可证》　　　　B.《制剂许可证》
   C.《营业执照》　　　　　　　　　D.《医疗机构配制许可证》
   E.《医疗机构制剂质量证书》

3. 医疗机构药学服务模式是（　　　）。
   A. 全心全意为人民服务模式　　　　B. 生物—心理—社会医学模式
   C. 以病人为中心模式　　　　　　　D. 医学保健模式
   E. 以药品为中心模式

4. 哪级以上医院应成立药事管理与药物治疗学委员会？（　　　）
   A. 一级　　　　　B. 二级　　　　　C. 三级
   D. 特级　　　　　E. 初级

5. 医院药事管理与药物治疗学委员会委员由哪些方面的专家组成？（　　　）
   A. 药学、医院感染、医务
   B. 药学、临床医学专家、执业药师、职业医师

C. 药学、临床医学、医院感染、医务、护理

D. 医学、药学、行政管理

E. 医学、药学、流行病学

6. （　　）任药事管理与药物治疗学委员会（组）主任委员。

A. 药学部（药剂科）负责人　　　B. 医务部负责人

C. 药品采购部负责人　　　　　　D. 医疗机构负责人

E. 药品供应部负责人

7. 医疗机构必须有使用许可证才可使用的药品是（　　）。

A. 医疗机构制剂　B. 麻醉药品　　C. 精神药品

D. 放射性药品　　E. 处方药

8. 门诊处方普通药一般限量为（　　）。

A. 1天　　　　　B. 3天　　　　　C. 5天

D. 7天　　　　　E. 10天

9. 依据《医疗机构药事管理规定》，三级医院临床药师不少于（　　）名。

A. 10　　　　　　B. 8　　　　　　C. 5

D. 3　　　　　　E. 1

10. 医疗机构药学专业技术人员不得少于本机构卫生专业技术人员的（　　）。

A. 10%　　　　　B. 8%　　　　　C. 5%

D. 3%　　　　　E. 1%

二、B型选择题（配伍选择题）

备选答案在前，试题在后。每组2～4题，每组题均对应同一组备选答案，每个备选答案可以重复选用，也可以不选用。

〔1～4〕

A.《药品采购供应质量管理规范》　　B.《医疗机构药事管理规定》

C.《药品管理法》　　　　　　　　　D.《麻醉药品和精神药品管理条例》

E.《抗菌药物临床应用指导原则》

1. 抗菌药物管理的主要依据（　　）。

2. 麻醉药品和精神药品管理主要依据（　　）。

3. 医疗机构制剂管理按照（　　）及其实施条例等有关法律、行政法规规定执行。

4. 医疗机构应当根据（　　）设置药事管理组织和药学部门。

〔5～8〕

A. 1年　　　　　B. 3年　　　　　C. 3天

D. 7天　　　　　E. 当天

5. 麻醉药品处方保存期是（　　）。

6. 急诊的第一类精神药品注射剂处方限量是（　　）。

7. 急诊处方保存期是（　　）。

8. 二类精神药品每次处方限量是（　　）。

〔9～11〕

A. 具有药品生产、经营资格的企业

B. 实行集中管理、公开招标

C. 制定和执行药品保管制度

D. 签订购销合同

E. 依据招标文件规定和双方购销合同做好药品配送工作

9. 医疗机构购进药品必须从（　　）。

10. 医疗机构药品采购（　　）。

11. 医疗机构监督中标企业（　　）。

三、X 型选择题（多项选择题）

备选答案中有 2 个或 2 个以上的正确答案。少选或多选均不得分。

1. 临床不合理用药主要表现有（　　）。

A. 重复给药　　　　　　　　　B. 合并用药不恰当

C. 不对症用药　　　　　　　　D. 给药方案不合理

E. 用药不足

2. 药事管理与药物治疗学委员会（组）的副主任委员应由（　　）负责人担任。

A. 医疗机构　　　B. 医务部门　　　C. 药学部门

D. 医院感染部门　E. 护理部门

3. 处方正文的审查主要有以下方面：（　　）。

A. 药品名称　　　　　　　　　B. 用药剂量及方法

C. 医师签名　　　　　　　　　D. 药物相互作用

E. 药价计算是否正确

4. 药物临床应用管理包括（　　）。

A. 临床药师参与临床药物治疗方案设计

B. 医务人员及时报告可疑严重药物不良反应

C. 药师应拒绝调配违反治疗原则的处方

D. 严格执行药品注册规定，不得擅自进行新药临床试验

E. 逐步建立临床药师制度

5. 下列说法正确的是（　　）。

A. 普通处方的印刷用纸为白色

B. 儿科处方的印刷用纸为淡绿色，右上角注"儿科"

C. 急诊处方的印刷用纸为淡黄色，处方右上角标注"急诊"

D. 麻醉药品和第一类精神药品的处方颜色为红色，处方右上角标注"麻""精一"

E. 第二类精神药品处方用纸为白色，处方右上角标注"精二"字样

四、判断题

正确的画（√），错误的画（×），并将错误之处改正。

1. 为保障患者用药安全，药品一经发出，不得退换。（　　）

2. 医疗机构配制的制剂应当是本单位临床需要而市场上没有供应的品种。（　　）

3. 医疗机构发出药品，必须建立并执行出库验收制度，验明药品合格证明和其他标识。（　　）

4. 药剂科各类人员都必须接受过必要的教育或培训，取得与所从事业务相应的资格。（　　）

5. 调剂是专业性、技术性、管理性、法律性、事务性、经济性综合一体的活动过程。（　　）

6. 所谓单剂量发药制是把一次口服服用的两种以上药品包装在一个容器内，供一次服用。（　　　）

7. 医疗机构制剂批准文号的格式为：X 药字 H（Z）+4 位年号+4 位流水号。（　　　）

8. 医疗机构可以聘任任何院内具有高级专业技术职称的人作为药学部门主任。（　　　）

五、术语解释

1. 医疗机构药事管理

2. 静脉用药集中调配

3. 临床药师

4. 医疗机构制剂

六、问答题

1. 药事管理与药物治疗学委员会的主要职责是什么？

2. 阐明医疗机构药师的主要工作职责。

3. 处方由哪几部分组成？如何审查处方？

4. 静脉用药集中调配工作流程是什么？

5. 简要说明药学部门的职能。

6. 临床不合理用药的主要表现有哪些？

（曹阳月）

第九章　特殊管理的药品

本章学习重点

1. 麻醉药品、精神药品、放射性药品、医疗用毒性药品的概念、品种、分类
2. 麻醉药品和精神药品的管理、管制和禁毒
3. 医疗用毒性药品管理
4. 放射性药品管理
5. 药品类易制毒化学品管理

　　麻醉药品、精神药品、医疗用毒性药品、放射性药品这四类药品在疾病的预防、诊断和治疗过程中必不可少，具有重要的医疗价值。但同时由于它们具有的特殊物理、化学性质，特殊的生理、药理作用，如果管理或使用不当，则会对人的健康、安全造成伤害，甚至引发严重的社会问题。因此，国家对麻醉药品、精神药品、医疗用毒性药品、放射性药品实行特殊管理。

第一节　麻醉药品和精神药品的管理

一、麻醉药品和精神药品的定义

（一）麻醉药品的定义

　　麻醉药品（narcotics）是指具有依赖性潜力的药物，滥用或不合理使用易产生生理依赖性。与临床使用的全身或局部麻醉药（剂）有所不同。反复地（周期性或连续地）使用麻醉药品后，一旦停药会引起身体的病态（戒断症状）。而临床使用的麻醉药（剂）是指能够暂时引起不同程度的意识和感觉消失，或在低浓度时能阻断神经传导，使机体特定部位暂时性、可逆性的痛觉丧失，以便于医疗处理或在手术时不会遗留神经损伤的药物。这一类药物（可卡因除外）一般不会使人产生依赖性，所以不在麻醉药品管理之列。

（二）精神药品的定义

　　精神药品（psychotropic substances），一般是指直接作用于中枢神经系统，使之兴奋或抑制，连续使用能产生精神依赖性的药品。

二、麻醉药品和精神药品的品种及分类

　　"国家对麻醉药品目录和精神药品目录进行动态管理，对上市销售但尚未列入目录的药品和其他物质或者第二类精神药品发生滥用，已经造成或者可能造成严重社会危害的，国务院药品监督管理部门会同国务院公安部门、国务院卫生主管部门及时将该药品和该物质列入目录或者将该第二类精神药品调整为第一类精神药品"。2013 年 11 月 11 日，国家食品药品

监督管理总局、公安部、国家卫计委联合公布 2013 年版《麻醉药品品种目录》和《精神药品品种目录》，自 2014 年 1 月 1 日起施行。

（一）麻醉药品的品种及分类

我国规定麻醉药品的品种主要包括阿片类、阿片生物碱类、可卡因类、大麻类、人工合成麻醉药品类及国家药品监督管理部门规定的其他易成瘾的药品、药用原植物及其制剂。其中罂粟壳只能用于中药饮片、中成药生产及医疗配方使用。

2013 年版《麻醉药品品种目录》（表 9-1）中麻醉药品共 121 种，其中我国生产和使用的麻醉药品共有芬太尼、可卡因、美沙酮、福尔可定等 22 种。

表 9-1　麻醉药品品种目录

序号	中文名	英文名	序号	中文名	英文名
1	醋托啡	Acetorphine	28	地索吗啡	Desomorphine
2	乙酰阿法甲基芬太尼	Acetyl-alpha-methylfentanyl	29	右吗拉胺	Dextromoramide
3	醋美沙多	Acetylmethadol	30	地恩丙胺	Diampromide
4	阿芬太尼	Alfentanil	31	二乙噻丁	Diethylthiambutene
5	烯丙罗定	Allylprodine	32	地芬诺辛	Difenoxin
6	阿醋美沙多	Alphacetylmethadol	33	二氢埃托啡[①]	Dihydroetorphine
7	阿法美罗定	Alphameprodine	34	双氢吗啡	Dihydromorphine
8	阿法美沙多	Alphamethadol	35	地美沙多	Dimenoxadol
9	阿法甲基芬太尼	Alpha-methylfentanyl	36	地美庚醇	Dimepheptanol
10	阿法甲基硫代芬太尼	Alpha-methylthiofentanyl	37	二甲噻丁	Dimethylthiambutene
11	阿法罗定	Alphaprodine	38	吗苯丁酯	Dioxaphetyl Butyrate
12	阿尼利定	Anileridine	39	地芬诺酯[①]	Diphenoxylate
13	苄替啶	Benzethidine	40	地匹哌酮	Dipipanone
14	苄吗啡	Benzylmorphine	41	羟蒂巴酚	Drotebanol
15	倍醋美沙多	Betacetylmethadol	42	芽子碱	Ecgonine
16	倍他羟基芬太尼	Beta-hydroxyfentanyl	43	乙甲噻丁	Ethylmethylthiambutene
17	倍他羟基-3-甲基芬太尼	Beta-hydroxy-3-methylfentanyl	44	依托尼秦	Etonitazene
18	倍他美罗定	Betameprodine	45	埃托啡	Etorphine
19	倍他美沙多	Betamethadol	46	依托利定	Etoxeridine
20	倍他罗定	Betaprodine	47	芬太尼[①]	Fentanyl
21	贝齐米特	Bezitramide	48	呋替啶	Furethidine
22	大麻和大麻树脂与大麻浸膏和酊	Cannabis and Cannabis Resin and Extracts and Tinctures of Cannabis	49	海洛因	Heroin
23	氯尼他秦	Clonitazene	50	氢可酮[①]	Hydrocodone
24	古柯叶	Coca Leaf	51	氢吗啡醇	Hydromorphinol
25	可卡因[①]	Cocaine	52	氢吗啡酮[①]	Hydromorphone
26	可多克辛	Codoxime	53	羟哌替啶	Hydroxypethidine
27	罂粟浓缩物[①]	Concentrate of Poppy Straw	54	异美沙酮	Isomethadone

序号	中文名	英文名	序号	中文名	英文名
55	凯托米酮	Ketobemidone	89	哌替啶中间体 C	Pethidine Intermediate C
56	左美沙芬	Levomethorphan	90	苯吗庚酮	Phenadoxone
57	左吗拉胺	Levomoramide	91	非那丙胺	Phenampromide
58	左芬啡烷	Levophenacylmorphan	92	非那佐辛	Phenazocine
59	左啡诺	Levorphanol	93	1-苯乙基-4-苯基-4-哌啶乙酸酯	1-Phenethyl-4-phenyl-4-piperidinol acetate（ester）
60	美他佐辛	Metazocine	94	非诺啡烷	Phenomorphan
61	美沙酮①	Methadone	95	苯哌利定	Phenoperidine
62	美沙酮中间体	Methadone Intermediate	96	匹米诺定	Piminodine
63	甲地索啡	Methyldesorphine	97	哌腈米特	Piritramide
64	甲二氢吗啡	Methyldihydromorphine	98	普罗庚嗪	Proheptazine
65	3-甲基芬太尼	3-Methylfentanyl	99	丙哌利定	Properidine
66	3-甲基硫代芬太尼	3-Methylthiofentanyl	100	消旋甲啡烷	Racemethorphan
67	美托酮	Metopon	101	消旋吗拉胺	Racemoramide
68	吗拉胺中间体	Moramide Intermediate	102	消旋啡烷	Racemorphan
69	吗哌利定	Morpheridine	103	瑞芬太尼①	Remifentanil
70	吗啡①	Morphine	104	舒芬太尼①	Sufentanil
71	吗啡甲溴化物	Morphine Methobromide	105	醋氢可酮	Thebacon
72	吗啡-N-氧化物	Morphine-N-oxide	106	蒂巴因①	Thebaine
73	1-甲基-4-苯基-4-哌啶丙酸酯	1-Methyl-4-phenyl-4-piperidinol propionate（ester）	107	硫代芬太尼	Thiofentanyl
74	麦罗啡	Myrophine	108	替利定	Tilidine
75	尼可吗啡	Nicomorphine	109	三甲利定	Trimeperidine
76	诺美沙多	Noracymethadol	110	醋氢可待因	Acetyldihydrocodeine
77	去甲左啡诺	Norlevorphanol	111	可待因①	Codeine
78	去甲美沙酮	Normethadone	112	右丙氧芬①	Dextropropoxyphene
79	去甲吗啡	Normorphine	113	双氢可待因①	Dihydrocodeine
80	诺匹哌酮	Norpipanone	114	乙基吗啡①	Ethylmorphine
81	阿片①	Opium	115	尼可待因	Nicocodine
82	奥列巴文	Oripavine	116	烟氢可待因	Nicodicodine
83	羟考酮①	Oxycodone	117	去甲可待因	Norcodeine
84	羟吗啡酮	Oxymorphone	118	福尔可定①	Pholcodine
85	对氟芬太尼	Para-fluorofentanyl	119	丙吡兰	Propiram
86	哌替啶①	Pethidine	120	布桂嗪①	Bucinnazine
87	哌替啶中间体 A	Pethidine Intermediate A	121	罂粟壳①	Poppy Shell
88	哌替啶中间体 B	Pethidine Intermediate B			

①麻醉药品为我国生产及使用的品种。

注：1. 上述品种包括其可能存在的盐和单方制剂（除非另有规定）。

2. 上述品种包括其可能存在的异构体、酯及醚（除非另有规定）。

（二）精神药品的品种及分类

根据精神药品对人体产生依赖性及危害健康的程度，我国卫生部依据联合国发布的《1971 年精神药物公约》，于 1989 年作出决定，将精神药品分为第一类精神药品和第二类精神药品。其中第一类精神药品比第二类精神药品更易产生依赖性，其毒性和成瘾性更强，因此对其管理更加严格。

2013 年版《精神药品品种目录》（见表 9-2）中精神药品共 149 种。其中，一类精神药品有 68 种，我国生产和使用的共有氯胺酮、三唑仑等 7 种；二类精神药品有 81 种，我国生产和使用的有咖啡因、阿普唑仑、曲马多等 27 种。

表 9-2　精神药品品种目录

序号	中文名	英文名	序号	中文名	英文名
		第一类	24	二甲氧基甲苯异丙胺	2,5-Dimethoxy-α, 4-dimethylphenethylamine
1	布苯丙胺	Brolamfetamine	25	替苯丙胺	Tenamfetamine
2	卡西酮	Cathinone	26	替诺环定	Tenocyclidine
3	二乙基色胺	3-［2-（Diethylamino）ethyl］indole	27	四氢大麻酚	Tetrahydrocannabinol
4	二甲氧基安非他明	（±）-2,5-Dimethoxy-alpha-methylphenethylamine	28	三甲氧基安非他明	（±）-3,4,5-Trimethoxy-α-methylphenethylamine
5	（1,2-二甲基庚基）羟基四氢甲基二苯吡喃	3-（1,2-dimethlheptyl）-7,8,9,10-tetrahydro-6,6,9-trimethyl-6H dibenzo［b.d］pyran-1-ol	29	苯丙胺	Amfetamine
6	二甲基色胺	3-［2-（Dimethylamino）ethyl］indole	30	氨奈普汀	Amineptine
7	二甲氧基乙基安非他明	（±）-4-ethyl-2,5-dimethoxy-α-methylphenethylamine	31	2,5-二甲氧基-4-溴苯乙胺	4-Bromo-2,5-dimethoxyphenethylamine
8	乙环利定	Eticyclidine	32	右苯丙胺	Dexamfetamine
9	乙色胺	Etryptamine	33	屈大麻酚	Dronabinol
10	羟芬胺	（±）-N-［alpha-methyl-3,4-（methylenedioxy）phenethyl］hydroxylamine	34	芬乙茶碱	Fenetylline
11	麦角二乙胺	（+）- Lysergide	35	左苯丙胺	Levamfetamine
12	乙芬胺	（±）-N-ethyl-alpha-methyl-3,4-（methylenedioxy）phenethylamine	36	左甲苯丙胺	Levomethamfetamine
13	二亚甲基双氧安非他明	（±）-N,α-dimethyl-3,4-（methylene-dioxy）phenethylamine	37	甲氯喹酮	Mecloqualone
14	麦司卡林	Mescaline	38	去氧麻黄碱	Metamfetamine
15	甲卡西酮	Methcathinone	39	去氧麻黄碱外消旋体	Metamfetamine Racemate
16	甲米雷司	4-Methylaminorex	40	甲喹酮	Methaqualone
17	甲羟芬胺	5-methoxy-α-methyl- 3,4-（methylenedioxy）phenethylamine	41	哌醋甲酯[①]	Methylphenidate
18	4-甲基硫基安非他明	4-Methylthioamfetamine	42	苯环利定	Phencyclidine
19	六氢大麻酚	Parahexyl	43	芬美曲秦	Phenmetrazine
20	副甲氧基安非他明	P-methoxy-α-methylphenethylamine	44	司可巴比妥[①]	Secobarbital
21	赛洛新	Psilocine	45	齐培丙醇	Zipeprol
22	赛洛西宾	Psilocybine	46	安非拉酮	Amfepramone
23	咯环利定	Rolicyclidine	47	苄基哌嗪	Benzylpiperazine

序号	中文名	英文名	序号	中文名	英文名
48	丁丙诺啡①	Buprenorphine	79	巴比妥①	Barbital
49	1-丁基-3-（1-萘甲酰基）吲哚	1-Butyl-3-（1-naphthoyl）indole	80	苄非他明	Benzfetamine
50	恰特草	Catha edulis Forssk	81	溴西泮	Bromazepam
51	2,5-二甲氧基-4-碘苯乙胺	2,5-Dimethoxy-4-iodophenethylamine	82	溴替唑仑	Brotizolam
52	2,5-二甲氧基苯乙胺	2,5-Dimethoxyphenethylamine	83	丁巴比妥	Butobarbital
53	二甲基安非他明	Dimethylamfetamine	84	卡马西泮	Camazepam
54	依他喹酮	Etaqualone	85	氯氮䓬	Chlordiazepoxide
55	［1-（5-氟戊基）-1H-吲哚-3-基］（2-碘苯基）甲酮	1-（5-Fluoropentyl）-3-（2-iodobenzoyl）indole	86	氯巴占	Clobazam
56	1-（5-氟戊基）-3-（1-萘甲酰基）-1H-吲哚	1-（5-Fluoropentyl）-3-（1-naphthoyl）indole	87	氯硝西泮①	Clonazepam
57	γ-羟丁酸①	Gamma-hydroxybyrate	88	氯拉䓬酸	Clorazepate
58	氯胺酮①	Ketamine	89	氯噻西泮	Clotiazepam
59	马吲哚①	Mazindol	90	氯噁唑仑	Cloxazolam
60	2-（2-甲氧基苯基）-1-（1-戊基-1H-吲哚-3-基）乙酮	2-（2-Methoxyphenyl）-1-（1-pentyl-1H-indol-3-yl）ethanone	91	地洛西泮	Delorazepam
61	亚甲基二氧吡咯戊酮	Methylenedioxypyrovalerone	92	地西泮①	Diazepam
62	4-甲基乙卡西酮	4-Methylethcathinone	93	艾司唑仑①	Estazolam
63	4-甲基甲卡西酮	4-Methylmethcathinone	94	乙氯维诺	Ethchlorvynol
64	3,4-亚甲二氧基甲卡西酮	3,4-Methylenedioxy-N-methylcathinone	95	炔己蚁胺	Ethinamate
65	莫达非尼	Modafinil	96	氯氟䓬乙酯	Ethyl Loflazepate
66	1-戊基-3-（1-萘甲酰基）吲哚	1-Pentyl-3-（1-naphthoyl）indole	97	乙非他明	Etilamfetamine
67	他喷他多	Tapentadol	98	芬坎法明	Fencamfamin
68	三唑仑①	Triazolam	99	芬普雷司	Fenproporex
	第二类		100	氟地西泮	Fludiazepam
69	异戊巴比妥①	Amobarbital	101	氟西泮①	Flurazepam
70	布他比妥	Butalbital	102	哈拉西泮	Halazepam
71	去甲伪麻黄碱	Cathine	103	卤沙唑仑	Haloxazolam
72	环己巴比妥	Cyclobarbital	104	凯他唑仑	Ketazolam
73	氟硝西泮	Flunitrazepam	105	利非他明	Lefetamine
74	格鲁米特①	Glutethimide	106	氯普唑仑	Loprazolam
75	喷他佐辛①	Pentazocine	107	劳拉西泮①	Lorazepam
76	戊巴比妥①	Pentobarbital	108	氯甲西泮	Lormetazepam
77	阿普唑仑①	Alprazolam	109	美达西泮	Medazepam
78	阿米雷司	Aminorex	110	美芬雷司	Mefenorex

续表

序号	中文名	英文名	序号	中文名	英文名
111	甲丙氨酯①	Meprobamate	131	四氢西泮	Tetrazepam
112	美索卡	Mesocarb	132	乙烯比妥	Vinylbital
113	甲苯巴比妥	Methylphenobarbital	133	唑吡坦①	Zolpidem
114	甲乙哌酮	Methyprylon	134	阿洛巴比妥	Allobarbital
115	咪达唑仑①	Midazolam	135	丁丙诺啡透皮贴剂①	Buprenorphine Transdermal patch
116	尼美西泮	Nimetazepam	136	布托啡诺及其注射剂①	Butorphanol and its injection
117	硝西泮①	Nitrazepam	137	咖啡因	Caffeine
118	去甲西泮	Nordazepam	138	安钠咖①	Caffeine Sodium Benzoate
119	奥沙西泮①	Oxazepam	139	右旋芬氟拉明	Dexfenfluramine
120	奥沙唑仑	Oxazolam	140	地佐辛及其注射剂①	Dezocine and Its Injection
121	匹莫林①	Pemoline	141	麦角胺咖啡因片①	Ergotamine and Caffeine Tablet
122	苯甲曲秦	Phendimetrazine	142	芬氟拉明	Fenfluramine
123	苯巴比妥①	Phenobarbital	143	呋芬雷司	Furfenorex
124	芬特明	Phentermine	144	纳布啡及其注射剂	Nalbuphine and its injection
125	匹那西泮	Pinazepam	145	氨酚氢可酮片①	Paracetamol and Hydrocodone Bitartrate Tablet
126	哌苯甲醇	Pipradrol	146	丙己君	Propylhexedrine
127	普拉西泮	Prazepam	147	曲马多①	Tramadol
128	吡咯戊酮	Pyrovalerone	148	扎来普隆①	Zaleplon
129	仲丁比妥	Secbutabarbital	149	佐匹克隆	Zopiclone
130	替马西泮	Temazepam			

① 精神药品为我国生产及使用的品种。

注：1. 上述品种包括其可能存在的盐和单方制剂（除非另有规定）。

2. 上述品种包括其可能存在的异构体（除非另有规定）。

三、麻醉药品和精神药品的管理

为加强麻醉药品和精神药品的管理，保证麻醉药品和精神药品的合法、安全、合理使用，防止流入非法渠道，根据《药品管理法》和其他有关法律的规定，2005年7月26日国务院通过了《麻醉药品和精神药品管理条例》（以下简称《条例》），自2005年11月1日起施行。《条例》对麻醉药品药用原植物的种植，麻醉药品和精神药品的实验研究、生产、经营、使用、储存、运输等活动以及监督管理作出了相应规定。国家对麻醉药品药用原植物以及麻醉药品和精神药品实行管制。除《条例》另有规定的外，任何单位、个人不得进行麻醉药品药用原植物的种植以及麻醉药品和精神药品的实验研究、生产、经营、使用、储存、运输等活动。同时为了更加明确进行特殊管理的麻醉药品和精神药品的含义，《条例》规定，"麻醉药品和精神药品是指列入麻醉药品目录、精神药品目录（以下称目录）的药品和其他物质。精神药品分为第一类精神药品和第二类精神药品"。

（一）麻醉药品和精神药品的审批程序和管理机构及职责

《条例》规定，国务院药品监督管理部门负责全国麻醉药品和精神药品的监督管理工作，并会同国务院农业主管部门对麻醉药品药用原植物实施监督管理。国务院公安部门负责对造成麻醉药品药用原植物、麻醉药品和精神药品流入非法渠道的行为进行查处。国务院其他有关主管部门在各自的职责范围内负责与麻醉药品和精神药品有关的管理工作。

省、自治区、直辖市人民政府药品监督管理部门负责本行政区域内麻醉药品和精神药品的监督管理工作。县级以上地方公安机关负责对本行政区域内造成麻醉药品和精神药品流入非法渠道的行为进行查处。县级以上地方人民政府其他有关主管部门在各自的职责范围内负责与麻醉药品和精神药品有关的管理工作。

在各级管理机构严格履行监督管理的同时，麻醉药品和精神药品生产、经营企业和使用单位可以依法参加行业协会。行业协会应当加强行业自律管理。

（二）麻醉药品和精神药品的种植、实验研究和生产管理

国家根据麻醉药品和精神药品的医疗、国家储备和企业生产所需原料的需要确定需求总量，对麻醉药品药用原植物的种植，麻醉药品和精神药品的生产实行总量控制。

1. 麻醉药品药用原植物的种植管理

国务院药品监督管理部门和国务院农业主管部门根据麻醉药品年度生产计划（国家药品监督管理部门根据麻醉药品和精神药品的需求总量制定），制定麻醉药品药用原植物年度种植计划。麻醉药品药用原植物种植企业应当根据年度种植计划，种植麻醉药品药用原植物。而且麻醉药品药用原植物种植企业应当向国务院药品监督管理部门和国务院农业主管部门定期报告种植情况。除了国务院药品监督管理部门和国务院农业主管部门共同确定的麻醉药品药用原植物种植企业外，其他单位和个人不得种植麻醉药品药用原植物。

2. 麻醉药品和精神药品的实验研究管理

欲开展麻醉药品和精神药品实验研究活动的单位，必须经国务院药品监督管理部门批准才可进行。并应当具备下列条件：

1）以医疗、科学研究或者教学为目的；

2）有保证实验所需麻醉药品和精神药品安全的措施和管理制度；

3）单位及其工作人员2年内没有违反有关禁毒的法律、行政法规规定的行为。

麻醉药品和精神药品的实验研究单位申请相关药品批准证明文件，应当依照药品管理法的规定办理；未经国务院药品监督管理部门批准研究成果不得转让。

药品研究单位在普通药品的实验研究过程中，产生《条例》规定的管制品种的，应当立即停止实验研究活动，并向国务院药品监督管理部门报告。国务院药品监督管理部门应当根据情况，及时作出是否同意其继续实验研究的决定。

麻醉药品和第一类精神药品的临床试验，不得以健康人为受试对象。

3. 麻醉药品和精神药品的生产管理

（1）生产制度及企业审批 国家对麻醉药品和精神药品实行定点生产制度。国务院药品监督管理部门应当根据麻醉药品和精神药品的需求总量，确定麻醉药品和精神药品定点生产企业的数量和布局，并根据年度需求总量对数量和布局进行调整、公布。

定点生产企业应当具备下列条件：

1）有药品生产许可证；

2）有麻醉药品和精神药品实验研究批准文件；

3）有符合规定的麻醉药品和精神药品生产设施、储存条件和相应的安全管理设施；

4）有通过网络实施企业安全生产管理和向药品监督管理部门报告生产信息的能力；

5）有保证麻醉药品和精神药品安全生产的管理制度；

6）有与麻醉药品和精神药品安全生产要求相适应的管理水平和经营规模；

7）麻醉药品和精神药品生产管理、质量管理部门的人员应当熟悉麻醉药品和精神药品管理以及有关禁毒的法律、行政法规；

8）没有生产、销售假药、劣药或者违反有关禁毒的法律、行政法规规定的行为；

9）符合国务院药品监督管理部门公布的麻醉药品和精神药品定点生产企业数量和布局的要求。

从事麻醉药品、第一类精神药品生产以及第二类精神药品原料药生产的企业，应当经所在地省、自治区、直辖市人民政府药品监督管理部门初步审查，由国务院药品监督管理部门批准；从事第二类精神药品制剂生产的企业，应当经所在地省、自治区、直辖市人民政府药品监督管理部门批准。

（2）生产及销售管理　定点生产企业生产麻醉药品和精神药品，应当依照药品管理法的规定取得药品批准文号。未取得药品批准文号的，不得生产麻醉药品和精神药品。

如果发生重大突发事件，定点生产企业无法正常生产或者不能保证供应麻醉药品和精神药品时，国务院药品监督管理部门可以决定其他药品生产企业生产麻醉药品和精神药品。重大突发事件结束后，国务院药品监督管理部门应当及时决定前款规定的企业停止麻醉药品和精神药品的生产。

定点生产企业应当严格按照麻醉药品和精神药品年度生产计划安排生产，并依照规定向所在地省、自治区、直辖市人民政府药品监督管理部门报告生产情况。并且只能将麻醉药品和精神药品销售给具有麻醉药品和精神药品经营资格的企业或者依照《条例》规定批准的其他单位。

麻醉药品和精神药品的标签应当印有国务院药品监督管理部门规定的标志。

（三）麻醉药品和精神药品的经营管理

1. 经营制度和企业审批

国家对麻醉药品和精神药品实行定点经营制度。国务院药品监督管理部门应当根据麻醉药品和第一类精神药品的需求总量，确定麻醉药品和第一类精神药品的定点批发企业布局，并应当根据年度需求总量对布局进行调整、公布。

药品经营企业不得经营麻醉药品原料药和第一类精神药品原料药。但是，供医疗、科学研究、教学使用的小包装的上述药品可以由国务院药品监督管理部门规定的药品批发企业经营。

麻醉药品和精神药品定点批发企业除应当具备药品管理法第十五条规定的药品经营企业的开办条件外，还应当具备下列条件：

1）有符合《条例》规定的麻醉药品和精神药品储存条件；

2）有通过网络实施企业安全管理和向药品监督管理部门报告经营信息的能力；

3）单位及其工作人员2年内没有违反有关禁毒的法律、行政法规规定的行为；

4）符合国务院药品监督管理部门公布的定点批发企业布局。

麻醉药品和第一类精神药品的定点批发企业，还应当具有保证供应责任区域内医疗机构所需麻醉药品和第一类精神药品的能力，并具有保证麻醉药品和第一类精神药品安全经营的管理制度。

2. 销售管理

（1）销售范围　经国务院药品监督管理部门批准的跨省、自治区、直辖市从事麻醉药品和第一类精神药品批发业务的企业（以下称全国性批发企业），可以向区域性批发企业，或者经批准可以向取得麻醉药品和第一类精神药品使用资格的医疗机构（应当经医疗机构所在地省、自治区、直辖市人民政府药品监督管理部门批准）以及依照《条例》规定批准的其他单位销售麻醉药品和第一类精神药品。国务院药品监督管理部门在批准全国性批发企业时，应当明确其所承担供药责任的区域。

经所在地省、自治区、直辖市人民政府药品监督管理部门批准的在本省、自治区、直辖市行政区域内从事麻醉药品和第一类精神药品批发业务的企业（以下称区域性批发企业），可以向本省、自治区、直辖市行政区域内取得麻醉药品和第一类精神药品使用资格的医疗机构销售麻醉药品和第一类精神药品；由于特殊地理位置的原因，需要就近向其他省、自治区、直辖市行政区域内取得麻醉药品和第一类精神药品使用资格的医疗机构销售的，应当经国务院药品监督管理部门批准。省、自治区、直辖市人民政府药品监督管理部门在批准区域性批发企业时，应当明确其所承担供药责任的区域。

区域性批发企业之间因医疗急需、运输困难等特殊情况需要调剂麻醉药品和第一类精神药品的，应当在调剂后 2 日内将调剂情况分别报所在地省、自治区、直辖市人民政府药品监督管理部门备案。

经所在地省、自治区、直辖市人民政府药品监督管理部门批准的专门从事第二类精神药品批发业务的企业，以及全国性批发企业和区域性批发企业均可以从事第二类精神药品批发业务。

（2）购进管理 全国性批发企业应当从定点生产企业购进麻醉药品和第一类精神药品。区域性批发企业可以从全国性批发企业购进麻醉药品和第一类精神药品；经所在地省、自治区、直辖市人民政府药品监督管理部门批准，也可以从定点生产企业购进麻醉药品和第一类精神药品。

（3）销售规定 ①全国性批发企业和区域性批发企业向医疗机构销售麻醉药品和第一类精神药品，应当将药品送至医疗机构。医疗机构不得自行提货。②第二类精神药品定点批发企业可以向医疗机构、定点批发企业和经所在地设区的市级药品监督管理部门批准，实行统一进货、统一配送、统一管理的药品零售连锁企业以及依照《条例》规定批准的其他单位销售第二类精神药品。③麻醉药品和第一类精神药品不得零售。除个人合法购买麻醉药品和精神药品外禁止使用现金进行麻醉药品和精神药品交易。④第二类精神药品零售企业应当凭执业医师出具的处方，按规定剂量销售第二类精神药品，并将处方保存 2 年备查；禁止超剂量或者无处方销售第二类精神药品；不得向未成年人销售第二类精神药品。⑤麻醉药品和精神药品实行政府定价，在制定出厂和批发价格的基础上，逐步实行全国统一零售价格。具体办法由国务院价格主管部门制定。

（四）麻醉药品和精神药品的使用管理

1. 麻醉药品和精神药品的购进管理

1）药品生产企业需要以麻醉药品和第一类精神药品为原料生产普通药品的，应当向所在地省、自治区、直辖市人民政府药品监督管理部门报送年度需求计划，由省、自治区、直辖市人民政府药品监督管理部门汇总报国务院药品监督管理部门批准后，向定点生产企业购买。药品生产企业需要以第二类精神药品为原料生产普通药品的，应当将年度需求计划报所在地省、自治区、直辖市人民政府药品监督管理部门，并向定点批发企业或者定点生产企业购买。

2）食品、食品添加剂、化妆品、油漆等非药品生产企业需要使用咖啡因作为原料的，应当经所在地省、自治区、直辖市人民政府药品监督管理部门批准，向定点批发企业或者定点生产企业购买。

3）科学研究、教学单位需要使用麻醉药品和精神药品开展实验、教学活动的，应当经所在地省、自治区、直辖市人民政府药品监督管理部门批准，向定点批发企业或者定点生产企业购买。需要使用麻醉药品和精神药品的标准品、对照品的，应当经所在地省、自治区、直辖市人民政府药品监督管理部门批准，向国务院药品监督管理部门批准的单位购买。

4）医疗机构需要使用麻醉药品和第一类精神药品的，应当经所在地设区的市级人民政府卫生主管部门批准，取得麻醉药品、第一类精神药品购用印鉴卡（以下称印鉴卡）。医疗机构应当凭印鉴卡向本省、自治区、直辖市行政区域内的定点批发企业购买麻醉药品和第一类精神药品。

医疗机构取得印鉴卡应当具备的条件：①有专职的麻醉药品和第一类精神药品管理人员；②有获得麻醉药品和第一类精神药品处方资格的执业医师；③有保证麻醉药品和第一类精神药品安全储存的设施和管理制度。

设区的市级人民政府卫生主管部门发给医疗机构印鉴卡时，应当将取得印鉴卡的医疗机构情况抄送所在地设区的市级药品监督管理部门，并报省、自治区、直辖市人民政府卫生主管部门备案。省、自治区、直辖市人民政府卫生主管部门应当将取得印鉴卡的医疗机构名单向本行政区域内的定点批发企业通报。

2. 麻醉药品和精神药品的使用管理

（1）医疗机构使用麻醉药品和精神药品时应遵守的规定　医疗机构应当按照国务院卫生主管部门的规定，对本单位执业医师进行有关麻醉药品和精神药品使用知识的培训、考核，经考核合格的，授予麻醉药品和第一类精神药品处方资格。并将具有资格的执业医师名单及其变更情况，定期报送所在地设区的市级人民政府卫生主管部门，并抄送同级药品监督管理部门。

由本单位执业医师开具的麻醉药品和精神药品处方必须由医疗机构进行专册登记并保存。其中麻醉药品处方至少保存3年，精神药品处方至少保存2年。

医疗机构抢救病人急需麻醉药品和第一类精神药品而本医疗机构无法提供时，可以从其他医疗机构或者定点批发企业紧急借用；抢救工作结束后，应当及时将借用情况报所在地设区的市级药品监督管理部门和卫生主管部门备案。

在遇到临床需要而市场无供应的麻醉药品和精神药品的情况时，持有"医疗机构制剂许可证"和"印鉴卡"的医疗机构经所在地省、自治区、直辖市人民政府药品监督管理部门批准后方可自行配制，并且只能在本医疗机构使用，不得对外销售。

（2）执业医师使用麻醉药品和精神药品时应遵守的规定　只有取得麻醉药品和第一类精神药品处方资格的执业医师，可以在本医疗机构用专用处方为他人开具麻醉药品和第一类精神药品。在临床应用指导原则下，执业医师应当尽量满足确需麻醉药品或者第一类精神药品的患者的合理用药需求，但是单张处方的最大用量应当符合国务院卫生主管部门的规定。如麻醉药品、第一类精神药品注射剂处方为一次用量；其他剂型处方不得超过3日用量；控缓释剂处方不得超过7日用量。第二类精神药品处方一般不超过7日用量。

对麻醉药品和第一类精神药品处方，处方的调配人、核对人应当仔细核对，签署姓名，并予以登记；对不符合《条例》规定的，处方的调配人、核对人应当拒绝发药。

（3）其他相关规定　因治疗疾病需要，个人凭医疗机构出具的医疗诊断书、本人身份证明，可以携带单张处方最大用量以内的麻醉药品和第一类精神药品；携带麻醉药品和第一类精神药品出入境的，由海关根据自用、合理的原则放行。

医务人员为了医疗需要携带少量麻醉药品和精神药品出入境的，海关可凭省级以上人民政府药品监督管理部门发放的携带麻醉药品和精神药品证明放行。

医疗机构、戒毒机构以开展戒毒治疗为目的，可以使用美沙酮或者国家确定的其他用于戒毒治疗的麻醉药品和精神药品。具体管理办法由国务院药品监督管理部门、国务院公安部门和国家食品卫生主管部门制定。

（五）麻醉药品和精神药品的储存管理

麻醉药品药用原植物种植企业、定点生产企业、全国性批发企业和区域性批发企业以及国家设立的麻醉药品储存单位，应当设置储存麻醉药品和第一类精神药品的专库。该专库应当符合要求：①安装专用防盗门，实行双人双锁管理；②具有相应的防火设施；③具有监控设施和报警装置，报警装置应当与公安机关报警系统联网。

麻醉药品定点生产企业应当将麻醉药品原料药和制剂分别存放。

麻醉药品和第一类精神药品的使用单位应当设立专库或者专柜储存麻醉药品和第一类精神药品。专库应当设有防盗设施并安装报警装置；专柜应当使用保险柜。专库和专柜应当实行双人双锁管理。

麻醉药品药用原植物种植企业、定点生产企业、全国性批发企业和区域性批发企业、国家设立的麻醉药品储存单位以及麻醉药品和第一类精神药品的使用单位，应当配备专人负责管理工作，并建立储存麻醉药品和第一类精神药品的专用账册。药品入库双人验收，出库双人复核，做到账物相符。专用账册的保存期限应当自药品有效期期满之日起不少于5年。

第二类精神药品经营企业应当在药品库房中设立独立的专库或者专柜储存第二类精神药品，并建立专用账册，实行专人管理。专用账册的保存期限应当自药品有效期期满之日起不少于5年。

（六）麻醉药品和精神药品的运输管理

托运、承运和自行运输麻醉药品和精神药品的，应当采取安全保障措施，防止麻醉药品和精神药品在运输过程中被盗、被抢、丢失。

通过铁路运输麻醉药品和第一类精神药品的，应当使用集装箱或者铁路行李车运输，具体办法由国务院药品监督管理部门会同国务院铁路主管部门制定。需要通过公路或者水路运输麻醉药品和第一类精神药品的，应当由专人负责押运。

托运或者自行运输麻醉药品和第一类精神药品的单位，应当向所在地省、自治区、直辖市人民政府药品监督管理部门申请领取运输证明，并由专人保管，不得涂改、转让、转借。运输证明有效期为1年。

托运人办理麻醉药品和第一类精神药品运输手续，应当将运输证明副本交付承运人。承运人应当查验、收存运输证明副本，并检查货物包装。承运人在运输过程中应当携带运输证明副本，以备查验。

需要邮寄的麻醉药品和精神药品，寄件人应当向省、自治区、直辖市邮政主管部门指定符合安全保障条件的邮政营业机构提交所在地省、自治区、直辖市人民政府药品监督管理部门出具的准予邮寄证明。邮政营业机构应当查验、收存准予邮寄证明，并有权对收寄的麻醉药品和精神药品予以查验。

定点生产企业、全国性批发企业和区域性批发企业之间运输麻醉药品、第一类精神药品，发货人在发货前应当向所在地省、自治区、直辖市人民政府药品监督管理部门报送本次运输的相关信息。属于跨省、自治区、直辖市运输的，收到信息的药品监督管理部门应当向收货人所在地的同级药品监督管理部门通报；属于在本省、自治区、直辖市行政区域内运输的，收到信息的药品监督管理部门应当向收货人所在地设区的市级药品监督管理部门通报。

（七）麻醉药品和精神药品的审批程序和监督管理

1）在确定定点生产企业和定点批发企业时，审批部门应当在经审查符合条件的企业中，根据布局的要求，通过公平竞争的方式初步确定定点生产企业和定点批发企业，并予公布。其他符合条件的企业可以自公布之日起 10 日内向审批部门提出异议。审批部门应当自收到异议之日起 20 日内对异议进行审查，并作出是否调整的决定。

2）药品监督管理部门应当根据规定的职责权限，对麻醉药品药用原植物的种植以及麻醉药品和精神药品的实验研究、生产、经营、使用、储存、运输活动进行监督检查。

省级以上人民政府药品监督管理部门根据实际情况建立监控信息网络，对定点生产企业、定点批发企业和使用单位的麻醉药品和精神药品生产、进货、销售、库存、使用的数量以及流向实行实时监控，并与同级公安机关做到信息共享。

尚未连接监控信息网络的麻醉药品和精神药品定点生产企业、定点批发企业和使用单位，应当每月通过电子信息、传真、书面等方式，将本单位麻醉药品和精神药品生产、进货、销售、库存、使用的数量以及流向，报所在地设区的市级药品监督管理部门和公安机关；市级药品监督管理部门应当每 3 个月向上一级药品监督管理部门报告本地区麻醉药品和精神药品的相关情况。医疗机构还应当报所在地设区的市级人民政府卫生主管部门。

3）对已经发生滥用，造成严重社会危害的麻醉药品和精神药品品种，国务院药品监督管理部门应当采取在一定期限内中止生产、经营、使用或者限定其使用范围和用途等措施。对不再作为药品使用的麻醉药品和精神药品，国务院药品监督管理部门应当撤销其药品批准文号和药品标准，并予以公布。

药品监督管理部门、卫生主管部门发现生产、经营企业和使用单位的麻醉药品和精神药品管理存在安全隐患时，应当责令其立即排除或者限期排除；对有证据证明可能流入非法渠道的，应当及时采取查封、扣押的行政强制措施，在 7 日内作出行政处理决定，并通报同级公安机关。

药品监督管理部门发现取得印鉴卡的医疗机构未依照规定购买麻醉药品和第一类精神药品时，应当及时通报同级卫生主管部门。接到通报的卫生主管部门应当立即调查处理。必要时，药品监督管理部门可以责令定点批发企业中止向该医疗机构销售麻醉药品和第一类精神药品。

4）麻醉药品和精神药品的生产、经营企业和使用单位对过期、损坏的麻醉药品和精神药品应当登记造册，并向所在地县级药品监督管理部门申请销毁。药品监督管理部门应当自接到申请之日起 5 日内到场监督销毁。医疗机构对存放在本单位的过期、损坏麻醉药品和精神药品，应当按照规定的程序向卫生主管部门提出申请，由卫生主管部门负责监督销毁。

对依法收缴的麻醉药品和精神药品，除经国务院药品监督管理部门或者国务院公安部门批准用于科学研究外，应当依照国家有关规定予以销毁。

县级以上人民政府卫生主管部门应当对执业医师开具麻醉药品和精神药品处方的情况进行监督检查。

5）药品监督管理部门、卫生主管部门和公安机关应当互相通报麻醉药品和精神药品生产、经营企业和使用单位的名单以及其他管理信息。

6）各级药品监督管理部门应当将在麻醉药品药用原植物的种植以及麻醉药品和精神药品的实验研究、生产、经营、使用、储存、运输等各环节的管理中的审批、撤销等事项通报同级公安机关。

麻醉药品和精神药品的经营企业、使用单位报送各级药品监督管理部门的备案事项，应当同时报送同级公安机关。

7）发生麻醉药品和精神药品被盗、被抢、丢失或者其他流入非法渠道的情形的，案发单位应当立即采取必要的控制措施，同时报告所在地县级公安机关和药品监督管理部门。医疗机构发生上述情形的，还应当报告其主管部门。

公安机关接到报告、举报，或者有证据证明麻醉药品和精神药品可能流入非法渠道时，应当及时开展调查，并可以对相关单位采取必要的控制措施。

药品监督管理部门、卫生主管部门以及其他有关部门应当配合公安机关开展工作。

（八）违反《麻醉药品和精神药品管理条例》的法律责任

1）药品监督管理部门、卫生主管部门违反《条例》的规定，有下列情形之一的，由其上级行政机关或者监察机关责令改正；情节严重的，对直接负责的主管人员和其他直接责任人员依法给予行政处分；构成犯罪的，依法追究刑事责任：

① 对不符合条件的申请人准予行政许可或者超越法定职权作出准予行政许可决定的；

② 未到场监督销毁过期、损坏的麻醉药品和精神药品的；

③ 未依法履行监督检查职责，应当发现而未发现违法行为、发现违法行为不及时查处，或者未依照《条例》规定的程序实施监督检查的；

④ 违反《条例》规定的其他失职、渎职行为。

2）麻醉药品药用原植物种植企业违反《条例》的规定，有下列情形之一的，由药品监督管理部门责令限期改正，给予警告；逾期不改正的，处5万元以上10万元以下的罚款；情节严重的，取消其种植资格：

① 未依照麻醉药品药用原植物年度种植计划进行种植的；

② 未依照规定报告种植情况的；

③ 未依照规定储存麻醉药品的。

3）定点生产企业违反《条例》的规定，有下列情形之一的，由药品监督管理部门责令限期改正，给予警告，并没收违法所得和违法销售的药品；逾期不改正的，责令停产，并处5万元以上10万元以下的罚款；情节严重的，取消其定点生产资格：

① 未按照麻醉药品和精神药品年度生产计划安排生产的；

② 未依照规定向药品监督管理部门报告生产情况的；

③ 未依照规定储存麻醉药品和精神药品，或者未依照规定建立、保存专用账册的；

④ 未依照规定销售麻醉药品和精神药品的；

⑤ 未依照规定销毁麻醉药品和精神药品的。

4）定点批发企业违反《条例》的规定销售麻醉药品和精神药品，或者违反《条例》的规定经营麻醉药品原料药和第一类精神药品原料药的，由药品监督管理部门责令限期改正，给予警告，并没收违法所得和违法销售的药品；逾期不改正的，责令停业，并处违法销售药品货值金额2倍以上5倍以下的罚款；情节严重的，取消其定点批发资格。

定点批发企业违反《条例》的规定，有下列情形之一的，由药品监督管理部门责令限期改正，给予警告；逾期不改正的，责令停业，并处 2 万元以上 5 万元以下的罚款；情节严重的，取消其定点批发资格：

① 未依照规定购进麻醉药品和第一类精神药品的；

② 未保证供药责任区域内的麻醉药品和第一类精神药品的供应的；

③ 未对医疗机构履行送货义务的；

④ 未依照规定报告麻醉药品和精神药品的进货、销售、库存数量以及流向的；

⑤ 未依照规定储存麻醉药品和精神药品，或者未依照规定建立、保存专用账册的；

⑥ 未依照规定销毁麻醉药品和精神药品的；

⑦ 区域性批发企业之间违反《条例》的规定调剂麻醉药品和第一类精神药品，或者因特殊情况调剂麻醉药品和第一类精神药品后未依照规定备案的。

5）第二类精神药品零售企业违反《条例》的规定储存、销售或者销毁第二类精神药品的，由药品监督管理部门责令限期改正，给予警告，并没收违法所得和违法销售的药品；逾期不改正的，责令停业，并处 5000 元以上 2 万元以下的罚款；情节严重的，取消其第二类精神药品零售资格。

6）药品生产企业，食品、食品添加剂、化妆品、油漆等非药品生产企业，科学研究、教学单位违反《条例》的规定，购买麻醉药品和精神药品的，由药品监督管理部门没收违法购买的麻醉药品和精神药品，责令限期改正，给予警告；逾期不改正的，责令停产或者停止相关活动，并处 2 万元以上 5 万元以下的罚款。

7）取得印鉴卡的医疗机构违反《条例》的规定，有下列情形之一的，由设区的市级人民政府卫生主管部门责令限期改正，给予警告；逾期不改正的，处 5000 元以上 1 万元以下的罚款；情节严重的，吊销其印鉴卡；对直接负责的主管人员和其他直接责任人员，依法给予降级、撤职、开除的处分：

① 未依照规定购买、储存麻醉药品和第一类精神药品的；

② 未依照规定保存麻醉药品和精神药品专用处方，或者未依照规定进行处方专册登记的；

③ 未依照规定报告麻醉药品和精神药品的进货、库存、使用数量的；

④ 紧急借用麻醉药品和第一类精神药品后未备案的；

⑤ 未依照规定销毁麻醉药品和精神药品的。

8）具有麻醉药品和第一类精神药品处方资格的执业医师，违反《条例》的规定开具麻醉药品和第一类精神药品处方，或者未按照临床应用指导原则的要求使用麻醉药品和第一类精神药品的，由其所在医疗机构取消其麻醉药品和第一类精神药品处方资格；造成严重后果的，由原发证部门吊销其执业证书。执业医师未按照临床应用指导原则的要求使用第二类精神药品或者未使用专用处方开具第二类精神药品，造成严重后果的，由原发证部门吊销其执业证书。

未取得麻醉药品和第一类精神药品处方资格的执业医师擅自开具麻醉药品和第一类精神药品处方，由县级以上人民政府卫生主管部门给予警告，暂停其执业活动；造成严重后果的，吊销其执业证书；构成犯罪的，依法追究刑事责任。

处方的调配人、核对人违反《条例》的规定未对麻醉药品和第一类精神药品处方进行核对，造成严重后果的，由原发证部门吊销其执业证书。

9）违反《条例》的规定运输麻醉药品和精神药品的，由药品监督管理部门和运输管理部门依照各自职责，责令改正，给予警告，处 2 万元以上 5 万元以下的罚款。

收寄麻醉药品、精神药品的邮政营业机构未依照《条例》的规定办理邮寄手续的，由邮政主管部门责令改正，给予警告；造成麻醉药品、精神药品邮件丢失的，依照邮政法律、行政法规的规定处理。

10）提供虚假材料、隐瞒有关情况，或者采取其他欺骗手段取得麻醉药品和精神药品的实验研究、生产、经营、使用资格的，由原审批部门撤销其已取得的资格，5 年内不得提出有关麻醉药品和精神药品的申请；情节严重的，处 1 万元以上 3 万元以下的罚款，有药品生产许可证、药品经营许可证、医疗机构执业许可证的，依法吊销其许可证明文件。

11）药品研究单位在普通药品的实验研究和研制过程中，产生《条例》规定管制的麻醉药品和精神药品，未依照《条例》的规定报告的，由药品监督管理部门责令改正，给予警告，没收违法药品；拒不改正的，责令停止实验研究和研制活动。

12）药物临床试验机构以健康人为麻醉药品和第一类精神药品临床试验的受试对象的，由药品监督管理部门责令停止违法行为，给予警告；情节严重的，取消其药物临床试验机构的资格；构成犯罪的，依法追究刑事责任。对受试对象造成损害的，药物临床试验机构依法承担治疗和赔偿责任。

13）定点生产企业、定点批发企业和第二类精神药品零售企业生产、销售假劣麻醉药品和精神药品的，由药品监督管理部门取消其定点生产资格、定点批发资格或者第二类精神药品零售资格，并依照药品管理法的有关规定予以处罚。

14）定点生产企业、定点批发企业和其他单位使用现金进行麻醉药品和精神药品交易的，由药品监督管理部门责令改正，给予警告，没收违法交易的药品，并处 5 万元以上 10 万元以下的罚款。

15）发生麻醉药品和精神药品被盗、被抢、丢失案件的单位，违反《条例》的规定未采取必要的控制措施或者未依照《条例》的规定报告的，由药品监督管理部门和卫生主管部门依照各自职责，责令改正，给予警告；情节严重的，处 5000 元以上 1 万元以下的罚款；有上级主管部门的，由其上级主管部门对直接负责的主管人员和其他直接责任人员，依法给予降级、撤职的处分。

16）依法取得麻醉药品药用原植物种植或者麻醉药品和精神药品实验研究、生产、经营、使用、运输等资格的单位，倒卖、转让、出租、出借、涂改其麻醉药品和精神药品许可证明文件的，由原审批部门吊销相应许可证明文件，没收违法所得；情节严重的，处违法所得 2 倍以上 5 倍以下的罚款；没有违法所得的，处 2 万元以上 5 万元以下的罚款；构成犯罪的，依法追究刑事责任。

17）违反《条例》的规定，致使麻醉药品和精神药品流入非法渠道造成危害，构成犯罪的，依法追究刑事责任；尚不构成犯罪的，由县级以上公安机关处 5 万元以上 10 万元以下的罚款；有违法所得的，没收违法所得；情节严重的，处违法所得 2 倍以上 5 倍以下的罚款；由原发证部门吊销其药品生产、经营和使用许可证明文件。

四、麻醉药品和精神药品的管制和禁毒

麻醉药品和精神药品如果使用得当，可以造福人类，但是如果使用不当，便成为毒品，从而损害公共健康、引发社会问题。因此，国际社会为有效地管制麻醉药品和精神药品付出了不懈的努力。

（一）国际公约

一百多年来，通过合作国际社会已经签订了一系列国际公约来管制麻醉药品和精神药品，见表 9-3。

表 9-3　麻醉药品和精神药品管制国际公约

时间	公约名称	意义
1909 年 2 月	万国禁毒会	第一次国际性的禁毒会议
1912 年 1 月	《海牙禁止鸦片公约》	第一个国际禁毒公约
1924 年 12 月	《关于熟鸦片的制造、国内贸易及使用的协定》	解决禁止贩运毒品问题
1925 年 2 月	《国际鸦片公约》	
1931 年 7 月	《限制制造及调节分配麻醉品公约》	
1931 年 11 月	《远东管制吸食鸦片协定》	
1936 年 6 月	《禁止非法买卖麻醉品公约》	第一次把非法制造、变造、提制、调制、持有、供给、兜售、分配、购买麻醉品等行为规定为国际犯罪，这是国际禁毒立法上的一项重大突破
1961 年 6 月	《1961 年麻醉品单一公约》	该公约不仅对过去的公约和协定进行了合并和修订，还把管制范围扩大到了天然麻醉品原料的种植等方面，并对有关刑事管辖权的问题做了规定
1971 年 2 月	《1971 年精神药物公约》	建议各国对精神药物实行管制
1972 年 3 月	《修正 1961 年麻醉品单一公约的议定书》	
1988 年	《联合国禁止非法贩运麻醉药品和精神药品公约》	对《1961 年麻醉品单一公约》和《1971 年精神药物公约》做了重要补充和发展
1990 年	禁毒特别联大会议《政治宣言》《全球行动纲领》	

（二）我国政府对麻醉药品和精神药品的管制

100 多年前，鸦片被帝国主义列强强行输入到我国时，我国历史上第一次反对毒品的行动开始了，林则徐的"虎门销烟"开创了国际禁毒的先河。但是鸦片战争的最终失败，使中国经历了一段漫长的屈辱历程。新中国成立以后，中国历史上第二次大规模的禁毒运动取得了令世界瞩目的成就，中国一度被公认为"无毒国"。可是，近年来随着中国改革开放不断地深入，国际交流的增加，经济的快速增长，贩毒的暴利和吸毒时所谓的"快感"，使得毒品在我国境内快速蔓延开来，我国的禁毒形势相当严峻。近二十多年来，针对不断蔓延的毒品问题，中国加快了禁毒立法的步伐，制定颁布了一系列法律、法规，禁毒法治建设取得重大进展，见表 9-4。

表 9-4　近年我国对麻醉药品和精神药品的管制规定

时间	名称	时间	名称
1978 年 9 月	《麻醉药品管理条例》	1987 年 11 月	《麻醉药品管理办法》
1979 年 6 月	《医疗用毒药、限制性剧药管理办法》	1988 年 11 月	《医疗用毒性药品管理办法》
1979 年 7 月	《中华人民共和国刑法》，专门规定了制造、贩卖、运输毒品罪及其刑罚	1988 年 12 月	《精神药品管理办法》
		1990 年 12 月	《关于禁毒的决定》
1981 年 8 月	《关于重申严禁鸦片禁毒的通知》	1995 年 1 月	《强制戒毒办法》
1982 年 7 月	《关于禁绝鸦片烟毒问题的紧急指示》	1995 年 6 月	《戒毒药品管理办法》
1984 年 9 月	《中华人民共和国药品管理法》，其中第三十九条规定：国家对麻醉药品、精神药品实行特殊的管理办法。	2008 年 6 月	《中华人民共和国禁毒法》
		2010 年 2 月	《药品类易制毒化学品管理条例》
		2011 年 5 月	《中华人民共和国刑法》
1985 年 4 月	《精神药品管理条例》（草案）		

第二节　医疗用毒性药品管理

为加强医疗用毒性药品的管理，防止中毒或死亡事故的发生，我国政府根据《中华人民共和国药品管理法》的规定制定了《医疗用毒性药品管理办法》（以下简称《办法》），此《办法》于 1988 年 11 月 15 日国务院第二十五次常务会议通过并发布实施。

一、医疗用毒性药品的定义

医疗用毒性药品（medicinal toxic drug）（以下简称"毒性药品"），系指毒性剧烈、治疗剂量与中毒剂量相近，使用不当会致人中毒或死亡的药品。

二、医疗用毒性药品的品种及分类

毒性药品的管理品种，由卫生部会同国家医药管理局、国家中医药管理局规定分为中药和西药两大类。

（一）毒性中药品种（原药材和饮片）

砒石（红砒、白砒）、砒霜、水银、生马钱子、生川乌、生草乌、生白附子、生附子、生半夏、生南星、生巴豆、斑蝥、青娘虫、红娘虫、生甘遂、生狼毒、生藤黄、生千金子、生天仙子、闹羊花、雪上一枝蒿、白降丹、蟾酥、洋金花、红粉、轻粉、雄黄，共 27 种。

（二）毒性西药品种（原料药）

去乙酰毛花苷丙、阿托品、洋地黄毒苷、氢溴酸后马托品、三氧化二砷、毛果芸香碱、升汞、水杨酸毒扁豆碱、亚砷酸钾、氢溴酸东莨菪碱、士的宁、亚砷酸注射液、A 型肉毒毒素及其制剂共 13 种。

注：士的宁、阿托品、毛果芸香碱等包括其盐类化合物。

三、医疗用毒性药品的管理

（一）医疗用毒性药品的生产管理

毒性药品年度生产、收购、供应和配制计划，由省、自治区、直辖市医药管理部门根据医疗需要制订，经省、自治区、直辖市卫生行政部门审核后，由医药管理部门下达给指定的毒性药品生产、收购、供应单位，并抄报卫生主管部门、国家医药管理局和国家中医药管理局。生产单位不得擅自改变生产计划，自行销售。

药厂必须由医药专业人员负责生产、配制和质量检验，并建立严格的管理制度，严防与其他药品混杂。每次配料，必须经两人以上复核无误，并详细记录每次生产所用原料和成品数，经手人要签字备查。所有工具、容器要处理干净，以防污染其他药品。标示量要准确无误，包装容器要有毒药标志。

凡加工炮制毒性中药，必须按照《中华人民共和国药典》或者省、自治区、直辖市卫生行政部门制定的《炮制规范》的规定进行。药材符合药用要求的，方可供应、配方和用于中成药生产。

生产毒性药品及其制剂，必须严格执行生产工艺操作规程，在本单位药品检验人员的监督下准确投料，并建立完整的生产记录，保存五年备查。

在生产毒性药品过程中产生的废弃物，必须妥善处理，不得污染环境。

（二）医疗用毒性药品的经营及运输管理

毒性药品的收购、经营，由各级医药管理部门指定的药品经营单位负责；配方用药由国营药店、医疗单位负责。其他任何单位或者个人均不得从事毒性药品的收购、经营和配方业务。

收购、经营、加工、使用毒性药品的单位必须建立健全的保管、验收、领发、核对等制度；严防收假、发错，严禁与其他药品混杂，做到划定仓间或仓位，专柜加锁并由专人保管。

毒性药品的包装容器上必须印有毒药标志，在运输毒性药品的过程中，应当采取有效措施，防止发生事故。

（三）医疗用毒性药品的使用管理

医疗单位供应和调配毒性药品须凭医生签名的正式处方。国营药店供应和调配毒性药品须凭盖有医生所在的医疗单位公章的正式处方。每次处方剂量不得超过2日极量。

调配处方时，必须认真负责，计量准确，按医嘱注明要求，并由配方人员及具有药师以上技术职称的复核人员签名盖章后方可发出。对处方未注明"生用"的毒性中药，应当付炮制品。如发现处方有疑问时，须经原处方医生重新审定后再行调配。处方一次有效，取药后处方保存二年备查。

科研和教学单位所需的毒性药品，必须持本单位的证明信，经单位所在地县以上卫生行政部门批准后，供应部门方能发售。

群众自配民间单、秘、验方需用毒性中药，购买时要持有本单位或者城市街道办事处、乡（镇）人民政府的证明信，供应部门方可发售。每次购用量不得超过2日极量。

（四）违反《医疗用毒性药品管理办法》应承担的责任

对违反《办法》的规定，擅自生产、收购、经营毒性药品的单位或者个人，由县以上卫生行政部门没收其全部毒性药品，并处以警告或按非法所得的5至10倍罚款。情节严重、致人伤残或死亡，构成犯罪的，由司法机关依法追究其刑事责任。

第三节　放射性药品管理

为了加强放射性药品的管理，根据《中华人民共和国药品管理法》的规定，1989年1月13日国务院颁布《放射性药品管理办法》（2011年第一次修订，2017年第二次修订，以下简称《办法》），该《办法》共七章二十八条，自颁布之日起施行。

一、放射性药品的定义

放射性药品（radioactive pharmaceuticals）是指用于临床诊断或者治疗的放射性核素制剂或者其标记药物。包括裂变制品、加速器制品、放射性同位素发生器及其配套药盒、放射免疫分析药盒等。

二、放射性药品的品种

《中华人民共和国药典》（2020年版）共收载30种放射性药品：来昔决南钐[^{153}Sm]注射液、氙[^{133}Xe]注射液、枸橼酸镓[^{67}Ga]注射液、氟[^{18}F]脱氧葡糖注射液、高锝[^{99m}Tc]

酸钠注射液、氯化亚铊［^{201}Tl］注射液、氯化锶［^{89}Sr］注射液、碘［^{125}I］密封籽源、碘［^{131}I］化钠口服溶液、碘［^{131}I］化钠胶囊、锝［^{99m}Tc］双半胱乙酯注射液、锝［^{99m}Tc］双半胱氨酸注射液、锝［^{99m}Tc］甲氧异腈注射液、锝［^{99m}Tc］亚甲基二膦酸盐注射液、锝［^{99m}Tc］依替菲宁注射液、锝［^{99m}Tc］植酸盐注射液、锝［^{99m}Tc］喷替酸盐注射液、锝［^{99m}Tc］聚合白蛋白注射液、磷［^{32}P］酸钠盐注射液、邻碘［^{131}I］马尿酸钠注射液、胶体磷［^{32}P］酸铬注射液、铬［^{51}Cr］酸钠注射液、锝［^{99m}Tc］焦磷酸盐注射液、磷［^{32}P］酸钠盐口服溶液、注射用亚锡亚甲基二膦酸盐、注射用亚锡依替菲宁、注射用亚锡喷替酸、注射用亚锡植酸钠、注射用亚锡焦磷酸钠、注射用亚锡聚合白蛋白。

三、放射性药品的管理

凡在中华人民共和国领域内进行放射性药品的研究、生产、经营、运输、使用、检验、监督管理的单位和个人都必须遵守该《办法》。

国务院药品监督管理部门负责全国放射性药品监督管理工作。国务院国防科技工业主管部门依据职责负责与放射性药品有关的管理工作。国务院环境保护主管部门负责与放射性药品有关的辐射安全与防护的监督管理工作。

（一）放射性新药的研制、临床研究和审批

放射性新药是指我国首次生产的放射性药品。

放射性新药的研制内容，包括工艺路线、质量标准、临床前药理及临床研究。研制单位在制订新药工艺路线的同时，必须研究该药的理化性能、纯度（包括核素纯度）及检验方法、药理、毒理、动物药代动力学、放射性比活度、剂量、剂型、稳定性等。

研制单位对放射免疫分析药盒必须进行可测限度、范围、特异性、准确度、精密度、稳定性等方法学的研究。

放射性新药的分类，按国务院药品监督管理部门有关药品注册的规定办理。

研制单位研制的放射性新药，在进行临床试验或者验证前，应当向国务院药品监督管理部门提出申请，按规定报送资料及样品，经国务院药品监督管理部门审批同意后，在国务院药品监督管理部门指定的药物临床试验机构进行临床研究。

研制单位在放射性新药临床研究结束后，向国务院药品监督管理部门提出申请，经国务院药品监督管理部门审核批准，发给新药证书。国务院药品监督管理部门在审核批准时，应当征求国务院国防科技工业主管部门的意见。

放射性新药投入生产，需由生产单位或者取得放射性药品生产许可证的研制单位，凭新药证书（副本）向国务院药品监督管理部门提出生产该药的申请，并提供样品，由国务院药品监督管理部门审核发给批准文号。

（二）放射性药品的生产、经营和进出口

国家根据需要，对放射性药品的生产企业实行合理布局。开办放射性药品生产、经营企业，必须具备《药品管理法》规定的条件，符合国家有关放射性同位素安全和防护的规定与标准，并履行环境影响评价文件的审批手续；开办放射性药品生产企业，经国务院国防科技工业主管部门审查同意，国务院药品监督管理部门审核批准后，由所在省、自治区、直辖市药品监督管理部门发给《放射性药品生产企业许可证》；开办放射性药品经营企业，经国务院药品监督管理部门审核并征求国务院国防科技工业主管部门意见后批准的，由所在省、自治区、直辖市药品监督管理部门发给《放射性药品经营企业许可证》。无许可证的生产、经

营企业，一律不准生产、销售放射性药品。《放射性药品生产企业许可证》《放射性药品经营企业许可证》的有效期为 5 年，期满前 6 个月，放射性药品生产、经营企业应当分别向原发证的药品监督管理部门重新提出申请，换发新证。

放射性药品生产、经营企业，必须配备与生产、经营放射性药品相适应的专业技术人员，具有安全、防护和废气、废物、废水处理等设施，并建立严格的质量管理制度。

进口的放射性药品品种，必须符合我国的药品标准或者其他药用要求，并依照《药品管理法》的规定取得进口药品注册证书。进出口放射性药品，应当按照国家有关对外贸易、放射性同位素安全和防护的规定，办理进出口手续。进口放射性药品，必须经国务院药品监督管理部门指定的药品检验机构抽样检验；检验合格的，方准进口。对于经国务院药品监督管理部门审核批准的含有短半衰期放射性核素的药品，在保证安全使用的情况下，可以采取边进口检验，边投入使用的办法。进口检验单位发现药品质量不符合要求时，应当立即通知使用单位停止使用，并报告国务院药品监督管理、卫生行政、国防科技工业主管部门。

（三）放射性药品的包装和运输

放射性药品的包装必须安全实用，符合放射性药品质量要求，具有与放射性剂量相适应的防护装置，包装必须分内包装和外包装两部分，外包装必须贴有商标、标签、说明书和放射性药品标志，内包装必须贴有标签。

放射性药品的运输必须按国家交通运输、邮政等管理部门制订的有关规定执行。任何单位和个人不得随身携带放射性药品乘坐公共交通运输工具。

（四）放射性药品的使用

医疗单位使用放射性药品，必须符合国家有关放射性同位素安全和防护的规定。所在地的省、自治区、直辖市药品监督管理部门，应当根据医疗单位和医疗技术人员的水平、设备条件，核发相应等级的《放射性药品使用许可证》，无许可证的医疗单位不得临床使用放射性药品。放射性药品使用后的废物（包括患者排出物），必须按国家有关规定妥善处置。

（五）放射性药品标准和检验

放射性药品的国家标准，由国务院药品监督管理部门药典委员会负责制定和修订，报国务院药品监督管理部门审批颁发。放射性药品的检验由国务院药品监督管理部门公布的药品检验机构承担。

（六）罚则

对违反《放射性药品管理办法》规定的单位或者个人，由县以上药品监督管理、卫生行政部门，按照《药品管理法》和有关法规的规定处罚。

第四节　药品类易制毒化学品管理

为加强药品类易制毒化学品管理，防止流入非法渠道，根据国务院令，2005 年 11 月 1 日开始实施《易制毒化学品管理条例》（以下简称《条例》），2010 年 2 月 23 日卫生部发布了《药品类易制毒化学品管理办法》，自 2010 年 5 月 1 日起施行。

国务院药品监督管理部门主管全国药品类易制毒化学品生产、经营、购买等方面的监督管理工作。县级以上地方药品监督管理部门负责本行政区域内的药品类易制毒化学品生产、经营、购买等方面的监督管理工作。

药品类易制毒化学品品种目录包括：①麦角酸；②麦角胺；③麦角新碱；④麻黄素、伪麻黄素、消旋麻黄素、去甲麻黄素、甲基麻黄素、麻黄浸膏、麻黄浸膏粉等麻黄素类物质（所列物质包括可能存在的盐类。包括原料药及其单方制剂）。

一、生产、经营许可

生产、经营药品类易制毒化学品，应当依照规定取得药品类易制毒化学品生产、经营许可。生产药品类易制毒化学品中属于药品的品种，还应当依照《药品管理法》和相关规定取得药品批准文号。

省、自治区、直辖市药品监督管理部门对申报资料进行形式审查，决定是否受理。受理的，进行现场检查，将检查结果连同企业申报资料报送国务院药品监督管理部门。国务院药品监督管理部门完成实质性审查，对符合规定的，发给《药品类易制毒化学品生产许可批件》。

药品类易制毒化学品生产企业申请换发《药品生产许可证》的，省、自治区、直辖市药品监督管理部门应当对企业的药品类易制毒化学品生产条件和安全管理情况进行审查。对符合规定的，在换发的《药品生产许可证》中继续标注药品类易制毒化学品生产范围和品种名称；对不符合规定的，报国务院药品监督管理部门。国务院药品监督管理部门对不符合规定的企业注销其《生产许可批件》，并通知企业所在地省、自治区、直辖市药品监督管理部门注销该企业《药品生产许可证》中的药品类易制毒化学品生产范围。

药品类易制毒化学品以及含有药品类易制毒化学品的制剂不得委托生产。药品生产企业不得接受境外厂商委托加工药品类易制毒化学品以及含有药品类易制毒化学品的产品；特殊情况需要委托加工的，须经国务院药品监督管理部门批准。

药品类易制毒化学品的经营许可，国务院药品监督管理部门委托省、自治区、直辖市药品监督管理部门办理，药品类易制毒化学品单方制剂和小包装麻黄素，纳入麻醉药品销售渠道经营，仅能由麻醉药品全国性批发企业和区域性批发企业经销，不得零售。未实行药品批准文号管理的品种，纳入药品类易制毒化学品原料药渠道经营。

药品经营企业申请经营药品类易制毒化学品原料药，应当符合《条例》规定的条件，向所在地省、自治区、直辖市药品监督管理部门提出申请。省、自治区、直辖市药品监督管理部门进行形式审查，决定是否受理。受理的，进行现场检查和实质性审查，对符合规定的，在《药品经营许可证》经营范围中标注"药品类易制毒化学品"，并报国务院药品监督管理部门备案；不予许可的，应当书面说明理由。

二、购买许可

国家对药品类易制毒化学品实行购买许可制度。购买药品类易制毒化学品的，应当办理《药品类易制毒化学品购用证明》（以下简称《购用证明》），《购用证明》由国务院药品监督管理部门统一印制，有效期为 3 个月。购买药品类易制毒化学品应当符合《条例》规定，即：经营企业提交企业营业执照和合法使用需要证明；其他组织提交登记证书（成立批准文件）和合法使用需要证明。向所在地省、自治区、直辖市药品监督管理部门或者省、自治区药品监督管理部门确定并公布的设区的市级药品监督管理部门提出申请，填报购买药品类易制毒化学品申请表，提交相应资料。设区的市级药品监督管理部门或省、自治区、直辖市药品监督管理部门直接受理的，对申报资料进行形式审查，决定是否受理。受理的，必要时组织现场检查。省、自治区、直辖市药品监督管理部门完成审查，对符合规定的，发给《购用证明》；不予许可的，应当书面说明理由。《购用证明》只能在有效期内一次使用。《购用证明》不得转借、转让。购买药品类易制毒化学品时必须使用《购用证明》原件，不得使用复印件、传真件。

三、购销管理

药品类易制毒化学品生产企业应当将药品类易制毒化学品原料药销售给取得《购用证明》的药品生产企业、药品经营企业和外贸出口企业。

药品类易制毒化学品经营企业应当将药品类易制毒化学品原料药销售给本省、自治区、直辖市行政区域内取得《购用证明》的单位。药品类易制毒化学品经营企业之间不得购销药品类易制毒化学品原料药。

教学科研单位只能凭《购用证明》从麻醉药品全国性批发企业、区域性批发企业和药品类易制毒化学品经营企业购买药品类易制毒化学品。

药品类易制毒化学品生产企业应当将药品类易制毒化学品单方制剂和小包装麻黄素销售给麻醉药品全国性批发企业。麻醉药品全国性批发企业、区域性批发企业应当按照规定的渠道销售药品类易制毒化学品单方制剂和小包装麻黄素。麻醉药品区域性批发企业之间不得购销药品类易制毒化学品单方制剂和小包装麻黄素。

药品类易制毒化学品禁止使用现金或者实物进行交易。生产企业、经营企业销售药品类易制毒化学品，应当逐一建立购买方档案。药品类易制毒化学品生产企业、经营企业销售药品类易制毒化学品时，应当核查采购人员身份证明和相关购买许可证明，无误后方可销售，并保存核查记录。

发货应当严格执行出库复核制度，认真核对实物与药品销售出库单是否相符，并确保将药品类易制毒化学品送达购买方《药品生产许可证》或者《药品经营许可证》所载明的地址，或者医疗机构的药库。在核查、发货、送货过程中发现可疑情况的，应当立即停止销售，并向所在地药品监督管理部门和公安机关报告。

除药品类易制毒化学品经营企业外，购用单位应当按照《购用证明》载明的用途使用药品类易制毒化学品，不得转售；外贸出口企业购买的药品类易制毒化学品不得内销。

四、安全管理

药品类易制毒化学品生产企业、经营企业、使用药品类易制毒化学品的药品生产企业和教学科研单位，应当配备保障药品类易制毒化学品安全管理的设施，建立层层落实责任制的药品类易制毒化学品管理制度。

药品类易制毒化学品生产企业、经营企业和使用药品类易制毒化学品的药品生产企业，应当设置专库或者在药品仓库中设立独立的专库（柜）储存药品类易制毒化学品。

麻醉药品全国性批发企业、区域性批发企业可在其麻醉药品和第一类精神药品专库中设专区存放药品类易制毒化学品。教学科研单位应当设立专柜储存药品类易制毒化学品。专库应当设有防盗设施，专柜应当使用保险柜；专库和专柜应当实行双人双锁管理。

药品类易制毒化学品生产企业、经营企业和使用药品类易制毒化学品的药品生产企业，其关键生产岗位、储存场所应当设置电视监控设施，安装报警装置并与公安机关联网。

药品类易制毒化学品生产企业、经营企业和使用药品类易制毒化学品的药品生产企业，应当建立药品类易制毒化学品专用账册。专用账册保存期限应当自药品类易制毒化学品有效期期满之日起不少于 2 年。

药品类易制毒化学品生产企业自营出口药品类易制毒化学品的，必须在专用账册中载明，并留存出口许可及相应证明材料备查。药品类易制毒化学品入库应当双人验收，出库应当双人复核，做到账物相符。

发生药品类易制毒化学品被盗、被抢、丢失或者其他流入非法渠道情形的，案发单位应当立即报告当地公安机关和县级以上地方药品监督管理部门。接到报案的药品监督管理部门应当逐级上报，并配合公安机关查处。

五、监督管理

县级以上地方药品监督管理部门负责本行政区域内药品类易制毒化学品生产企业、经营企业、使用药品类易制毒化学品的药品生产企业和教学科研单位的监督检查。

药品监督管理部门应当建立对本行政区域内相关企业的监督检查制度和监督检查档案。监督检查至少应当包括药品类易制毒化学品的安全管理状况、销售流向、使用情况等内容；对企业的监督检查档案应当全面翔实，应当有现场检查等情况的记录。每次检查后应当将检查结果以书面形式告知被检查单位；需要整改的应当提出整改内容及整改期限，并实施跟踪检查。

药品监督管理部门对药品类易制毒化学品的生产、经营、购买活动进行监督检查时，可以依法查看现场、查阅和复制有关资料、记录有关情况、扣押相关的证据材料和违法物品；必要时，可以临时查封有关场所。

被检查单位及其工作人员应当配合药品监督管理部门的监督检查，如实提供有关情况和材料、物品，不得拒绝或者隐匿。药品监督管理部门应当将药品类易制毒化学品许可、依法吊销或者注销许可的情况及时通报有关公安机关和市场监督管理部门。

药品监督管理部门收到市场监督管理部门关于药品类易制毒化学品生产企业、经营企业吊销营业执照或者注销登记的情况通报后，应当及时注销相应的药品类易制毒化学品许可。

药品类易制毒化学品生产企业、经营企业应当于每月 10 日前，向所在地县级药品监督管理部门、公安机关及中国麻醉药品协会报送上月药品类易制毒化学品生产、经营和库存情况；每年 3 月 31 日前向所在地县级药品监督管理部门、公安机关及中国麻醉药品协会报送上年度药品类易制毒化学品生产、经营和库存情况。药品监督管理部门应当将汇总情况及时报告上一级药品监督管理部门。

药品类易制毒化学品生产企业、经营企业应当按照药品监督管理部门制定的药品电子监管实施要求，及时联入药品电子监管网，并通过网络报送药品类易制毒化学品生产、经营和库存情况。

药品类易制毒化学品生产企业、经营企业、使用药品类易制毒化学品的药品生产企业和教学科研单位，对过期、损坏的药品类易制毒化学品应当登记造册，并向所在地县级以上地方药品监督管理部门申请销毁。药品监督管理部门应当到现场监督销毁。

六、法律责任

药品类易制毒化学品生产企业、经营企业、使用药品类易制毒化学品的药品生产企业、教学科研单位，未按规定执行安全管理制度的；药品类易制毒化学品生产企业自营出口药品类易制毒化学品，未按规定在专用账册中载明或者未按规定留存出口许可、相应证明材料备查的，由县级以上药品监督管理部门按照《条例》规定给予处罚：警告，责令限期改正，处 1 万元以上 5 万元以下的罚款；对违反规定生产、经营、购买的易制毒化学品可以予以没收；逾期不改正的，责令限期停产停业整顿；逾期整顿不合格的，吊销相应的许可证。

药品类易制毒化学品生产企业连续停产 1 年以上未按规定报告的，或者未经所在地省、自治区、直辖市药品监督管理部门现场检查即恢复生产的；药品类易制毒化学品生产企业、经营企业未按规定渠道购销药品类易制毒化学品的；麻醉药品区域性批发企业因特殊情况调剂药品类易制毒化学品后未按规定备案的；药品类易制毒化学品发生退货，购用单位、供货单位未按规定备案、报告的。由县级以上药品监督管理部门给予警告，责令限期改正，可以并处 1 万元以上 3 万元以下的罚款。

药品类易制毒化学品生产企业、经营企业、使用药品类易制毒化学品的药品生产企业和教学科研单位，拒不接受药品监督管理部门监督检查的，由县级以上药品监督管理部门按照《条例》规定给予处罚：责令改正，对直接负责的主管人员以及其他直接责任人员给予警告；情节严重的，对单位处 1 万元以上 5 万元以下的罚款，对直接负责的主管人员以及其他直接责任人员处 1000 元以上 5000 元以下的罚款；有违反治安管理行为的，依法给予治安管理处罚；构成犯罪的，依法追究刑事责任。

对未经许可或者备案擅自生产、经营、购买、运输易制毒化学品，伪造申请材料骗取易制毒化学品生产、经营、购买或者运输许可证，使用他人的或者伪造、变造、失效的许可证生产、经营、购买、运输易制毒化学品的，由公安机关没收非法生产、经营、购买或者运输的易制毒化学品、用于非法生产易制毒化学品的原料以及非法生产、经营、购买或者运输易制毒化学品的设备、工具，处非法生产、经营、购买或者运输的易制毒化学品货值 10 倍以上 20 倍以下的罚款，货值的 20 倍不足 1 万元的，按 1 万元罚款；有违法所得的，没收违法所得；有营业执照的，由市场监督管理部门吊销营业执照；构成犯罪的，依法追究刑事责任。药品监督管理部门自该行政处罚决定做出之日起 3 年内不予受理其药品类易制毒化学品生产、经营、购买许可的申请。药品监督管理部门工作人员在药品类易制毒化学品管理工作中有应当许可而不许可、不应当许可而滥许可，以及其他滥用职权、玩忽职守、徇私舞弊行为的，依法给予行政处分；构成犯罪的，依法追究刑事责任。

案例

江西省破获一起非法经营兴奋剂案件

江西省药品监管部门配合省公安部门破获一起非法经营兴奋剂案件，共查获非法经营兴奋剂品种约 36 种，涉案金额 110 多万元。2007 年 4 月，江西省公安部门在对互联网日常监测时，发现一起通过互联网非法销售苯丙酸诺龙等兴奋剂的案件线索，公安部门即刻部署开展调查，并要求当地药品监管部门予以协助。江西省药品监管部门高度重视此案件，积极参与案件调查工作，在有关部门的协调配合下，犯罪事实得以迅速查清。

该案件犯罪嫌疑人胡某等人，以南昌、仙居为主要集散地，匿名非法从事兴奋剂经营活动。胡某等人主要从浙江仙居绿叶医药原料厂、江苏张家港三江香料制造有限公司、浙江海宁市紫金港生物医药有限公司、江苏盐城市绿叶医药化工有限公司等处购进蛋白同化制剂等兴奋剂，并在上海、杭州等地分装，通过互联网发布销售广告，销往美国等国家。

2008 年 3 月 7 日，南昌市青山湖区人民法院一审判决涉案人员胡某有期徒刑 7 年并处罚金人民币 80 万元，刘某有期徒刑 5 年并处罚金人民币 30 万元，林某有期徒刑 5 年并处罚金人民币 30 万元，郭某另案处理。

习题

一、**A 型选择题**（最佳选择题）

备选答案中只有一个最佳答案。

1. 下列关于精神药品的论述，错误的是（　　）。
   - A. 精神药品原料药和第一类精神药品制剂不得委托生产
   - B. 精神药品制剂可以在药店零售
   - C. 托运或邮寄精神药品时，应当注明"精神药品"，并加盖"精神药品专用章"
   - D. 精神药品经营单位不得自行调剂精神药品
   - E. 精神药品分为第一类精神药品和第二类精神药品

2. 《医疗用毒性药品管理办法》规定，生产毒性药品必须建立完整的生产记录，保存（　　）备查。
   - A. 2 年
   - B. 3 年
   - C. 5 年
   - D. 6 年
   - E. 7 年

3. 根据《麻醉药品和精神药品管理条例》，抢救病人急需第一类精神药品而本医疗机构无法提供时，可以（　　）。
   - A. 从其他医疗机构紧急借用
   - B. 从定点生产企业紧急借用
   - C. 请求药品监督管理部门紧急调用
   - D. 请求卫生行政部门紧急调用
   - E. 从定点药品批发企业紧急调用

4. 办理《麻醉药品、第一类精神药品购用印鉴卡》变更事项的受理部门是（　　）。
   - A. 设区的市级药品监督管理部门
   - B. 设区的市级卫生行政部门
   - C. 省级药品监督管理部门
   - D. 省级卫生行政部门
   - E. 国务院卫生行政部门

5. 在零售药品中，凭盖有医疗单位公章的医师处方限量供应的是（　　）。
   - A. 非处方药
   - B. 一类精神药
   - C. 麻醉药品
   - D. 放射性药品
   - E. 二类精神药

二、**B 型选择题**（配伍选择题）

备选答案在前，试题在后。每组 2～4 题，每组题均对应同一组备选答案，每个备选答案可以重复选用，也可以不选用。

[1～4]
   - A. 麻醉药品专用卡
   - B. 麻醉药品购用印鉴卡
   - C. 麻醉药品专用章
   - D. 麻醉药品进口注册证
   - E. 麻醉药品进口准许证

1. 使用麻醉药品的单位须有（　　）。
2. 邮寄麻醉药品时，包裹详情单上须有（　　）。
3. 进口麻醉药品时，须有（　　）。
4. 危重病人到指定医疗单位开方使用麻醉药品须有（　　）。

[5～8]
   - A. 氯胺酮
   - B. 芬太尼
   - C. 麦角胺
   - D. 地西泮
   - E. 地巴唑

5. 属于麻醉药品品种的是（　　）。

6. 属于第一类精神药品品种的是（　　　）。

7. 属于第二类精神药品品种的是（　　　）。

8. 属于药品类易制毒化学品品种的是（　　　）。

〔9～11〕

A. 2日　　　　B. 3日　　　　C. 4日

D. 5日　　　　E. 7日

9. 麻醉药品针剂每张处方剂量不超过（　　　）。

10. 第一类精神药品每张处方剂量不超过（　　　）。

11. 第二类精神药品每张处方剂量不超过（　　　）。

〔12～15〕

A. 县级药品监督管理部门

B. 设区的市级药品监督管理部门

C. 省、自治区、直辖市人民政府药品监督管理部门

D. 国务院药品监督管理部门

E. 国务院卫生行政部门

《麻醉药品和精神药品管理条例》规定

12. 全国性批发企业向取得使用资格的医疗机构销售麻醉药品和第一类精神药品，须经批准的部门是（　　　）。

13. 区域性批发企业由于特殊地理位置的原因，需要就近向其他省级行政区域内取得使用资格的医疗机构销售麻醉药品和第一类精神药品的，须经批准的部门是（　　　）。

14. 区域性批发企业从定点生产企业购进麻醉药品和第一类精神药品，须经批准的部门是（　　　）。

15. 区域性批发企业之间因特殊情况需要调剂麻醉药品和第一类精神药品的，应在调剂后2日内分别报备案的部门是（　　　）。

三、X型选择题（多项选择题）

备选答案中有2个或2个以上的正确答案。少选或多选均不得分。

1. 下列属于麻醉药品的是（　　　）。

A. 阿片　　　　B. 磷酸可卡因　　　　C. 咖啡因

D. 麻黄素　　　E. 哌替啶

2. 精神药品分为第一类和第二类管理是依据（　　　）。

A. 依赖性潜力　　　　　　　　B. 产生生理依赖性的程度

C. 危害人体健康的程度　　　　D. 产生精神依赖性的程度

E. 对中枢神经系统的损害程度

3. 下列论述正确的是（　　　）。

A. 戒毒治疗药品按处方药管理

B. 戒毒治疗辅助药品按非处方药管理

C. 第二类精神药品制剂可由消费者在药店自行判断购买

D. 生产戒毒药品须由国家药品监督管理部门指定的药品生产企业进行

E. 医疗单位使用放射性药品，须经所在地省级公安、环保和药监部门核发相应等级的《放射性药品使用许可证》

4．实行特殊管理的药品是（　　　　）。
　　A．麻醉药品　　　　　　　　　　B．精神药品
　　C．生物制品　　　　　　　　　　D．医疗用毒性药品
　　E．放射性药品
5．依照《医疗用毒性药品管理办法》，收购、经营、加工、使用毒性药品的单位必须做到（　　　　）。
　　A．划定仓间或仓位　　　　　　　B．建立健全保管、验收、领发、核对制度
　　C．专用账册　　　　　　　　　　D．专柜加锁
　　E．专人保管

四、判断题

正确的画（√），错误的画（×），并将错误之处改正。
1．罂粟壳凭盖有医疗单位公章的医师处方使用，严禁单味零售。（　　　）
2．医疗单位调配毒性药品，每次处方剂量不得超过2日剂量。（　　　）
3．根据《医疗用毒性药品管理办法》，处方一次有效，取药后处方保存五年备查。（　　　）
4．戒毒用美沙酮处方需保存2年，麻醉药品处方需保存3年。（　　　）

五、术语解释

1．麻醉药品
2．精神药品
3．医疗用毒性药品
4．放射性药品

六、问答题

1．国家对麻醉药品和精神药品实行的定点经营制度指的是什么？
2．申请麻醉药品和精神药品定点批发企业必须具备哪些条件？
3．药品类易制毒化学品的品种包括哪些？

（于大海）

第十章 中药管理

本章学习重点

1. 中药的概念及作用
2. 《中华人民共和国药品管理法》及《中华人民共和国药品管理法实施条例》对中药的管理规定
3. 《药品经营质量管理规范》对中药材、中药饮片的管理规定
4. 中药品种保护等级划分及保护措施
5. 野生药材资源分级、品种名录、具体管理办法
6. 中药材生产质量管理规范的主要内容
7. 药食同源物质名录
8. 保健食品的管理规定

第一节 中药管理概述

一、中药及其作用

（一）中药的概念

中药是指在中医基础理论指导下用以防病治病的药物。中药包含中药材、中药饮片、中成药、民族药。

1. 中药材

中药材指药用植物、动物、矿物的药用部分采收后经产地初加工形成的原料药材。大部分中药材来源于植物，药用部位有根、茎、花、果实、种子、皮等。药用动物来自于动物的骨、胆、结石、皮、肉及脏器。药用动、植物最初主要取决于野生动、植物，由于医药的发展和科技的进步，药物需求量日益增长，野生动植物药材已满足不了人们的需要，便出现了人工栽培植物和家养动物的品种。矿物类药材包括可供药用的天然矿物、矿物加工品种以及动物的化石等，如朱砂、石膏、轻粉、芒硝、白降丹、红粉、自然铜、密陀僧、雄黄、紫石英、龙骨等。

2. 中药饮片

是指取药材切片作煎汤饮用之义。饮片有广义与狭义之分。就广义而言，凡是供中医临床配方用的全部药材统称"饮片"。狭义则指切制成一定形状的药材，如片、块、丝、段等称为饮片。中药饮片大多由中药饮片加工企业提供。

3. 中成药

系指根据疗效确切、应用广泛的处方、验方或秘方，以中药材为原料配制加工而成的药

品，如丸、散、膏、丹、露、酒、锭、片剂、冲剂、糖浆等。中成药应由依法取得药品生产许可证的企业生产，质量符合国家药品标准，包装、标签、说明书符合《药品管理法》规定。

4. 民族药

系指我国某些地区少数民族经长期医疗实践的积累并用少数民族文字记载的药品，在使用上有一定的地域性，如藏药、蒙药等。

（二）中药品种及行业发展情况

1. 中药品种

1986 年出版的《中药大辞典》收载品种为 5767 种，经过 1984~1995 年全国药材资源普查，有药用价值的品种为 12807 种，其中药用植物 11146 种，药用动物 1581 种，药用矿物 82 种。另据国家卫生行政部门统计，目前中药剂型已达 40 多种，市售中成药 8500 多种。《中国药典》2015 年版收载的药材、饮片、植物油脂和提取物、成药等共计 2598 个品种。

2. 中药行业发展情况

2011~2015 年我国中成药工业总产值分别为 3522 亿元、4253 亿元、5242 亿元、6141 亿元、6986 亿元，平均年增长率超过 20%；同时，中成药工业产值占我国医药工业（含化药、生化药、中药、医疗器械等）总产值比例分别为 22.5%、22.7%、23.2%、23.8%、24.1%，比重逐年增加。2015 年，我国中药类商品出口额为 47.95 亿美元，同比增长 4.95%，进口额为 10.25 亿美元，中药产品贸易顺差达到 37.7 亿美元。

（三）中药的作用

中药不仅是中华优秀传统文化瑰宝之一，还为中华民族的生存和发展做出了巨大的贡献。虽然改革开放使中国人越来越多地使用上西药，但是中药的传承和发展并没有停止，反而因现代科技的进步，中药的开发与应用迎来了又一个春天，中药产业的发展已得到国家的高度重视。近年来，一些发达国家也意识到中药的优势和发展前景而加快对中药的研究与开发。保护发展中药必将造福于全人类。

二、中药管理有关规定

近年来，随着《中华人民共和国药品管理法》《药品经营质量管理规范》等法规的相继出台，中药的规范化管理得到进一步提高。涉及中药管理的主要规范如下。

（一）《中华人民共和国药品管理法》对中药管理的特别规定

1. 中药材

"国家发展现代药和传统药，充分发挥其在预防、医疗和保健中的作用。国家保护野生药材资源和中药品种，鼓励培育道地中药材。""国家鼓励运用现代科学技术和传统中药研究方法开展中药科学技术研究和药物开发，建立和完善符合中药特点的技术评价体系，促进中药传承创新。""在中国境内上市的药品，应当经国务院药品监督管理部门批准，取得药品注册证书；但是，未实施审批管理的中药材和中药饮片除外。实施审批管理的中药材、中药饮片品种目录由国务院药品监督管理部门会同国务院中医药主管部门制定。""发运中药材应当有包装。在每件包装上，应当注明品名、产地、日期、供货单位，并附有质量合格的标志。""药品上市许可持有人、药品生产企业、药品经营企业和医疗机构应当从药品上市许可持有人或者具有药品生产、经营资格的企业购进药品；但是，购进未实施审批管理的中药材除外。""药品经营企业销售中药材，应当标明产地。""城乡集市贸易市场可以出售中药材，国务院另有规定的除外。""医疗机构配制的制剂，应当是本单位临床需要而市场上没有供应的品种，并应当经所在地省、自治区、直辖市人民政府药品监督管理部门批准；但是，法律对配制中药制剂另有规定的除外。""中药材种植、采集和饲养的管理，依照有关法律、法规的规定执行。"

2. 中药饮片

"中药饮片生产企业履行药品上市许可持有人的相关义务，对中药饮片生产、销售实行全过程管理，建立中药饮片追溯体系，保证中药饮片安全、有效、可追溯。""中药饮片应当按照国家药品标准炮制；国家药品标准没有规定的，应当按照省、自治区、直辖市人民政府药品监督管理部门制定的炮制规范炮制。省、自治区、直辖市人民政府药品监督管理部门制定的炮制规范应当报国务院药品监督管理部门备案。不符合国家药品标准或者不按照省、自治区、直辖市人民政府药品监督管理部门制定的炮制规范炮制的，不得出厂、销售。"

（二）《中华人民共和国药品管理法实施条例》对中药管理的特别规定

"药品生产企业生产药品所使用的原料药，必须具有国务院药品监督管理部门核发的药品批准文号或者进口药品注册证书、医药产品注册证书；但是，未实施批准文号管理的中药材、中药饮片除外"。

"国家鼓励培育中药材。对集中规模化栽培养殖，质量可以控制并符合国务院药品监督管理部门规定条件的中药材品种，实行批准文号管理"。

"生产中药饮片，应当选用与药品性质相适应的包装材料和容器；包装不符合规定的中药饮片，不得销售。中药饮片包装必须印有或者贴有标签"。

"中药饮片的标签必须注明品名、规格、产地、生产企业、产品批号、生产日期，实施批准文号管理的中药饮片还必须注明药品批准文号"。

（三）《药品经营质量管理规范》对中药材、中药饮片管理的特别规定

"从事中药材、中药饮片验收工作的，应当具有中药学专业中专以上学历或者具有中药学中级以上专业技术职称；从事中药材、中药饮片养护工作的，应当具有中药学专业中专以上学历或者具有中药学初级以上专业技术职称；直接收购地产中药材的，验收人员应当具有中药学中级以上专业技术职称。""经营中药材、中药饮片的，应当有专用的库房和养护工作场所，直接收购地产中药材的应当设置中药样品室（柜）。""采购中药材、中药饮片的应当标明产地。""中药材验收记录应当包括品名、产地、供货单位、到货数量、验收合格数量等内容。中药饮片验收记录应当包括品名、规格、批号、产地、生产日期、生产厂商、供货单位、到货数量、验收合格数量等内容，实施批准文号管理的中药饮片还应当记录批准文号。""中药材和中药饮片分库存放。""对中药材和中药饮片应当按其特性采取有效方法进行养护并记录，所采取的养护方法不得对药品造成污染。""中药材销售记录应当包括品名、规格、产地、购货单位、销售数量、单价、金额、销售日期等内容；中药饮片销售记录应当包括品名、规格、批号、产地、生产厂商、购货单位、销售数量、单价、金额、销售日期等内容。""从事中药饮片质量管理、验收、采购人员应当具有中药学中专以上学历或者具有中药学专业初级以上专业技术职称。""中药饮片调剂人员应当具有中药学中专以上学历或者具备中药调剂员资格。""药品零售质量管理制度应当包括中药饮片处方审核、调配、核对的管理。""药品零售操作规程应当包括中药饮片处方审核、调配、核对。""经营中药饮片的，有存放饮片和处方调配的设备；经营毒性中药品种的，有符合安全规定的专用存放设备。""储存中药饮片应当设立专用库房。""中药饮片柜斗谱的书写应当正名正字；装斗前应当复核，防止错斗、串斗；应当定期清斗，防止饮片生虫、发霉、变质；不同批号的饮片装斗前

应当清斗并记录；毒性中药品种不得陈列。""企业应当定期对陈列、存放的药品进行检查，重点检查拆零药品和易变质、近效期、摆放时间较长的中药饮片。发现有质量疑问的药品应当及时撤柜，停止销售，由质量管理人员确认和处理，并保留相关记录。""销售中药饮片做到计量准确，并告知煎服方法及注意事项；提供中药饮片代煎服务，应当符合国家有关规定。"

（四）《药品经营质量管理规范实施细则》对中药材、中药饮片的管理规定

"中药材和中药饮片应有包装，并附有质量合格的标志。每件包装上，中药材标明品名、产地、供货单位；中药饮片标明品名、生产企业、生产日期等。实施文号管理的中药材和中药饮片，在包装上还应标明批准文号"。

（五）中药管理的其他规定

《中共中央、国务院关于卫生改革与发展的决定》对中药的管理做了明确的规定："积极发展中药产业，推进中药生产现代化。改革、完善中药材生产组织管理形式，实行优惠政策，保护和开发中药资源。积极进行中药生产企业改革，逐步实现集约化、规模化。中药经营要按照少环节、多形式、渠道清晰、行为规范的原则，逐步形成统一、开放、竞争、有序的流通体制。加快制定中药的质量标准，促进中药生产和质量的科学管理。"《中华人民共和国中医药条例》强调要促进中医药理论和实践的发展，推进中医药现代化；要培养高层次的中药技术人才；要保护野生中药材资源。《药品注册管理办法》对中药新药研制提供了法规依据。《药品零售企业中药饮片质量管理办法》对药品零售企业采购、检验、保管和调剂中药饮片的各个环节做出了相应规定。

此外，国家还对毒性中药饮片实行定点生产管理和严格的经营质量管理。对 4 种野生、名贵中药品种和20种产地集中、调剂面大的中药品种的购销实行国家统一管理。国务院还规定了 34 种严禁在市场上非法倒卖和走私的中药材，13 种需要进口审批和 35 种需要出口审批的中药材，具体见表 10-1。

表 10-1　国家实施管理的中药品种

野生、名贵品种	麝香、杜仲、厚朴、甘草
产地集中、调剂面大品种	黄连、当归、川芎、生地、白术、白芍、茯苓、麦冬、黄芪、贝母、金银花、牛膝、元胡、桔梗、菊花、连翘、山茱萸、三七、人参、牛黄
严禁倒卖、走私品种	麝香、牛黄、人参、三七、黄连、贝母、鹿茸、冬虫夏草、天麻、珍珠、虎骨、熊胆、枸杞、杜仲、厚朴、全蝎、肉桂、沉香、山茱萸、蟾酥、金银花、巴戟、阿胶、犀角、广角、羚羊角、乳香、没药、血竭、砂仁、檀香、丁香、豹骨、西红花
实施进口审批的品种	豆蔻、血竭、羚羊角、广角、豹骨、沉香、牛黄、麝香、砂仁、西红花、胖大海、西洋参、海马
实施出口审批的品种	人参、鹿茸、当归、蜂王浆（包括粉）、三七、麝香、甘草及其制品、杜仲、厚朴、黄芪、党参、黄连、半夏、茯苓、菊花、枸杞、山药、川芎、生地、贝母、金银花、白芍、白术、麦冬、天麻、大黄、冬虫夏草、丹皮、桔梗、元胡、牛膝、山茱萸、连翘、罗汉果、牛黄

三、中医药发展战略规划

（一）《中医药发展战略规划纲要（2016—2030 年）》

2016 年 2 月 22 日，国务院颁布了《中医药发展战略规划纲要（2016—2030 年）》（以下简称《纲要》）。《纲要》明确了未来十五年我国中医药发展方向和工作重点，是新时期推进我国中医药事业发展的纲领性文件。《纲要》的颁布是党中央、国务院领导高度重视中医药

事业发展的具体体现，是把中医药列为国家战略的具体体现，是党中央、国务院希望在医改中充分发挥中医药作用的具体体现。

《纲要》站在中华民族和国家全局的高度明确了发展中医药事业的指导思想、基本原则和主要任务，是新时期推进我国中医药事业发展的纲领性文件，是中医药事业发展的又一个里程碑。对全面振兴中医药事业发展，加快医药卫生体制改革，构建中国特色医药卫生体系，推进健康中国建设和全面建成小康社会，实现"两个一百年"奋斗目标具有重要的现实和深远的历史意义。

《纲要》牢固树立了创新、协调、绿色、开放、共享的新发展理念，坚持中西医并重卫生计生工作方针，遵循中医药发展规律，促进中西医结合。《纲要》以推进中医药继承创新为主题，以提高中医药发展水平为中心，以完善符合中医药特点的管理体制和政策机制为重点，以增进和维护人民群众健康为目标的指导思想。提出了"坚持以人为本、服务惠民；坚持继承创新、突出特色；坚持深化改革、激发活力；坚持统筹兼顾、协调发展"基本原则。

《纲要》提出了两个阶段性目标，到 2020 年实现人人基本享有中医服务，中医医疗服务体系进一步完善。规划首次提出每千人口公立中医院床位达到 0.55 张，每千人口卫生机构中医职业类（助理）医师达 0.4 人，中药工业总产值占医药工业总产值达到 30%以上，中医药产业成为国民经济重要支柱之一。到2030年中医药服务领域实现全覆盖，中医药健康服务能力显著增强，对经济社会发展和人民群众健康保障的贡献率更加突出。

《纲要》提出了 7 个方面 24 项重点任务。一是切实提高中医药服务能力，完善覆盖城乡的中医医疗服务网络。二是大力发展中医养生保健服务，加强中医养生保健服务体系和能力建设。三是扎实推进中医药继承，加强中医药传统知识保护和技术挖掘，强化中医师承教育。四是着力推进中医药创新，加强中医药理论创新，重大疑难疾病攻关和重大新药创制，健全中医药协同创新体系。五是全面提升中医药产业水平，加强中药资源保护利用。六是大力弘扬中医药文化。七是积极推动中医药海外发展，加强中医药对外交流合作。

根据这些重点任务，《纲要》将具体实施十个工程和三个行动计划，为确保目标和任务实现，还明确提出了五个方面的保障措施。一是健全中医药法律体系；二是完善中医药标准体系；三是加大中医药政策扶持力度；四是加强中医药人才队伍建设；五是推进中医药信息化建设。同时，对组织实施也作了进一步的明确和要求。一是加强规划实施的组织领导，进一步完善国家中医药工作部际联席会议制度，由国务院领导同志担任召集人；二是创新健全中医药管理体制，建立健全国家、省、市、县级中医药管理体系，切实加强中医药管理工作；三是要求营造良好的社会氛围，推动中医药进校园、进社区、进乡村、进家庭，将中医药基础知识纳入中小学课程，形成全社会"信中医、爱中医、用中医"的浓厚社会氛围和共同发展中医药的良好格局。

（二）《"十四五"中医药发展规划》

"十三五"期间，中医药发展顶层设计加快完善，政策环境持续优化，支持力度不断加大。2017 年，中医药法施行。2019 年，中共中央、国务院印发《关于促进中医药传承创新发展的意见》，国务院召开全国中医药大会，中医药服务体系进一步健全。

为贯彻落实党中央、国务院关于中医药工作的决策部署，明确"十四五"时期中医药发展目标任务和重点措施，国务院颁布了《"十四五"中医药发展规划》（以下简称《规划》）。

《规划》以习近平新时代中国特色社会主义思想为指导，深入贯彻党的十九大和十九届历次全会精神，统筹推进"五位一体"总体布局，协调推进"四个全面"战略布局，认真落实党中央、国务院决策部署，坚持稳中求进工作总基调，立足新发展阶段，贯彻新发展理念，构建新发展格局，坚持中西医并重，传承精华、守正创新，实施中医药振兴发展重大工程，补短板、强弱项、扬优势、激活力，推进中医药和现代科学相结合，推动中医药和西医药相互补充、协调发展，推进中医药现代化、产业化，推动中医药高质量发展和走向世界，为全面推进健康中国建设、更好保障人民健康提供有力支撑。

《规划》提出了发展目标，到 2025 年，中医药健康服务能力明显增强，中医药高质量发展政策和体系进一步完善，中医药振兴发展取得积极成效，在健康中国建设中的独特优势得到充分发挥。一是中医药服务体系进一步健全。融预防保健、疾病治疗和康复于一体的中医药服务体系逐步健全，中医药基层服务能力持续提升，中西医结合服务水平不断提高，中医药参与新发突发传染病防治和公共卫生事件应急处置能力显著增强。二是中医药特色人才建设加快推进。中医药教育改革深入推进，具有中医药特色的人才培养模式逐步完善，人才成长途径和队伍结构持续优化，队伍素质不断提升，基层中医药人才数量和质量进一步提高。三是中医药传承创新能力持续增强。中医药传承创新体系进一步健全，有利于传承创新的政策机制逐步完善，基础理论和重大疾病防治研究取得积极进展，临床与科研结合更为紧密，多学科融合创新持续推进。四是中医药产业和健康服务业高质量发展取得积极成效。中药材质量水平持续提升，供应保障能力逐步提高，中药注册管理不断优化，中药新药创制活力增强。中医药养生保健服务有序发展，中医药与相关业态持续融合发展。五是中医药文化大力弘扬。中医药文化产品和服务供给更为优质丰富，中医药博物馆事业加快发展，文化传播覆盖面进一步拓宽，公民中医药健康文化素养水平持续提高，中医药文化影响力进一步提升。六是中医药开放发展积极推进。中医药积极参与重大传染病防控国际合作，助力构建人类卫生健康共同体的作用更加显著。中医药高质量融入"一带一路"建设，国际交流不断深化，服务贸易积极发展。七是中医药治理水平进一步提升。中医药领域改革持续深化，遵循中医药发展规律的治理体系逐步完善，中医药信息化、综合统计、法治、监管等支撑保障不断加强，中医药治理水平持续提升。

《规划》提出了十个方面的主要任务。一是建设优质高效中医药服务体系。二是提升中医药健康服务能力。三是建设高素质中医药人才队伍。四是建设高水平中医药传承保护与科技创新体系。五是推动中药产业高质量发展。六是发展中医药健康服务业。七是推动中医药文化繁荣发展。八是加快中医药开放发展。九是深化中医药领域改革。十是强化中医药发展支撑保障。

第二节　中药品种保护

2016 年 12 月 6 日，国务院新闻办发布《中国的中医药》白皮书，概述了中医药的历史发展、中国发展中医药的政策措施、中医药的传承与发展及中医药国际交流与合作。这也是我国首次发布中医药发展状况的白皮书。

为了提高中药品种的质量，保护中药生产企业的合法权益，促进中药事业的发展，1992 年 10 月 14 日中华人民共和国国务院令第 106 号发布《中药品种保护条例》（1993 年 1 月 1 日起施行）（以下简称《条例》）。根据 2018 年 9 月 18 日《国务院关于修改部分行政法规的决定》修订。

《条例》的颁布实施，标志我国对中药研制生产、管理工作走上法治化轨道；对保护中药名优产品、保护中药研制生产的知识产权、提高中药质量和信誉、推动中药制药企业的科技进步、开发临床安全有效的新药和促进中药走向国际医药市场均有重要意义。

一、中药保护品种等级划分

国家鼓励研制开发临床有效的中药品种，对质量稳定、疗效确切的中药品种实行分级保护制度。依照《条例》受保护的中药品种，必须是列入国家药品标准的品种。经国务院卫生行政部门认定，列为省、自治区、直辖市药品标准的品种，也可以申请保护。受保护的中药品种分为两个等级。

1）符合下列条件之一的中药品种，可以申请一级保护：①对特定疾病有特殊疗效的；②相当于国家一级保护野生药材物种的人工制成品；③用于预防和治疗特殊疾病的。

2）符合下列条件之一的中药品种，可以申请二级保护：①符合《条例》第六条规定的品种或者已经解除一级保护的品种；②对特定疾病有显著疗效的；③从天然药物中提取的有效物质及特殊制剂。

二、中药品种保护的审评

中药生产企业对其生产的符合一级、二级保护规定以及新药保护期届满的中药品种，可以向所在地省、自治区、直辖市人民政府药品监督管理部门提出申请，由省、自治区、直辖市人民政府药品监督管理部门初审签署意见后，报国务院药品监督管理部门。特殊情况下，中药生产企业也可以直接向国务院药品监督管理部门提出申请。国务院药品监督管理部门委托国家中药品种保护审评委员会负责对申请保护的中药品种进行审评。国家中药品种保护审评委员会应当自接到申请报告书之日起六个月内作出审评结论。根据国家中药品种保护审评委员会的审评结论，由国务院药品监督管理部门决定是否给予保护。批准保护的中药品种，由国务院药品监督管理部门发给《中药保护品种证书》。国务院药品监督管理部门负责组织国家中药品种保护审评委员会，委员会成员由国务院药品监督管理部门聘请中医药方面的医疗、科研、检验及经营、管理专家担任。

中药品种保护受理审评审批流程见图 10-1。

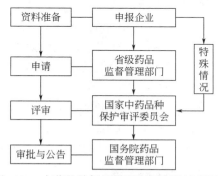

图 10-1　中药品种保护受理审评审批流程示意

三、中药品种保护的相关规定

1. 中药保护品种的保护期限

中药一级保护品种分别为 30 年、20 年、10 年。中药二级保护品种为 7 年。

中药一级保护品种因特殊情况需要延长保护期限的，由生产企业在该品种保护期满前六个月，依照中药品种保护的审批程序申报。延长的保护期限由国务院药品监督管理部门根据国家中药品种保护审评委员会的审评结果确定；但是，每次延长的保护期限不得超过第一次批准的保护期限。

申请延长保护期的中药二级保护品种，应当在保护期满前 6 个月，由生产企业依照中药品种保护的审批程序申报，可以延长保护期限 7 年。

2. 中药保护品种的生产保护

在保护期内只有获得《中药保护品种证书》的企业可以生产被批准保护的中药品种。如果在批准前中药保护品种是由多家企业生产的，其中未申请《中药保护品种证书》的企业可以自公告发布之日起六个月内向国务院药品监督管理部门申报，由国家药品监督管理部门指定药品检验机构对该申报品种进行同品种的质量检验。对达到国家药品标准的，补发《中药保护品种证书》。对未达到国家药品标准的，依照药品管理的法律、行政法规的规定撤销该中药品种的批准文号。

对临床用药紧缺的中药保护品种的仿制，须经国务院药品监督管理部门批准并发给批准文号。仿制企业应当付给持有《中药保护品种证书》并转让该中药品种的处方组成、工艺制法的企业合理的使用费，其数额由双方商定；双方不能达成协议的，由国务院药品监督管理部门裁决。

中药保护品种在保护期内向国外申请注册的，须经国务院药品监督管理部门批准。

3. 罚则

泄露中药一级保护品种的处方组成、工艺制法的责任人员，由其所在单位或者上级机关给予行政处分；构成犯罪的，依法追究刑事责任。

未获得《中药保护品种证书》的企业擅自仿制中药保护品种的，由县级以上人民政府负责药品监督管理的部门以生产假药依法论处。

第三节　野生药材资源管理

一、野生药材资源保护的目的及原则

我国现有药用植物 1 万多种，药用动物 1000 多种，其中野生药用动、植物约占 80%。近半个世纪以来，人口的急剧增长，工业的迅速发展以及由此带来的自然及社会因素，造成全球性物种灭绝的加剧，尤其是具有较高经济价值的药用植物。我国处于濒危或受威胁状态的近 3000 种植物中，具有药用价值的约占 60%～70%。

为了野生药材资源的保护和可持续利用，国务院制定了《野生药材资源保护管理条例》（以下简称《条例》），自 1987 年 12 月 1 日起施行。

国家对野生药材资源实行保护、采猎相结合的原则，并创造条件开展人工种养。

二、野生药材物种的分级及品种名录

国家重点保护的野生药材物种分为三级。

一级：濒临灭绝状态的稀有珍贵野生药材物种（以下简称一级保护野生药材物种）。

二级：分布区域缩小、资源处于衰竭状态的重要野生药材物种（以下简称二级保护野生药材物种）。

三级：资源严重减少的主要常用野生药材物种（以下简称三级保护野生药材物种）。

国家重点保护的野生药材物种名录，由国家医药管理部门会同国务院野生动物、植物管理部门制定，见表10-2。

表10-2 国家重点保护的野生药材物种名录

中文名	学名	保护级别 Ⅰ级/Ⅱ级/Ⅲ级	药材名称
牛科动物赛加羚羊	*Saiga tatarica* Linnaeus	Ⅰ	羚羊角
鹿科动物梅花鹿	*Cervus nippon* Temminck	Ⅰ	鹿茸
鹿科动物马鹿	*Cervus elaphus* Linnaeus	Ⅱ	鹿茸
鹿科动物林麝	*Moschus berezovskii* Flerov	Ⅱ	麝香
鹿科动物马麝	*Moschus sifanicus* Przewalski	Ⅱ	麝香
鹿科动物原麝	*Moschus moschiferus* Linnaeus	Ⅱ	麝香
熊科动物黑熊	*Selenarctos thibetanus* Cuvier	Ⅱ	熊胆
熊科动物棕熊	*Ursus arctos* Linnaeus	Ⅱ	熊胆
鲮鲤科动物穿山甲	*Manis pentadactyla* Linnaeus	Ⅱ	穿山甲
蟾蜍科动物中华大蟾蜍	*Bufo bufo gargarizans* Cantor	Ⅱ	蟾酥
蟾蜍科动物黑眶蟾蜍	*Bufo melanostictus* Schneider	Ⅱ	蟾酥
蛙科动物中国林蛙	*Rana temporaria chensinensis* David	Ⅱ	蛤蟆油
眼镜蛇科动物银环蛇	*Bungarus multicinctus multicinctus* Blyth	Ⅱ	金钱白花蛇
游蛇科动物乌梢蛇	*Zaocys dhumnades*（Cantor）	Ⅱ	乌梢蛇
蝰科动物五步蛇	*Agkistrodon acutus*（Guenther）	Ⅱ	蕲蛇
壁虎科动物蛤蚧	*Gekko gecko* Linnaeus	Ⅱ	蛤蚧
豆科植物甘草	*Glycyrrhiza uralensis* Fisch.	Ⅱ	甘草
豆科植物胀果甘草	*Glycyrrhiza inflata* Bat.	Ⅱ	甘草
豆科植物光果甘草	*Glycyrrhiza glabra* L.	Ⅱ	甘草
毛茛科植物黄连	*Coptis chinensis* Franch.	Ⅱ	黄连
毛茛科植物三角叶黄连	*Coptis deltoidea* C.Y.Cheng et Hsiao	Ⅱ	黄连
毛茛科植物云连	*Coptis teetoides* C.Y.Cheng	Ⅱ	黄连
五加科植物人参	*Panax ginseng* C.A.Mey.	Ⅱ	人参
杜仲科植物杜仲	*Eucommia ulmoides* Oliv.	Ⅱ	杜仲
木兰科植物厚朴	*Magnolia officinalis* Rehd.et Wils.	Ⅱ	厚朴
木兰科植物凹叶厚朴	*Magnolia officinalis* Rehd.et Wils.var.*biloba* Rehd.et Wils.	Ⅱ	厚朴
芸香科植物黄皮树	*Phellodendron chinense* Schneid.	Ⅱ	黄柏
芸香科植物黄檗	*Phellodendron amurense* Rupr.	Ⅱ	黄柏
百合科植物剑叶龙血树	*Dracaena cochinchinensin*（Lour.）S.C.Chen	Ⅱ	血竭
百合科植物川贝母	*Fritillaria cirrhosa* D.Don	Ⅲ	川贝母
百合科植物暗紫贝母	*Fritillaria unibracteata* Hsiao et K.C.Hsia	Ⅲ	川贝母
百合科植物甘肃贝母	*Fritillaria przewalskii* Maxim.	Ⅲ	川贝母
百合科植物梭砂贝母	*Fritillaria delavayi* Franch.	Ⅲ	川贝母
百合科植物新疆贝母	*Fritillaria walujewii* Regel	Ⅲ	伊贝母
百合科植物伊犁贝母	*Fritillaria pallidiflora* Schrenk	Ⅲ	伊贝母
五加科植物刺五加	*Acanthopanax senticosus*（Rupr.et Maxim.）Harms	Ⅲ	刺五加

续表

中文名	学名	保护级别 Ⅰ级/Ⅱ级/Ⅲ级	药材名称
唇形科植物黄芩	*Scutellaria baicalensis* Georgi	Ⅲ	黄芩
百合科植物天门冬	*Asparagus cochinchinensis*（Lour.）Merr.	Ⅲ	天冬
多孔菌科真菌猪苓	*Polyporus umbellatus*（Pers.）Fries	Ⅲ	猪苓
龙胆科植物条叶龙胆	*Gentiana manshurica* Kitag.	Ⅲ	龙胆
龙胆科植物龙胆	*Gentiana scabra* Bge	Ⅲ	龙胆
龙胆科植物三花龙胆	*Gentiana triflora* Pall.	Ⅲ	龙胆
龙胆科植物坚龙胆	*Gentiana regescens* Franch.	Ⅲ	龙胆
伞形科植物防风	*Saposhnikovia divaricata*（Turcz.）Schischk	Ⅲ	防风
远志科植物远志	*Polygala tenuifolia* Willd.	Ⅲ	远志
远志科植物卵叶远志	*Polygala sibirica* L.	Ⅲ	远志
玄参科植物胡黄连	*Picrorhiza scrophulariiflora* Pennell	Ⅲ	胡黄连
列当科植物肉苁蓉	*Cistanche deserticola* Y.C.Ma	Ⅲ	肉苁蓉
龙胆科植物秦艽	*Gentiana macrophylla* Pall.	Ⅲ	秦艽
龙胆科植物麻花秦艽	*Gentiana macrophylla* Maxim.	Ⅲ	秦艽
龙胆科植物粗茎秦艽	*Gentiana crassicaulis* Duthie ex Burk.	Ⅲ	秦艽
龙胆科植物小秦艽	*Gentiana dahurica* Fisch.	Ⅲ	秦艽
马兜铃科植物北细辛	*Asarum heterotropoides* Fr.var.*mandshuricum*（Maxim.）Kitag.	Ⅲ	细辛
马兜铃科植物汉城细辛	*Asarum sieboldii* Miq.var.*seoulense* Nakai	Ⅲ	细辛
马兜铃科植物华细辛	*Asarum sieboldii* Miq.	Ⅲ	细辛
紫草科植物新疆紫草	*Arnebia euchroma*（Royle）Johnst.	Ⅲ	紫草
紫草科植物紫草	*Lithospermum erythrorhizon* Sieb.et Zucc.	Ⅲ	紫草
木兰科植物五味子	*Schisandra chinensis*（Turcz.）Baill.	Ⅲ	五味子
木兰科植物华中五味子	*Schisandra sphenanthera* Rehd.et Wils.	Ⅲ	五味子
马鞭草科植物单叶蔓荆	*Vitex trifolia* L.var.*simplicifolia* Cham.	Ⅲ	蔓荆子
马鞭草科植物蔓荆	*Vitex trifolia* L.	Ⅲ	蔓荆子
使君子科植物诃子	*Terminalia chebula* Retz.	Ⅲ	诃子
使君子科植物绒毛诃子	*Terminalia chebula* Retz.var.*tomentella* Kurt.	Ⅲ	诃子
山茱萸科植物山茱萸	*Cornus officinalis* sieb.et Zucc.	Ⅲ	山茱萸
兰科植物环草石斛	*Dendrobium loddigessii* Rolfe.	Ⅲ	石斛
兰科植物马鞭石斛	*Dendrobium fimbriatum* Hook.var.*oculatum* Hook.	Ⅲ	石斛
兰科植物黄草石斛	*Dendrobium chrysanthum* Wall.	Ⅲ	石斛
兰科植物铁皮石斛	*Dendrobium candidum* Wall.ex Lindl.	Ⅲ	石斛
兰科植物金钗石斛	*Dendrobium nobile* Lindl.	Ⅲ	石斛
伞形科植物新疆阿魏	*Ferula sinkiangensis* K.M.Shen.	Ⅲ	阿魏
伞形科植物阜康阿魏	*Ferula fukanensis* K.M.Shen.	Ⅲ	阿魏
木犀科植物连翘	*Forsythia suspensa*（Thunb.）Vahl	Ⅲ	连翘
伞形科植物羌活	*Notopterygium incisum* Ting ex H.T.Chang	Ⅲ	羌活
伞形科植物宽叶羌活	*Notopterygium forbesii* Boiss.	Ⅲ	羌活

三、野生药材资源管理具体规定

1. 一级保护野生药材物种的管理

一级保护野生药材物种禁止采猎，物种属于自然淘汰的，其药用部分由各级药材公司负责经营管理，但不得出口。

2. 二、三级保护野生药材物种的管理

采猎、收购二、三级保护野生药材物种的，必须按照批准的计划执行。采猎二、三级保护野生药材物种的，不得在禁止采猎区、禁止采猎期进行采猎，不得使用禁用工具进行采猎。采猎二、三级保护野生药材物种的，必须持有采药证。取得采药证后，需要进行采伐或狩猎的，必须分别向有关部门申请采伐证或狩猎证。二、三级保护野生药材物种属于国家计划管理的品种，由中国药材公司统一经营管理；其余品种由产地县药材公司或其委托单位按照计划收购。二、三级保护野生药材物种的药用部分，除国家另有规定外，实行限量出口。

3. 罚则

擅自采猎受保护的野生药材物种的单位或个人，由当地县以上药品监督管理部门会同同级有关部门没收其非法采猎的野生药材及使用工具，并处以罚款。未经该保护区管理部门批准，擅自进入野生药材资源保护区从事科研、教学、旅游等活动的，当地县级以上药品监督管理部门和自然保护区主管部门有权制止；造成损失的，必须追究其赔偿责任。擅自经营出口受保护的野生药材物种的，由市场监督管理部门或有关部门没收其野生药材和全部违法所得，并处以罚款。保护野生药材资源管理部门工作人员徇私舞弊的，由所在单位或上级管理部门给予行政处分；造成野生药材资源损失的，必须承担赔偿责任。破坏野生药材资源情节严重，构成犯罪的，由司法机关依法追究刑事责任。

第四节 中药材生产质量管理规范概述

一、GAP 基本框架

我国《中药材生产质量管理规范（试行）》于 2002 年 3 月 18 日经国家药品监督管理局局务会议审议通过，并于 2002 年 6 月 1 日起施行。为贯彻落实《中共中央 国务院关于促进中医药传承创新发展的意见》，推进中药材规范化生产，加强中药材质量控制，促进中药高质量发展，依据《中华人民共和国药品管理法》《中华人民共和国中医药法》，国家药监局、农业农村部、国家林草局、国家中医药局研究制定了《中药材生产质量管理规范》（Good Agricultural Practice for Chinese Crude Drugs，简称中药材 GAP，以下简称 GAP），于 2022 年 3 月 1 日发布实施。

GAP 共有十四章一百四十四条，是中药材规范化生产和质量管理的基本要求，适用于中药材生产企业采用种植（含生态种植、野生抚育和仿野生栽培）、养殖方式规范生产中药材的全过程管理，野生中药材的采收加工可参考 GAP。其框架如下。

第一章　总则	第二章　质量管理
第三章　机构与人员	第四章　设施、设备与工具
第五章　基地选址	第六章　种子种苗或其它繁殖材料
第七章　种植与养殖	第八章　采收与产地加工
第九章　包装、放行与储运	第十章　文件
第十一章　质量检验	第十二章　内审
第十三章　投诉、退货与召回	第十四章　附则

二、GAP 主要内容

1. 质量管理

企业应当根据中药材生产特点，明确影响中药材质量的关键环节，开展质量风险评估，制定有效的生产管理与质量控制、预防措施。企业对基地生产单元主体应当建立有效的监督管理机制，实现关键环节的现场指导、监督和记录；统一规划生产基地，统一供应种子种苗或其它繁殖材料，统一肥料、农药或者饲料、兽药等投入品管理措施，统一种植或者养殖技术规程，统一采收与产地加工技术规程，统一包装与贮存技术规程。企业应当配备与生产基地规模相适应的人员、设施、设备等，确保生产和质量管理措施顺利实施。企业应当明确中药材生产批次，保证每批中药材质量的一致性和可追溯。企业应当建立中药材生产质量追溯体系，保证从生产地块、种子种苗或其它繁殖材料、种植养殖、采收和产地加工、包装、储运到发运全过程关键环节可追溯；鼓励企业运用现代信息技术建设追溯体系。

2. 机构与人员

企业可采取农场、林场、公司+农户或者合作社等组织方式建设中药材生产基地。企业应当建立相应的生产和质量管理部门，并配备能够行使质量保证和控制职能的条件。企业负责人对中药材质量负责；企业应当配备足够数量并具有和岗位职责相对应资质的生产和质量管理人员；生产、质量的管理负责人应当有中药学、药学或者农学等相关专业大专及以上学历并有中药材生产、质量管理三年以上实践经验，或者有中药材生产、质量管理五年以上的实践经验，且均须经过 GAP 的培训。

3. 设施、设备与工具

企业应当建设必要的设施，包括种植或者养殖设施、产地加工设施、中药材贮存仓库、包装设施等。存放农药、肥料和种子种苗，兽药、饲料和饲料添加剂等的设施，能够保持存放物品质量稳定和安全。分散或者集中加工的产地加工设施均应当卫生、不污染中药材，达到质量控制的基本要求。

4. 种子种苗或其它繁殖材料

企业应当明确使用种子种苗或其它繁殖材料的基原及种质，包括种、亚种、变种或者变型、农家品种或者选育品种；使用的种植或者养殖物种的基原应当符合相关标准、法规。使用列入《国家重点保护野生植物名录》的药用野生植物资源的，应当符合相关法律法规规定。

5. 种植与养殖

企业应当根据药用植物生长发育习性和对环境条件的要求等制定种植技术规程，采购农药、肥料等农业投入品应当核验供应商资质和产品质量，接收、贮存、发放、运输应当保证其质量稳定和安全。应当避免灌溉水受工业废水、粪便、化学农药或其它有害物质污染。科学施肥，鼓励测土配方施肥；及时灌溉和排涝，减轻不利天气影响。根据田间病虫草害等的发生情况，依技术规程及时防治。企业应当根据药用动物生长发育习性和对环境条件的要求等制定养殖技术规程，按国务院农业农村行政主管部门有关规定使用饲料和饲料添加剂；禁止使用国务院农业农村行政主管部门公布禁用的物质以及对人体具有直接或潜在危害的其它物质；不得使用未经登记的进口饲料和饲料添加剂。制定患病药用动物处理技术规程，禁止将中毒、感染疾病的药用动物加工成中药材。

6. 采收与产地加工

企业应当制定种植、养殖、野生抚育或仿野生栽培中药材的采收与产地加工技术规程，明确采收的部位、采收过程中需除去的部分、采收规格等质量要求，坚持"质量优先、兼顾产量"原则，参照传统采收经验和现代研究，明确采收年限范围，确定基于物候期的适宜采收时间。晾晒干燥应当有专门的场所或场地，避免污染或混淆的风险；应当采用适宜方法保存鲜用药材，如冷藏、砂藏、罐贮、生物保鲜等，并明确保存条件和保存时限。中药材采收后应当及时运输到加工场地，及时清洁装载容器和运输工具；运输和临时存放措施不应当导致中药材品质下降，不产生新污染及杂物混入，严防淋雨、泡水等。采用设施、设备干燥中药材，应当控制好干燥温度、湿度和干燥时间。应当及时清洁加工场地、容器、设备；保证清洗、晾晒和干燥环境、场地、设施和工具不对药材产生污染；注意防冻、防雨、防潮、防鼠、防虫及防禽畜。

7. 包装、放行与储运

企业应当制定包装、放行和储运技术规程，包装材料应当符合国家相关标准和药材特点，能够保持中药材质量；根据中药材对贮存温度、湿度、光照、通风等条件的要求，确定仓储设施条件；明确贮存的避光、遮光、通风、防潮、防虫、防鼠等养护管理措施。包装前确保工作场所和包装材料已处于清洁或者待用状态，无其它异物。包装袋应当有清晰标签，不易脱落或者损坏；标示内容包括品名、基原、批号、规格、产地、数量或重量、采收日期、包装日期、保质期、追溯标志、企业名称等信息。应当执行中药材放行制度，对每批药材进行质量评价，审核生产、检验等相关记录；由质量管理负责人签名批准放行，确保每批中药材生产、检验符合标准和技术规程要求；不合格药材应当单独处理，并有记录。保证贮存所需要的条件，如洁净度、温度、湿度、光照和通风等。应当有产品发运的记录，可追查每批产品销售情况；防止发运过程中的破损、混淆和差错等。

8. 文件

企业应当建立文件管理系统，全过程关键环节记录完整。文件包括管理制度、标准、技术规程、记录、标准操作规程等。

三、GAP 的实施

1）GAP 适用于中药材生产企业规范生产中药材的全过程管理，是中药材规范化生产和管理的基本要求。GAP 涉及的中药材是指来源于药用植物、药用动物等资源，经规范化地种植（含生态种植、野生抚育和仿野生栽培）、养殖、采收和产地加工后，用于生产中药饮片、中药制剂的药用原料。GAP 涉及的中药材生产企业包括具有企业性质的种植、养殖专业合作社或联合社。

2）鼓励中药饮片生产企业、中成药上市许可持有人等中药生产企业在中药材产地自建、共建符合 GAP 的中药材生产企业及生产基地，将药品质量管理体系延伸到中药材产地。鼓励中药生产企业优先使用符合 GAP 要求的中药材。药品批准证明文件等有明确要求的，中药生产企业应当按照规定使用符合 GAP 要求的中药材。相关中药生产企业应当依法开展供应商审核，按照 GAP 要求进行审核检查，保证符合要求。

3）使用符合 GAP 要求的中药材，相关中药生产企业可以参照药品标签管理的相关规定，在药品标签中适当位置标示"药材符合 GAP 要求"，可以依法进行宣传。对中药复方制剂，所有处方成分均符合 GAP 要求，方可标示。

省级药品监督管理部门加强监督检查，对应当使用或者标示使用符合 GAP 中药材的中药生产企业，必要时对相应的中药材生产企业开展延伸检查，重点检查是否符合 GAP。发现不符合的，应当依法严厉查处，责令中药生产企业限期改正、取消标示等，并公开相应的中药材生产企业及其中药材品种，通报中药材产地人民政府。

第五节　中药保健品的管理

一、中药保健品概述

随着经济的高速发展，生活质量的提高，人们越来越关注自身的健康，认识到进食保健食品确实能够满足人们健康长寿的需求。人们产生这样一种观念：与其生病后吃药，不如平时注意日常的饮食和饮食结构，适时适当地服用保健品能够防患于未然。

我国的中医中药宝库中很早就有"药食同源"的说法，其意是：药借食味，食借药力，以通过美味的药源，达到防病治病的目的。化学药制成的保健品，大多为各种营养素的组合，不仅缺乏理想的保健效果，且理论根据不严谨，对人体造成的毒副反应后果严重；这就使人们强烈呼唤回归自然，希望食用天然的中草药和绿色植物制成的保健品。

目前已审批上市的中药保健品功能主要分布在：改善胃肠功能、改善睡眠、改善营养缺乏症、促进生长发育、促进排铅、调节血糖、调节内分泌、美容养颜、减肥、降血脂、抗辐射、抗疲劳、提高免疫力、增强记忆、改善骨质疏松等功能上。

在保健食品巨大的市场前景和客观的经济利益面前，许多生产、销售保健食品的企业为了取得最大化经济利益，而生产、销售劣质保健品，使得消费者使用保健食品后无任何保健作用，更甚者出现毒副作用。因此需加强对保健食品的监管力度。

二、药食同源物质名录

为了进一步规范保健食品原料管理，根据《中华人民共和国食品卫生法》，卫生部于2002年印发了《既是食品又是药品的物品名单》《可用于保健食品的物品名单》和《保健食品禁用物品名单》。国务院卫生行政部门于2014年和2018年对《既是食品又是药品的物品名单》进行了新增。

1. 既是食品又是药品的物品名单

2002年印发的《既是食品又是药品的物品名单》（按笔画顺序排列）：丁香、八角茴香、刀豆、小茴香、小蓟、山药、山楂、马齿苋、乌梢蛇、乌梅、木瓜、火麻仁、代代花、玉竹、甘草、白芷、白果、白扁豆、白扁豆花、龙眼肉（桂圆）、决明子、百合、肉豆蔻、肉桂、余甘子、佛手、杏仁（甜、苦）、沙棘、牡蛎、芡实、花椒、赤小豆、阿胶、鸡内金、麦芽、昆布、枣（大枣、酸枣、黑枣）、罗汉果、郁李仁、金银花、青果、鱼腥草、姜（生姜、干姜）、枳椇子、枸杞子、栀子、砂仁、胖大海、茯苓、香橼、香薷、桃仁、桑叶、桑椹、橘络、桔梗、益智仁、荷叶、莱菔子、莲子、高良姜、淡竹叶、淡豆豉、菊花、菊苣、黄芥子、黄精、紫苏、紫苏籽、葛根、黑芝麻、黑胡椒、槐米、槐花、蒲公英、蜂蜜、榧子、酸枣仁、鲜白茅根、鲜芦根、蝮蛇、橘皮、薄荷、薏苡仁、薤白、覆盆子、藿香。

2014年新增：人参、山银花、芫荽、玫瑰花、松花粉、粉葛、布渣叶、夏枯草、当归、山柰、西红花、草果、姜黄、荜茇，在限定使用范围和剂量内作为药食两用。

2018年新增：党参、肉苁蓉、铁皮石斛、西洋参、黄芪、灵芝、山茱萸、天麻、杜仲叶，在限定使用范围和剂量内作为药食两用。

2. 可用于保健食品的物品名单（按笔画顺序排列）

人参、人参叶、人参果、三七、土茯苓、大蓟、女贞子、山茱萸、川牛膝、川贝母、川芎、马鹿胎、马鹿茸、马鹿骨、丹参、五加皮、五味子、升麻、天门冬、天麻、太子参、巴戟天、木香、木贼、牛蒡子、牛蒡根、车前子、车前草、北沙参、平贝母、玄参、生地黄、生何首乌、白及、白术、白芍、白豆蔻、石决明、石斛（需提供可使用证明）、地骨皮、当归、竹茹、红花、红景天、西洋参、吴茱萸、怀牛膝、杜仲、杜仲叶、沙苑子、牡丹皮、芦荟、苍术、补骨脂、诃子、赤芍、远志、麦门冬、龟甲、佩兰、侧柏叶、制大黄、制何首乌、刺五加、刺玫果、泽兰、泽泻、玫瑰花、玫瑰茄、知母、罗布麻、苦丁茶、金荞麦、金樱子、青皮、厚朴、厚朴花、姜黄、枳壳、枳实、柏子仁、珍珠、绞股蓝、葫芦巴、茜草、荜茇、韭菜子、首乌藤、香附、骨碎补、党参、桑白皮、桑枝、浙贝母、益母草、积雪草、淫羊藿、菟丝子、野菊花、银杏叶、黄芪、湖北贝母、番泻叶、蛤蚧、越橘、槐实、蒲黄、蒺藜、蜂胶、酸角、墨旱莲、熟大黄、熟地黄、鳖甲。

3. 保健食品禁用物品名单（按笔画顺序排列）

八角莲、八里麻、千金子、土青木香、山莨菪、川乌、广防己、马桑叶、马钱子、六角莲、天仙子、巴豆、水银、长春花、甘遂、生天南星、生半夏、生白附子、生狼毒、白降丹、石蒜、关木通、农吉痢、夹竹桃、朱砂、米壳（罂粟壳）、红升丹、红豆杉、红茴香、红粉、羊角拗、羊踯躅、丽江山慈姑、京大戟、昆明山海棠、河豚、闹羊花、青娘虫、鱼藤、洋地黄、洋金花、牵牛子、砒石（白砒、红砒、砒霜）、草乌、香加皮（杠柳皮）、骆驼蓬、鬼臼、莽草、铁棒槌、铃兰、雪上一枝蒿、黄花夹竹桃、斑蝥、硫黄、雄黄、雷公藤、颠茄、藜芦、蟾酥。

三、保健食品管理的规定

位于药品与食品之间的保健食品，一直是政府监管的难题。我国虽然已经有了一系列关于保健食品的法律法规，但由于规定过于抽象、缺少有效衔接，执行得并不理想。同时还存在着多部门"分段监管为主、品种监督为辅"的监管格局，更导致了保健食品监管的空白化，甚至出现了地方政府部门互相推诿的现象。为了加强保健食品的监管，随着政府机构职能的调整，国务院药品监督管理部门对于保健食品的监管职责得到了加强。2020 年 10 月 23 日，国家市场监督管理总局修订颁布了《保健食品注册与备案管理办法》（以下称《办法》）。

（一）《办法》的适用范围和基本原则

《办法》规定，在中华人民共和国境内保健食品的注册与备案及其监督管理适用本办法。保健食品注册与备案工作应当遵循科学、公开、公正、便民、高效的原则。

（二）《办法》中保健食品注册和备案的含义

保健食品注册，是指市场监督管理部门根据注册申请人申请，依照法定程序、条件和要求，对申请注册的保健食品的安全性、保健功能和质量可控性等相关申请材料进行系统评价和审评，并决定是否准予其注册的审批过程。

保健食品备案，是指保健食品生产企业依照法定程序、条件和要求，将表明产品安全性、保健功能和质量可控性的材料提交市场监督管理部门进行存档、公开、备查的过程。

（三）各级管理部门的职责

《办法》规定，国家市场监督管理总局负责保健食品的注册管理，以及首次进口的属于补充维生素、矿物质等营养物质的保健食品备案管理，并指导监督省、自治区、直辖市市场监督管理部门承担的保健食品注册与备案相关工作。国家市场监督管理总局行政受理机构（以下简称受理机构）负责受理保健食品注册以及接收相关进口保健食品备案材料。

省、自治区、直辖市市场监督管理部门负责本行政区域内保健食品备案管理，并配合国家市场监督管理总局开展保健食品注册现场核查等工作。

市、县级市场监督管理部门负责本行政区域内注册和备案保健食品的监督管理，承担上级市场监督管理部门委托的其他工作。

（四）保健食品的注册

国产保健食品注册申请人应当是在中国境内登记的法人或者其他组织；进口保健食品注册申请人应当是上市保健食品的境外生产厂商。申请进口保健食品注册的，应当由其常驻中国代表机构或者由其委托中国境内的代理机构办理。

需要进行注册的保健食品应按《办法》的规定向受理机构提交相关申请材料。

受理机构收到申请材料后，根据情况作出受理或不受理的决定，受理或者不予受理注册申请，应当出具加盖国家市场监督管理总局行政许可受理专用章和注明日期的书面凭证。受理机构应当在受理后3个工作日内将申请材料一并送交审评机构。

审评机构应当组织审评专家对申请材料进行审查，并根据实际需要组织查验机构开展现场核查，组织检验机构开展复核检验，在60个工作日内完成审评工作，并向国家市场监督管理总局提交综合审评结论和建议。特殊情况下需要延长审评时间的，经审评机构负责人同意，可以延长20个工作日，延长决定应当及时书面告知申请人。审评机构认为申请材料真实，产品科学、安全、具有声称的保健功能，生产工艺合理、可行和质量可控，技术要求和检验方法科学、合理的，应当提出予以注册的建议。审评机构提出不予注册建议的，应当同时向注册申请人发出拟不予注册的书面通知。注册申请人对通知有异议的，应当自收到通知之日起20个工作日内向审评机构提出书面复审申请并说明复审理由。复审的内容仅限于原申请事项及申请材料。审评机构应当自受理复审申请之日起30个工作日内作出复审决定。改变不予注册建议的，应当书面通知注册申请人。审评机构作出综合审评结论及建议后，应当在5个工作日内报送国家市场监督管理总局。

国家市场监督管理总局应当自受理之日起20个工作日内对审评程序和结论的合法性、规范性以及完整性进行审查，并作出准予注册或者不予注册的决定。国家市场监督管理总局作出准予注册或者不予注册的决定后，应当自作出决定之日起10个工作日内，由受理机构向注册申请人发出保健食品注册证书或者不予注册决定。

（五）注册证书管理

保健食品注册证书应当载明产品名称、注册人名称和地址、注册号、颁发日期及有效期、保健功能、功效成分或者标志性成分及含量、产品规格、保质期、适宜人群、不适宜人群、注意事项。保健食品注册证书附件应当载明产品标签、说明书主要内容和产品技术要求等。

保健食品注册证书有效期为5年。变更注册的保健食品注册证书有效期与原保健食品注册证书有效期相同。

国产保健食品注册号格式为：国食健注G+4位年代号+4位顺序号；进口保健食品注册号格式为：国食健注J+4位年代号+4位顺序号。

保健食品注册有效期内，保健食品注册证书遗失或者损坏的，保健食品注册人应当向受理机构提出书面申请并说明理由。因遗失申请补发的，应当在省、自治区、直辖市市场监督管理部门网站上发布遗失声明；因损坏申请补发的，应当交回保健食品注册证书原件。国家市场监督管理总局应当在受理后20个工作日内予以补发。补发的保健食品注册证书应当标注原批准日期，并注明"补发"字样。

（六）备案

生产和进口下列保健食品应当依法备案：

① 使用的原料已经列入保健食品原料目录的保健食品；

② 首次进口的属于补充维生素、矿物质等营养物质的保健食品。

国产保健食品的备案人应当是保健食品生产企业，原注册人可以作为备案人；进口保健食品的备案人，应当是上市保健食品境外生产厂商。

市场监督管理部门收到备案人提交的备案材料后，备案材料符合要求的，当场备案；不符合要求的，应当一次告知备案人补正相关材料。

国产保健食品备案号格式为：食健备 G+4 位年代号+2 位省级行政区域代码+6 位顺序编号；进口保健食品备案号格式为：食健备 J+4 位年代号+00+6 位顺序编号。

（七）标签与说明书

保健食品的标签、说明书样稿应当包括产品名称、原料、辅料、功效成分或者标志性成分及含量、适宜人群、不适宜人群、保健功能、食用量及食用方法、规格、贮藏方法、保质期、注意事项等内容及相关制定依据和说明等。但不得涉及疾病预防、治疗功能，并声明"本品不能代替药物"。保健食品的名称由商标名、通用名和属性名组成。

（八）监督管理

有下列情形之一的，国家市场监督管理总局应当依法办理保健食品注册注销手续：

1）保健食品注册有效期届满，注册人未申请延续或者国家市场监管总局不予延续的；

2）保健食品注册人申请注销的；

3）保健食品注册人依法终止的；

4）保健食品注册依法被撤销，或者保健食品注册证书依法被吊销的；

5）根据科学研究的发展，有证据表明保健食品可能存在安全隐患，依法被撤回的；

6）法律、法规规定的应当注销保健食品注册的其他情形。

有下列情形之一的，市场监督管理部门取消保健食品备案：

1）备案材料虚假的；

2）备案产品生产工艺、产品配方等存在安全性问题的；

3）保健食品生产企业的生产许可证被依法吊销、注销的；

4）备案人申请取消备案的；

5）依法应当取消备案的其他情形。

（九）法律责任

注册申请人隐瞒真实情况或者提供虚假材料申请注册的，国家市场监督管理总局不予受理或者不予注册，并给予警告；申请人在 1 年内不得再次申请注册该保健食品；构成犯罪的，依法追究刑事责任。注册申请人以欺骗、贿赂等不正当手段取得保健食品注册证书的，由国家市场监督管理总局撤销保健食品注册证书，并处 1 万元以上 3 万元以下罚款。被许可人在 3 年内不得再次申请注册；构成犯罪的，依法追究刑事责任。

擅自转让保健食品注册证书的或伪造、涂改、倒卖、出租、出借保健食品注册证书的，由县级以上人民政府市场监督管理部门处以 1 万元以上 3 万元以下罚款；构成犯罪的，依法追究刑事责任。

市场监督管理部门及其工作人员对不符合条件的申请人准予注册，或者超越法定职权准予注册的，依照《食品安全法》第一百四十四条的规定予以处理。市场监督管理部门及其工作人员在注册审评过程中滥用职权、玩忽职守、徇私舞弊的，依照《食品安全法》第一百四十五条的规定予以处理。

"黑作坊"将中药和西药混合研磨成粉冒充纯中药销售

2018年至2020年9月，被告人高某为获取非法利益，在未取得药品生产许可证、药品经营许可证的情况下，在广东省普宁市南亨里其住所内，用中药材首乌、甘草、大茴和西药溴己新、土霉素片、复方甘草片、磷酸氢钙咀嚼片、醋酸泼尼松、马来酸氯苯那敏等按照一定比例混合研磨成粉，并雇佣被告人李某将药粉分包、包装成成品。高某使用"特效咳喘灵"药名，编造该药粉为"祖传秘方""纯中药成分"，主治咳嗽、肺结核、哮喘、支气管炎，并以每包25元至40元的价格对外销售，销售金额共计186万余元。李某还从高某处低价购买上述假药并加价销售给被告人黄某等人。经江苏省淮安市市场监督管理局认定，涉案药品为假药。

法院经审理认为，被告人高某等人生产、销售假药的行为构成生产、销售假药罪。高某生产、销售金额达186万元，具有"其他特别严重情节"。据此，以生产、销售假药罪判处被告人高某有期徒刑十年九个月，并处罚金人民币三百七十二万元。其余被告人分别被判处一年六个月至十年三个月有期徒刑，并处罚金。

近年来，一些不法分子利用公众对中药的信任，打着"祖传秘方""纯中药成分"的幌子，私自配制中药，有的还在中药中混入西药成分，冒充纯中药对外销售，不仅影响疾病的治疗效果，还给用药安全和人体健康带来重大隐患。《中华人民共和国药品管理法》规定，"以非药品冒充药品或者以他种药品冒充此种药品"的为假药。本案中，被告人高某在中药中掺入了多种西药并冒充纯中药销售，属于"以他种药品冒充此种药品"的情形，经地市级药品监督管理部门认定为假药，故以生产、销售假药罪定罪处罚。本案也提醒广大消费者，不要迷信"祖传秘方"等虚假宣传，应当通过正规渠道采购药品，保障用药安全。

习题

一、A型选择题（最佳选择题）
备选答案中只有一个最佳答案。

1. 国家对野生药材资源实行（　　）。
   A. 严禁采猎的原则　　　　　　　B. 限量采猎的原则
   C. 保护和采猎相结合的原则　　　D. 保护与鼓励人工种养相结合的原则
   E. 保护的原则

2. 采猎二、三级保护野生药材物种必须持有（　　）。
   A. 许可证　　　B. 采伐证　　　C. 采药证
   D. 狩猎证　　　E. 准许证

3. 野生药材资源保护管理条例制定的目的是（　　　）。
   A. 保护野生药材资源　　　　　B. 合理利用野生药材资源
   C. 适应人民医疗保健事业的需要　　D. 适应医疗制度的改革
   E. 为保护和可持续利用野生药材资源，适应人民医疗保健事业的需要

4. 中药一级保护品种必须保密的内容是（　　　）。
   A. 工艺制法　　　　　　　　　B. 处方组成、工艺制法
   C. 处方组成　　　　　　　　　D. 品种的质量标准
   E. 毒理研究资料

5. 中药二级保护品种期限为（　　　）。
   A. 三年　　　B. 五年　　　C. 七年
   D. 九年　　　E. 十年

6. 申请延长保护期的中药品种，申报时间应该在该品种保护期满前（　　　）。
   A. 一年　　　B. 10个月　　　C. 8个月
   D. 6个月　　　E. 4个月

二、B型选择题（配伍选择题）

备选答案在前，试题在后。每组2～4题，每组题均对应同一组备选答案，每个备选答案可以重复选用，也可以不选用。

［1～5］
   A. 国家一级保护野生药材物种　　B. 国家二级保护野生药材物种
   C. 国家三级保护野生药材物种　　D. 中药一级保护品种
   E. 中药二级保护品种

1. 资源严重减少的主要常用野生药材物种属（　　　）。
2. 分布区域缩小、资源处于衰竭状态的重要野生药材物种属（　　　）。
3. 濒临灭绝状态的稀有珍贵野生药材物种属（　　　）。
4. 对特定疾病有显著疗效的中药属（　　　）。
5. 用于预防和治疗特殊疾病的中药属（　　　）。

［6～10］
   A. 中药一级保护品种　　　　　B. 中药二级保护品种
   C. 中药保护品种证书　　　　　D. 国家一级保护野生药材物种
   E. 中药品种保护审评委员会

6. 由国务院卫生行政部门与国家中药生产经营主管部门协商后，聘请中医药方面的医疗、科研、检验及经营、管理专家组成的，负责对申请保护的中药品种进行审评（　　　）。
7. 从天然药物中提取的有效物质及特殊制剂属于中药品种的（　　　）。
8. 对特定疾病有特殊疗效的中药品种是（　　　）。
9. 获得批准保护的中药品种，由国务院卫生行政部门发给（　　　）。
10. 濒临灭绝状态的稀有珍贵野生药材物种（　　　）。

［11～14］
   A. 羚羊角　　　B. 龙胆　　　C. 穿山甲
   D. 当归　　　E. 水牛角

依照《野生药材资源保护管理条例》及《国家重点保护野生药材物种名录》
11. 属于资源严重减少的野生药材是（　　　）。

12. 没有列入《国家重点保护野生药材物种名录》的植物药材是（　　）。

13. 属于濒临灭绝状态的稀有珍贵野生药材是（　　）。

14. 属于分布区域缩小、资源处于衰竭状态的重要野生药材是（　　）。

三、X 型选择题（多项选择题）

备选答案中有2个或2个以上的正确答案。少选或多选均不得分。

1. 属于二级保护的野生药材是（　　）。

　A. 甘草　　　　B. 黄连　　　　C. 厚朴

　D. 细辛　　　　E. 连翘

2. 药品零售企业应有必要的设施，主要是指（　　）。

　A. 要有必要的小炒、小炙场地　　B. 加工工具和辅料

　C. 调配用的计量器具应定期校验　　D. 质量检测的大型仪器

　E. 中药药品计算机联网

3. 可以申请保护的中药品种是（　　）。

　A. 列入国家药品标准的品种

　B. 用于预防和治疗特殊疾病的中药品种

　C. 经国务院卫生行政部门认定，列为省、自治区、直辖市药品标准的品种

　D. 相当于国家一级保护野生药材物种的人工制成品

　E. 从天然药物中提取的有效成分

4. 以下符合中药品种保护条例规定的是（　　）。

　A. 对临床用药紧缺的中药保护品种，经有关部门协调，可由企业进行仿制

　B. 中药一级保护品种的处方组成、工艺制法有关单位必须负责保密

　C. 中药二级保护品种在保护期满后可以延长七年

　D. 中药一级保护品种每次延长的保护期限不得超过第一次批准的保护期限

　E. 擅自仿制中药保护品种的企业，由县级以上卫生行政部门以生产假药依法论处

四、判断题

正确的画（√），错误的画（×），并将错误之处改正。

1. 质量管理人员负责中药饮片的进、销、存各环节的质量管理和监督工作。（　　）

2. 天麻属于资源严重减少的野生药材。（　　）

3. 对擅自仿制和生产中药保护品种的，药品监督管理部门以生产劣药处理。（　　）

五、术语解释

1. 中药材

2. 民族药

六、问答题

1. 制定《中药品种保护条例》的目的是什么？

2. 可以申请二级保护的中药品种，必须符合的条件是什么？

3. 可以申请一级保护的中药品种，必须具有的条件是什么？

（于大海）

第十一章 药品信息管理

💡 **本章学习重点**

1. 药品包装、标签和说明书的管理规定
2. 药品广告的范围和内容
3. 药品广告的发布限制和审批程序
4. 互联网药品信息服务管理的主要内容

药品信息管理的含义很广泛，本教材从药事管理的角度，主要对药品标识物的管理，药品广告的管理，互联网药品信息服务的管理，药学信息载体等内容做以介绍。

第一节 药品标识物管理

药品的包装、标签、说明书，又称药品标识物。药品标识物是作为整体商品的药品的重要组成部分，是药品外在质量的主要体现，也是医师和药师决定用药和指导消费者购买选择的重要药品信息来源之一。对药品标识物的管理，是各国药事管理部门对药品监督管理的重要内容之一。

一、药品包装管理

药品包装是指药品在使用、保管、运输和销售过程中，为保持其价值和保护其安全而用包装材料经技术处理的一种状态。药品的包装分为内包装和外包装。内包装是指直接与药品接触的包装，如安瓿、大输液瓶、片剂或胶囊剂的泡罩铝箔等，是保证药品在生产、运输、贮藏及使用过程中的质量，并便于医疗使用的重要因素之一。内包装以外的包装称为外包装，按由里向外可分为中包装和大包装。外包装根据药品特性选用不易破损的包装，以保证药品在运输、贮藏、使用过程中的质量。

（一）药品包装的功能

1. 保护药品功能

在物流系统中，包装的主要作用是保护商品，避免在运输和储存过程中发生货损货差。药品的高质量性要求和生命关联性使药品包装的保护功能更加突出。一方面，药品在生产、运输、储存和使用过程中，易受外界自然环境，如温度、湿度、空气、光线等影响，必须借由相应包装材料和容器提供防潮、密封、避光、控温等措施，以防止药品质量发生变化；药品外包装在药品储运过程中，发挥防破损、防冻、防潮、防虫鼠的作用。另一方面，完整的药品包装，能够有效防止掺杂、掺假，以及被儿童误用等情况的发生，保护人们用药的安全。

2. 提高效率功能

在药品生产和流通过程中，按药品形态和标准订单数量包装药品，有助于提高物流作业的效率，合理的包装能够保证药品流通迅速便利，方便药品，尤其是原料药和中药材的运输和储存，降低物流费用。不同的药物及其剂型选用适当的剂量包装，能够方便医疗使用。

3. 信息传递功能

药品包装的另一个重要功能就是信息传递。药品包装本身及其所附的标签和说明书上，往往简略或详细地列出药品名称、作用用途、用法用量、毒副作用、禁忌证、注意事项、规格含量、贮藏、有效期、批准文号等内容，这是药品生产、流通部门向医药卫生专业人员和消费者宣传介绍药品特性、指导合理用药和普及医药知识的重要媒介。

（二）药包材和容器的质量管理

直接接触药品的包装材料和容器，简称药包材，是药品不可分割的一部分，它伴随着药品生产、流通、使用的全过程。很多药品制剂，如胶囊剂、气雾剂、水针剂等本身就是依附包装而存在的。目前，世界上大多数国家均将药包材的质量监督管理作为药品质量监督管理的重要组成部分。

2000 年 4 月，国家药品监督管理局制定了《药品包装用材料、容器管理办法》（暂行），并于同年 10 月下发《关于实施〈药品包装用材料、容器管理办法〉（暂行）加强药品包装材料监督管理工作的通知》。2019 年修订颁布的《药品管理法》和 2020 年公布的《药品注册管理办法》中，进一步明确了对药包材的质量要求与监督管理。

药包材的质量管理相关内容如下。

1. 药包材的质量要求

《药品管理法》规定，直接接触药品的包装材料和容器，应当符合药用要求，符合保障人体健康、安全的标准。对不合格的直接接触药品的包装材料和容器，由药品监督管理部门责令停止使用。

药包材、容器在使用过程中，有的成分可能会被所接触的药品溶出，或与药品发生相互作用，或被药品浸泡腐蚀脱片，结果会直接影响药品质量，或对药品质量及人体健康造成隐患。因此药包材的组成配方、原辅料及生产工艺必须与所包装的药品相适应。具体要求包括：药包材必须按法定标准生产，不符合法定标准的药包材不得生产、销售、使用；药包材必须无毒，与药品不发生化学作用，不发生成分脱落或迁移至药品当中，必须保证和方便患者安全用药；药包材必须按照国家对保障人体健康、安全的强制性标准的要求进行使用，不符合强制性国家标准的不得使用等。

2. 药包材生产企业许可证制度

国家药品监督管理局制定的《药品包装材料生产企业许可证管理产品目录》（以下简称《目录》），列入《目录》的产品原则为：药品生产企业不需要加工处理或不宜处理即可使用的直接接触药品的包装材料。对纳入《目录》的药包材生产企业，实施《药品包装材料生产企业许可证》管理，由国务院药品监督管理部门安全监管司统一组织实施。《许可证》由国务院药品监督管理部门统一印制，有效期 5 年。

3. 药包材的关联性审评审批

《药包材的关联性审评审批药品管理法》第 25 条规定："国务院药品监督管理部门在审批药品时，对化学原料药一并审评审批，对相关辅料、直接接触药品的包装材料和容器一并审评，对药品的质量标准、生产工艺、标签和说明书一并核准。"药品审评中心在审评药品制剂注册申请时，对药品制剂选用的直接接触药品的包装材料和容器进行关联审评。直接接触药品的包装材料和容器生产企业应当按照关联审评审批制度要求，在直接接触药品的包装材料和容器登记平台登记产品信息和研究资料。药品审评中心向社会公示登记号、产品名称、企业名称、生产地址等基本信息，供药品制剂注册申请人选择。药品制剂申请人提出药品注册申请，可以直接选用已登记的直接接触药品的包装材料和容器；选用未登记的直接接触药品的包装材料和容器的，相关研究资料应当随药品制剂注册申请一并申报。药品审评中心在审评药品制剂注册申请时，对药品制剂选用的直接接触药品的包装材料和容器进行关联审评，需补充资料的，按照补充资料程序要求药品制剂申请人或者直接接触药品的包装材料和容器登记企业补充资料，可以基于风险提出对直接接触药品的包装材料和容器企业进行延伸检查。

直接接触药品的包装材料和容器关联审评通过的或者单独审评审批通过的，药品审评中心在直接接触药品的包装材料和容器登记平台更新登记状态标识，向社会公示相关信息。未通过关联审评审批的，直接接触药品的包装材料和容器产品的登记状态维持不变，相关药品制剂申请不予批准。

二、药品包装、标签、说明书的法制化管理

（一）我国药品包装、标签、说明书的法制化管理

为规范药品说明书和标签的管理，2006年3月10日经国家食品药品监督管理局局务会审议通过《药品说明书和标签管理规定》，并自2006年6月1日起施行。规定了药品包装、标签和说明书由国家统一管理，并制定了药品说明书的标准格式。

1）药品包装必须适合药品质量的要求，方便储存、运输和医疗使用。无论是药品的内包装还是外包装，都要从药品的质量要求出发，保证药品质量不受到损害。在此前提下，要充分考虑到储存、运输和使用的方便。

2）发运中药材必须有包装。在每件包装上，必须注明品名、产地、日期、供货单位，并附有质量合格的标志。由于我国的传统习俗，中药材的发运往往不进行包装。但是，我国中药材种植广泛，品种繁多；有些中药材外形近似而功效千差万别；不同地区生产的同一种中药材，有效成分的含量也有较大差异。因此，不对中药材进行包装，不标明品名、产地、日期、调出单位等质量保障要素，会造成对中药材辨认困难及产生质量问题时无法追究。

3）《药品管理法》第49条规定："药品包装应当按照规定印有或者贴有标签并附有说明书。标签或者说明书应当注明药品的通用名称、成分、规格、上市许可持有人及其地址、生产企业及其地址、批准文号、产品批号、生产日期、有效期、适应证或者功能主治、用法、用量、禁忌、不良反应和注意事项。标签、说明书中的文字应当清晰，生产日期、有效期等事项应当显著标注，容易辨识。"这一规定明确了药品标签和说明书的粘贴和内容是法律的强制性规定。

4）《药品管理法》第49条规定："麻醉药品、精神药品、医疗用毒性药品、放射性药品、外用药品和非处方药的标签、说明书，应当印有规定的标志。"

（二）药品包装、标签、说明书的其他管理规定

1）药品包装、标签、说明书必须按照国家药品监督管理部门规定的要求印制，其文字及图案不得加入任何未经审批同意的内容。药品包装、标签内容不得超出国家药品监督管理部门批准的药品说明书所限定的内容。

药品的包装、标签及说明书在申请该药品注册时依药品的不同类别按照相应的管理规定办理审批手续。已注册上市的药品，凡修订或更改包装、标签或说明书的，均须按照原申报

程序履行报批手续。

2）药品包装内不得夹带任何未经批准的介绍或宣传产品、企业的文字、音像及其他资料。药品包装、标签上印刷的内容对产品的表述要准确无误，除表述安全、合理用药的用词外，不得印有各种不适当宣传产品的文字和标识。

3）药品的每个最小销售单元的包装（即直接供上市药品的最小包装）必须按照规定印有或贴有标签并附有说明书。药品标签及说明书的文字表述应当科学、规范、准确。非处方药说明书还应使用容易理解的文字表述，以使患者自行判断、选择和使用。药品标签及说明书的文字应当清晰易辨，标识应当清楚醒目，不得有印字脱落或粘贴不牢等现象，不得以粘贴、剪切、涂改等方式进行修改或补充。所用文字使用国家语言文字工作委员会公布的规范化汉字，增加其他文字对照的，应当以汉字表述为准。出于保护公众健康和指导正确合理用药的目的，可以在药品说明书和标签上加注警示语。

4）药品说明书内容要求。

① 药品说明书的编写依据。药品说明书应当包含药品安全性、有效性的重要科学数据、结论和信息，用以指导安全、合理使用药品。药品说明书对疾病名称、药学专业名词、药品名称、临床检验名称和结果的表述，应当采用国家统一颁布或规范的专用词汇，度量衡单位应当符合国家标准的规定。

② 列出全部活性成分、中药药味、辅料。药品说明书应当列出全部活性成分或组方中的全部中药药味。注射剂和非处方药应列出所用的全部辅料名称。处方中含有可能引起严重不良反应成分或者辅料的，应当予以说明。

③ 药品说明书修改注意事项。根据药品不良反应监测和药品再评价，药品生产企业应主动提出修改药品说明书，国家药品监督管理部门也可要求企业修改。修改的药品说明书应经国家药品监督管理部门审核批准后方有效。修改获准的药品说明书内容、药品生产企业应立即通知相关的药品经营企业、使用单位及其他部门，各单位应及时使用。药品说明书核准日期和修改日期应在说明书中醒目标示。

④ 详细注明药品不良反应。药品说明书应充分包含药品不良反应信息，并详细注明。药品生产企业未将药品不良反应在说明书中充分说明的，或者未根据药品上市后的安全性、有效性情况及时修改说明书并充分说明不良反应的，由此引起的不良后果由该生产企业承担。

⑤ 药品名称和标识。药品说明书使用的药品名称，必须符合国家药品监督管理部门公布的药品通用名称和商品名称的命名原则，并与药品批准证明文件的相应内容一致。禁止使用未经国家药品监督管理部门批准的药品名称和未经注册的商标。特殊管理的药品、外用药和非处方药等必须印有专用标识。

5）药品包装标签的管理规定。药品标签是指药品包装上印有或者贴有的内容，分为内标签和外标签。药品内标签指直接接触药品包装的标签，外标签是指内标签以外的其他包装的标签。

与药品说明书相同，药品标签也是药品信息的重要来源之一，不仅是广大医护人员和患者治疗用药的依据，也是药品生产、经营部门向群众介绍药品特性、指导合理用药和普及医药知识的主要媒介。

6）药品包装标签的内容及要求。药品包装标签分为内标签、外标签、运输和储藏标签、原料药的标签等 4 类。各类标签的内容有相同，也有不同项目。其全部内容包括药品通用名称、成分、性状、适应证、规格、用法用量、不良反应、禁忌、注意事项、贮藏、包装、生产日期、产品批号、有效期、批准文号、生产企业、执行标准、包装数量、运输注意事项等。

① 药品名称。药品标签中标注的药品名称必须符合国家药品监督管理部门公布的药品通用名称和商品名称的命名原则，并与药品批准证明文件的相应内容一致。禁止使用未经国家药品监督管理部门批准的药品名称。

药品通用名称应当显著、突出，其字体、字号和颜色必须一致，并符合以下要求：

对于横版标签，必须在上三分之一范围内显著位置标出；对于竖版标签，必须在右三分之一范围内显著位置标出；

不得选用草书、篆书等不易识别的字体，不得使用斜体、中空、阴影等形式对字体进行修饰；

字体颜色应当使用黑色或者白色，与相应的浅色或者深色背景形成强烈反差；

除因包装尺寸的限制而无法同行书写的，不得分行书写。

药品商品名称不得与通用名称同行书写，其字体和颜色不得比通用名称更突出和显著，其字体以单字面积计不得大于通用名称所用字体的二分之一。

② 注册商标。药品标签使用注册商标的，应当印刷在药品标签的边角，含有文字的，其字体以单字面积计不得大于通用名称所用字体的四分之一。禁止使用未经注册的商标。

③ 专用标识。麻醉药品、精神药品、医疗用毒性药品、放射性药品、外用药品和非处方药品等国家规定有专用标识的，在药品标签上必须印有。

④ 贮藏。对贮藏有特殊要求的药品，应当在标签的醒目位置注明。

⑤ 有效期。药品标签中的有效期应当按照年、月、日的顺序标注。年份用四位数字表示，月、日用两位数表示。预防用生物制品有效期的标注按照国家药品监督管理部门批准的注册标准执行，治疗用生物制品有效期的标注自分装日期计算，其他药品有效期的标注自生产日期计算。有效期若标注到日，应当为起算日期对应年月日的前一天，若标注到月，应当为起算月份对应年月的前一月。

⑥ 一致与区别。同一药品生产企业生产的同一药品，药品规格和包装规格均相同的，其标签的内容、格式及颜色必须一致；药品规格或者包装规格不同的，其标签应当明显区别或者规格项明显标注。同一药品生产企业生产的同一药品，分别按处方药与非处方药管理的，两者的包装颜色应当明显区别。

第二节　药品广告管理

根据现行《中华人民共和国广告法》（2021 年修订），广告是指商品经营者或者服务提供者通过一定媒介和形式直接或者间接地介绍自己所推销的商品或者服务的商业广告活动。广告法中涉及的法律主体有：广告主、广告经营者、广告发布者。药品、医疗器械、保健食品和特殊医学用途配方食品广告均隶属于广告，适用于《中华人民共和国广告法》。广告主应当对药品、医疗器械、保健食品和特殊医学用途配方食品广告内容的真实性和合法性负责。

一、药品广告概述

（一）药品广告的定义与作用

凡利用各种媒介或者形式发布的广告含有药品名称、药品适应证（功能主治）或者与药品有关的其他内容的，为药品广告。药品广告（drug advertisement）属于广告的一种，是药品生产企业或者药品经营企业承担费用，通过一定的媒介和形式介绍具体药品品种，直接或间接地进行以药品销售为目的的商业广告。凡是利用各种媒介和形式发布药品广告，包括药品生产、经营企业的产品宣传材料，均属于药品广告。

药品广告的作用：广告在商品经济中，具有不可忽视的沟通产销的媒介作用。在现代药品市场营销中，广告已成为药品促销的必要手段。药品广告的作用主要体现在以下几点。

1. 传递药品信息

广告是传递商品信息的一种经济、迅速和有效的方式。药品广告能使医师、药师、病人了解有关药品的性能、成分、用途和特点，以及适应证、作用机制、注意事项等，有助于医师或病人根据广告信息进行用药选择。同时，广告信息的传播，特别是非处方药信息的传播，对增强人们自我保健意识、培养新的保健需求有一定的作用，对扩大销售量和开发新产品具有重要意义。

2. 促进销售

广告的最终目的在于促进销售。药品广告的目的，就是诱导消费者兴趣，激发购买欲望，促使医师处方或病人购买广告药品。对于产品的潜在顾客，以及新产品的推广，广告具有刺激、鼓励人们作第一次购买的作用，通过试用则可能成为合理选用该药品的顾客。

3. 树立或加深企业形象，增强企业竞争力

同品种同规格的药品很多，药品商标和商品名是药品生产企业的重要标志。因此，药品商标和商品名是否赢得顾客的信赖，直接影响着企业产品的销售量。广告是树立或加深药品商标或商品名印象，进而提升企业信誉的重要途径。另外，由于广告能广泛、经常地接近顾客，使顾客经常感觉和认识该药品的存在，因此也是医药产品进行市场渗透，保护和扩大市场占有率的有力武器。

（二）药品广告法治化管理历程

1959 年，国家卫生部、国家化学工业部和国家商业部联合发布了《关于未大批生产的药品不登宣传广告的通知》。1982 年，国务院颁布了《广告管理暂行条例》。1985 年，国家工商行政管理局和国家卫生部颁布了《药品广告管理办法》。1994 年，第八届全国人民代表大会常务委员会通过了《中华人民共和国广告法》。1995 年国家工商行政管理局和国家卫生部发布了《药品广告审查标准》和《药品广告审查办法》，明确了药品广告的申请、审查程序和管理内容。1996 年 12 月 30 日国家工商行政管理局令第 72 号公布了《食品广告发布暂行规定》，2001 年，国家药品监督管理局先后发布了《关于国家药品监督管理局停止受理药品广告申请的通知》《关于停止在大众媒介发布小容量注射剂药品广告的通知》和《关于加强药品广告审查监督管理工作的通知》等。2007 年 3 月 3 日国家工商行政管理总局、国家食品药品监督管理局令第 27 号公布了《药品广告审查发布标准》，2007 年 3 月 13 日国家食品药品监督管理局、国家工商行政管理总局令第 27 号发布了《药品广告审查办法》，2009 年 4 月 7 日国家卫生部、国家工商行政管理总局、国家食品药品监督管理局令第 65 号发布了《医疗器械广告审查办法》，2009 年 4 月 28 日国家工商行政管理总局、国家卫生部、国家食品药品监督管理局令第 40 号公布了《医疗器械广告审查发布标准》。2018 年全国人大常务委员会修订了《中华人民共和国广告法》。为加强药品广告监督管理，规范工作，维护广告市场秩序，保护消费者合法权益，国家市场监督管理总局于 2019 年 12 月制定了《药品、医疗器械、保健食品、特殊医学用途配方食品广告审查管理暂行办法》，自 2020 年 3 月 1 日起施行。2021 年全国人大常务委员会修订了《中华人民共和国广告法》。

二、药品广告管理的相关规定

（一）广告管理机构职能与分工

国务院市场监督管理部门主管全国的广告监督管理工作，国务院有关部门在各自的职责范围内负责广告管理相关工作。

县级以上地方市场监督管理部门主管本行政区域的广告监督管理工作，县级以上地方人民政府有关部门在各自的职责范围内负责广告管理相关工作。

国家市场监督管理总局负责组织指导药品广告审查工作。

各省、自治区、直辖市市场监督管理部门、药品监督管理部门（以下称广告审查机关）负责药品广告审查，依法可以委托其他行政机关具体实施广告审查。

（二）药品广告的审查标准

1. 不得发布广告的药品

《广告法》规定：麻醉药品、精神药品、医疗用毒性药品、放射性药品等特殊药品，药品类易制毒化学品，以及戒毒治疗的药品，不得作广告。

《药品、医疗器械、保健食品、特殊医学用途配方食品广告审查管理暂行办法》规定不能发布广告的药品如下：

1）麻醉药品、精神药品、医疗用毒性药品、放射性药品、药品类易制毒化学品，以及戒毒治疗的药品；

2）军队特需药品、军队医疗机构配制的制剂；

3）医疗机构配制的制剂；

4）依法停止或者禁止生产、销售或者使用的药品；

5）法律、行政法规禁止发布广告的情形。

2. 限制发布广告的药品

（1）处方药

1）处方药只能在国务院卫生行政部门和国务院药品监督管理部门共同指定的医学、药学专业刊物上作广告。

2）不得利用处方药的名称为各种活动冠名进行广告宣传。不得使用与处方药名称相同的商标、企业字号在医学、药学专业刊物以外的媒介变相发布广告。

3）处方药广告还应当显著标明"本广告仅供医学、药学专业人士阅读"。

（2）非处方药

1）非处方药广告不得使用公众难以理解和容易引起混淆的医学/药学术语，造成公众对药品功效与安全性的误解。

2）非处方药广告应显著标明非处方药标识（OTC）和"请按药品说明书或者在药师指导下购买和使用"。

3. 药品广告的内容要求

（1）药品广告内容的原则性规定

1）药品广告涉及药品名称、药品适应证或者功能主治、药理作用等内容的宣传，应当以国务院药品监督管理部门核准的说明书为准，不得进行扩大或者恶意隐瞒的宣传，不得含有说明书以外的理论、观点等内容。

2）药品广告应当显著标明禁忌、不良反应。

3）药品广告中必须标明药品的通用名称、忠告语、药品广告批准文号、药品生产批准文号；以非处方药商品名称为各种活动冠名的，可以只发布药品商品名称。

药品广告必须标明药品生产企业或者药品经营企业名称，不得单独出现"咨询热线""咨询电话"等内容。

4）药品广告中不得以产品注册商标代替药品名称进行宣传，但经批准作为药品商品名称使用的文字型注册商标除外。已经审查批准的药品广告在广播电台发布时，可不播出药品广告批准文号。

5）药品广告中应当显著标明的内容，其字体和颜色必须清晰可见、易于辨认，在视频广告中应当持续显示。法律、行政法规规定广告中应当明示的内容，应当显著、清晰表示。

6）处方药广告还应当显著标明"本广告仅供医学、药学专业人士阅读"。

7）药品商品名称不得单独进行广告宣传。药品商品名称的字体以单字面积计，不得大于药品通用名称所用字体的 1/2，药品通用名称的字体和颜色必须清晰可见；产品文字型注册商标的字体以单字面积计不得大于通用名称所用字体的 1/4。

8）药品广告内容不得损害未成年人和残疾人的身心健康。

9）药品广告内容涉及的事项需要取得行政许可的，应当与许可的内容相符。

药品广告使用引证内容的，应当真实、准确，并标明出处。引证内容有适用范围和有效期限的，应当明确表示。

10）药品广告中涉及专利产品或者专利方法的，应当标明专利号和专利种类。未取得专利权的，不得在广告中谎称取得专利权。禁止使用未授予专利权的专利申请和已经终止、撤销、无效的专利作广告。

11）药品广告不得贬低其他药品生产经营者的商品或者服务。

12）药品广告应当具有可识别性，能够使消费者辨明其为广告。

13）广播电台、电视台、报刊音像出版单位、互联网信息服务提供者不得以介绍健康、养生知识等形式变相发布药品广告。

（2）药品广告内容的禁止性规定

1）药品广告中关于药品功能疗效的宣传应当科学准确，不得出现下列情形：

①表示功效、安全性的断言或者保证；②说明治愈率或者有效率；③与其他药品的功效和安全性或者其他医疗机构比较；④违反科学规律，明示或者暗示包治百病、适应所有症状的；⑤含有"安全无毒副作用""毒副作用小"等内容；⑥含有明示或者暗示中成药为"天然"药品，因而安全性有保证等内容的；⑦含有明示或者暗示该药品为正常生活和治疗病症所必需等内容的；⑧含有明示或暗示服用该药能应付现代紧张生活和升学、考试等需要，能够帮助提高成绩、使精力旺盛、增强竞争力、增高、益智等内容的；⑨其他不科学的用语或者表示，如"最新技术""最高科学""最先进制法"等。

2）药品广告内容不得包含下列情形：

①使用或者变相使用国家机关、国家机关工作人员、军队单位或者军队人员的名义或者形象，或者利用军队装备、设施等从事广告宣传；②使用科研单位、学术机构、行业协会或者专家、学者、医师、药师、临床营养师、患者等的名义或者形象作推荐、证明；③违反科学规律，明示或者暗示可以治疗所有疾病、适应所有症状、适应所有人群，或者正常生活和治疗病症所必需等内容；④含有医疗机构的名称、地址、联系方式、诊疗项目、诊疗方法以及有关义诊、医疗咨询电话、开设特约门诊等医疗服务的内容；⑤法律、行政法规规定不得含有的其他内容。

3）药品广告应当宣传和引导合理用药，不得直接或者间接怂恿任意、过量地购买和使用药品，不得含有以下内容：①含有不科学的表述或者使用不恰当的表现形式，引起公众对所处健康状况和所患疾病产生不必要的担忧和恐惧，或者使公众误解不使用该药品会患某种疾病或加重病情的；②含有免费治疗、免费赠送、有奖销售、以药品作为礼品或者奖品等促销药品内容的；③含有"家庭必备"或者类似内容的；④含有"无效退款""保险公司保险"等保证内容的；⑤含有评比、排序、推荐、指定、选用、获奖等综合性评价内容的；⑥含有"安全""安全无毒副作用""毒副作用小"；明示或者暗示成分为"天然"，因而安全性有保证等内容。

三、药品广告的审批程序

欲发布药品广告的企业，首先必须向省级药品监督管理部门提出申请，获得同意，并获得药品广告批准文号后，方可在媒体上发布药品广告。

1. 药品广告批准文号的申请

1）药品广告批准文号的申请人必须是具有合法资格的药品生产企业或者药品经营企业。药品经营企业作为申请人的，必须征得药品生产企业的同意。申请人可以委托代办人代办药品广告批准文号的申办事宜。

2）申请药品广告批准文号，应当向药品生产企业所在地的药品广告审查机关提出。申请进口药品广告批准文号，应当向进口药品代理机构所在地的药品广告审查机关提出。

2. 药品广告的审查

1）药品注册证明文件或者备案凭证持有人及其授权同意的生产、经营企业为广告申请人（以下简称申请人）。申请人可以委托代理人办理药品广告审查申请。药品广告审查申请应当依法向生产企业或者进口代理人等广告主所在地广告审查机关提出。

广告审查机关应当对申请人提交的材料进行审查，自受理之日起十个工作日内完成审查工作。经审查，对符合法律、行政法规和办法规定的广告，应当作出审查批准的决定，编发广告批准文号。

药品广告批准文号的有效期与产品注册证明文件、备案凭证或者生产许可文件最短的有效期一致。产品注册证明文件、备案凭证或者生产许可文件未规定有效期的，广告批准文号有效期为1年。

2）申请人有下列情形的，不得继续发布审查批准的广告，并应当主动申请注销药品广告批准文号：

① 主体资格证照被吊销、撤销、注销的；

② 产品注册证明文件、备案凭证或者生产许可文件被撤销、注销的；

③ 药品广告的范围和内容不符合规定的；

④ 撤销药品广告批准文号行政程序正在执行中的；

⑤ 法律、行政法规规定应当注销的其他情形。

广告审查机关发现申请人有前款情形的，应当依法注销其药品广告批准文号。

3. 药品广告的批准形式

药品广告批准文号的格式为____药（视/声/文）第 000000-00000 号；空格内为省份简称，数字前 6 位是有效期截止日（年份的后两位+月份+日期），后 5 位是省级广告审查机关当年的广告文号流水号。

药品广告批准文号的有效期与产品注册证明文件、备案凭证或者生产许可文件最短的有效期一致；产品注册证明文件、备案凭证或者生产许可文件未规定有效期的，药品广告批准文号有效期为1年。

四、药品广告的发布

广告主、广告经营者、广告发布者应当严格按照审查通过的内容发布药品广告，不得进行剪辑、拼接、修改。已经审查通过的广告内容需要改动的，应当重新申请广告审查。

不得发布广告规定以外的处方药广告，只能在国务院卫生行政部门和国务院药品监督管理部门共同指定的医学、药学专业刊物上发布。

药品广告中只宣传产品名称（含药品通用名称和药品商品名称）的，不再对其内容进行审查。

经广告审查机关审查通过并向社会公开的药品广告，可以依法在全国范围内发布。

五、违反药品广告管理的法律责任

药品广告违法行为的法律责任，需要依据《药品管理法》《广告法》《反不正当竞争法》《药品广告审查办法》和《药品广告审查发布标准》中的相关规定综合起来，才能全面、准确地界定。由于内容覆盖范围大且复杂，本教材仅以《药品广告审查办法》和《药品广告审查发布标准》中关于违法广告的处罚和法律责任进行说明。

（一）药品广告的监督处理

1）篡改经批准的药品广告内容进行虚假宣传的，由药品监督管理部门责令立即停止该药品广告的发布，撤销该品种药品广告批准文号，1年内不受理该品种的广告审批申请。

2）对任意扩大产品适应证（功能主治）范围、绝对化夸大药品疗效、严重欺骗和误导消费者的违法广告，省以上药品监督管理部门一经发现，应当采取行政强制措施，暂停该药品在辖区内的销售，同时责令违法发布药品广告的企业在当地相应的媒体发布更正启事。违法发布药品广告的企业按要求发布更正启事后，省以上药品监督管理部门应当在15个工作日内做出解除行政强制措施的决定；需要进行药品检验的，药品监督管理部门应当自检验报告书发出之日起15日内，做出是否解除行政强制措施的决定。

3）对提供虚假材料申请药品广告审批，被药品广告审查机关在受理审查中发现的，1年内不受理该企业该品种的广告审批申请。对提供虚假材料申请药品广告审批，取得药品广告批准文号的，药品广告审查机关在发现后应当撤销该药品广告批准文号，并3年内不受理该企业该品种的广告审批申请。

4）被收回、注销或者撤销药品广告批准文号的药品广告，必须立即停止发布；异地药品广告审查机关停止受理该企业该药品广告批准文号的广告备案。收回、注销或者撤销药品广告批准文号的，应当自做出行政处理决定之日起5个工作日内通知同级广告监督管理机关，由广告监督管理机关依法予以处理。

5）异地发布药品广告未向发布地药品广告审查机关备案的，发布地药品广告审查机关发现后，应当责令限期办理备案手续，逾期不改正的，停止该药品品种在发布地的广告发布活动。

6）县级以上药品监督管理部门应当对审查批准的药品广告发布情况进行监测检查。对违法发布的药品广告，各级药品监督管理部门应当移送同级广告监督管理机关查处；属于异地发布篡改经批准的药品广告内容的，发布地药品广告审查机关还应当向原审批的药品广告审查机关提出依照《药品管理法》撤销药品广告批准文号的建议。

7）对发布违法药品广告，情节严重的，可以暂停媒体的广告发布业务，省、自治区、直辖市药品监督管理部门予以公告，并及时上报国务院药品监督管理部门，国务院药品监督管理部门定期汇总发布。必要时，由国务院市场监督管理部门会同国务院药品监督管理部门联合予以公告。

8）对未经审查批准发布的药品广告，或者发布的药品广告与审查批准的内容不一致的，广告监督管理机关应当依据《广告法》规定予以处罚；构成虚假广告或者引人误解的虚假宣传的，广告监督管理机关依据《广告法》《反不正当竞争法》规定予以处罚。

9）药品广告审查机关和药品广告监督管理机关的工作人员玩忽职守、滥用职权、徇私舞弊的，给予行政处分。构成犯罪的，依法追究刑事责任。

（二）违反药品广告管理的处罚

（1）未显著、清晰表示应当显著标明内容的广告 未显著、清晰表示广告中应当显著标明内容的，按照《广告法》第五十九条处罚，由市场监督管理部门责令停止发布广告，对广告主处十万元以下的罚款。

（2）无有效批准文件发布的广告 未经审查发布药品广告；或者广告批准文号已超过有效期，仍继续发布药品广告；以及未按照审查通过的内容发布药品广告，按照《广告法》第五十八条处罚，由市场监督管理部门责令停止发布广告，责令广告主在相应范围内消除影响，处广告费用一倍以上三倍以下的罚款，广告费用无法计算或者明显偏低的，处十万元以上二十万元以下的罚款；情节严重的，处广告费用三倍以上五倍以下的罚款，广告费用无法计算或者明显偏低的，处二十万元以上一百万元以下的罚款，可以吊销营业执照，并由广告审查机关撤销广告审查批准文件、一年内不受理其广告审查申请。

（3）进行虚假宣传 进行虚假宣传的，依照《广告法》第五十八条的规定处罚，由市场监督管理部门责令停止发布广告，责令广告主在相应范围内消除影响，处广告费用一倍以上三倍以下的罚款，广告费用无法计算或者明显偏低的，处十万元以上二十万元以下的罚款；情节严重的，处广告费用三倍以上五倍以下的罚款，广告费用无法计算或者明显偏低的，处二十万元以上一百万元以下的罚款，可以吊销营业执照，并由广告审查机关撤销广告审查批准文件、一年内不受理其广告审查申请。

构成虚假广告的，依照《广告法》第五十五条的规定处罚，由市场监督管理部门责令停止发布广告，责令广告主在相应范围内消除影响，处广告费用三倍以上五倍以下的罚款，广告费用无法计算或者明显偏低的，处二十万元以上一百万元以下的罚款；两年内有三次以上违法行为或者有其他严重情节的，处广告费用五倍以上十倍以下的罚款，广告费用无法计算或者明显偏低的，处一百万元以上二百万元以下的罚款，可以吊销营业执照，并由广告审查机关撤销广告审查批准文件、一年内不受理其广告审查申请。

对于其他发布虚假药品广告的情形，《广告法》及其他法律法规有规定的，依照相关规定处罚，没有规定的，由县级以上市场监督管理部门责令改正；对负有责任的广告主、广告经营者、广告发布者处以违法所得三倍以下罚款，但最高不超过三万元；没有违法所得的，可处一万元以下罚款。

第三节 互联网药品信息服务管理

为加强药品监督管理，规范互联网药品信息服务活动，保证互联网药品信息的真实、准确，根据《中华人民共和国药品管理法》《互联网信息服务管理办法》，2004 年 7 月 8 日国家食品药品监督管理局令第 9 号公布了《互联网药品信息服务管理办法》，2017 年 11 月 7 日进行了修订。

一、互联网药品信息服务

（一）互联网药品信息服务定义

互联网药品信息服务，是指通过互联网向上网用户提供药品（含医疗器械）信息的服务活动。

（二）互联网药品信息服务的分类

互联网药品信息服务分为经营性和非经营性两类。

经营性互联网药品信息服务是指通过互联网向上网用户有偿提供药品信息等服务的活动。

非经营性互联网药品信息服务是指通过互联网向上网用户无偿提供公开的、共享性药品信息等服务的活动。

（三）互联网药品信息服务管理机构

国家药品监督管理局对全国提供互联网药品信息服务活动的网站实施监督管理。

省、自治区、直辖市药品监督管理部门对本行政区域内提供互联网药品信息服务活动的网站实施监督管理。

各省、自治区、直辖市药品监督管理部门对本辖区内申请提供互联网药品信息服务的互联网站进行审核，符合条件的核发《互联网药品信息服务资格证书》。

二、互联网药品信息服务要求

拟提供互联网药品信息服务的网站，应当在向国务院信息产业主管部门或者省级电信管理机构申请办理经营许可证或者办理备案手续之前，按照属地监督管理的原则，向该网站主办单位所在地省级药品监督管理部门提出申请，经审核同意后取得提供互联网药品信息服务的资格。

国务院药品监督管理部门对各省、自治区、直辖市药品监督管理部门的审核工作进行监督。

（一）申请提供互联网药品信息服务的条件

提供互联网药品信息服务的申请应当以一个网站为基本单元。申请提供互联网药品信息服务，除应当符合《互联网信息服务管理办法》规定的要求外，还应当具备下列条件：

1）互联网药品信息服务的提供者应当为依法设立的企事业单位或者其他组织；

2）具有与开展互联网药品信息服务活动相适应的专业人员、设施及相关制度；

3）有两名以上熟悉药品、医疗器械管理法律、法规和药品、医疗器械专业知识，或者依法经资格认定的药学、医疗器械技术人员。

（二）申请提供互联网药品信息服务的程序

申请提供互联网药品信息服务，应当填写国家药品监督管理局统一制发的《互联网药品信息服务申请表》，向网站主办单位所在地省级药品监督管理部门提出申请，同时提交以下材料：

1）企业营业执照复印件。

2）网站域名注册的相关证书或者证明文件。从事互联网药品信息服务网站的中文名称，除与主办单位名称相同的以外，不得以"中国""中华""全国"等冠名；除取得药品招标代理机构资格证书的单位开办的互联网站外，其他提供互联网药品信息服务的网站名称中不得出现"电子商务""药品招商""药品招标"等内容。

3）网站栏目设置说明（申请经营性互联网药品信息服务的网站需提供收费栏目及收费方式的说明）。

4）网站对历史发布信息进行备份和查阅的相关管理制度及执行情况说明。

5）药品监督管理部门在线浏览网站上所有栏目、内容的方法及操作说明。

6）药品及医疗器械相关专业技术人员学历证明或者其专业技术资格证书复印件、网站负责人身份证复印件及简历。

7）健全的网络与信息安全保障措施，包括网站安全保障措施、信息安全保密管理制度、用户信息安全管理制度。

8）保证药品信息来源合法、真实、安全的管理措施、情况说明及相关证明。

（三）提供互联网药品信息服务的审批程序

1）省级药品监督管理部门在收到申请材料之日起 5 日内做出受理与否的决定，受理的，发给受理通知书；不受理的，书面通知申请人并说明理由，同时告知申请人享有依法申请行政复议或者提起行政诉讼的权利。

2）对于申请材料不规范、不完整的，省级药品监督管理部门自申请之日起 5 日内一次告知申请人需要补正的全部内容；逾期不告知的，自收到材料之日起即为受理。

3）省级药品监督管理部门自受理之日起 20 日内对申请提供互联网药品信息服务的材料进行审核，并作出同意或者不同意的决定。

4）同意的，由省级药品监督管理部门核发《互联网药品信息服务资格证书》，同时报国家药品监督管理局备案并发布公告。不同意的，应当书面通知申请人并说明理由，同时告知申请人享有依法申请行政复议或者提起行政诉讼的权利。

5）省级药品监督管理部门对申请人的申请进行审查时，应当公示审批过程和审批结果。申请人和利害关系人可以对直接关系其重大利益的事项提交书面意见进行陈述和申辩。依法应当听证的，按照法定程序举行听证。

三、《互联网药品信息服务资格证书》管理

提供互联网药品信息服务的网站，应当在其网站主页显著位置标注《互联网药品信息服务资格证书》的证书编号。《互联网药品信息服务资格证书》的格式由国家药品监督管理局统一制定。

（一）证书的有效期和换发

《互联网药品信息服务资格证书》有效期为 5 年。有效期届满，需要继续提供互联网药品信息服务的，持证单位应当在有效期届满前 6 个月内，向原发证机关申请换发《互联网药品信息服务资格证书》。原发证机关进行审核后，认为符合条件的，予以换发新证；认为不符合条件的，发给不予换发新证的通知并说明理由，原《互联网药品信息服务资格证书》由原发证机关收回并公告注销。

省级药品监督管理部门根据申请人的申请，应当在《互联网药品信息服务资格证书》有效期届满前作出是否准予其换证的决定。逾期未作出决定的，视为准予换证。

（二）证书的收回

《互联网药品信息服务资格证书》可以根据互联网药品信息服务提供者的书面申请，由原

发证机关收回，原发证机关应当报国家药品监督管理局备案并发布公告。被收回《互联网药品信息服务资格证书》的网站不得继续从事互联网药品信息服务。

（三）证书的变更

互联网药品信息服务提供者变更下列事项之一的，应当向原发证机关申请办理变更手续，填写《互联网药品信息服务项目变更申请表》，同时提供下列相关证明文件：

1）《互联网药品信息服务资格证书》中审核批准的项目（互联网药品信息服务提供者单位名称、网站名称、IP 地址等）；

2）互联网药品信息服务提供者的基本项目（地址、法定代表人、企业负责人等）；

3）网站提供互联网药品信息服务的基本情况（服务方式、服务项目等）。

省级药品监督管理部门自受理变更申请之日起20个工作日内作出是否同意变更的审核决定。同意变更的，将变更结果予以公告并报国家药品监督管理局备案；不同意变更的，以书面形式通知申请人并说明理由。

第四节　药品信息咨询、药品信息化追溯体系

一、药品信息咨询

（一）药品信息

药品信息是药品的自然属性，是物质、疾病和病人三方面的知识和信息的集合。药品不等同于一般的化学物质和天然产物，只有具有确定的生物医学效果的物质同时包含了必要的信息才能算是完整意义上的药品。药品的使用过程就是药品信息的传递和应用过程，自药品开发立项、研制生产、临床使用直至临床再评价等全过程都需要药品信息支持。

（二）药品信息载体

1. 药品说明书

药品说明书是医师、药师和病人在治疗用药时的科学依据，是药品生产、经营部门向医药卫生人员和人民群众宣传介绍药品特性、指导合理用药和普及用药知识的主要媒介。

2. 药学论著和药学期刊

撰写药学论文是开展国内外学术交流，积累和提供药品信息的重要手段，是把药学科研成果或知识记诸文字，以有利于把科学知识转化为直接生产力的重要方法。

（1）辞书　药典、辞典、手册、专著等是药品信息系统性的总结，其信息来源准确可靠，结论清晰，利用方便，但应注意版本的时间性。《中国药典》被制作成电子版，方便在电脑上快速查阅。

（2）杂志期刊　期刊是药品信息的主要载体，是辞书等二手信息的来源。受地域和侧重点的影响，每种杂志的刊登重点不尽相同，只是信息的初步分类。

《中国药学年鉴》是系统反映中国药学领域各方面的发展和主要成就的药学学科年鉴，内容涉及药学研究、药学教学、药品生产与流通、医院药学、药政管理、药学书刊、药学人物、学会及学术活动等。

（3）文摘期刊　《中国药学文摘》创刊于 1982 年，每年一卷，卷索引单独成册。从国内发行的医药期刊和内部编印的资料汇编、会议论文集中收集药学文献，以摘要和题录等形

式报道国内药学各方面进展。

《国际药学文摘》由美国医院药师协会于 1964 年创办，半月刊，每年一卷。收载 700 多种医药、化学和生物学期刊中的药学文摘，内容涉及药学的各个分支学科和主要的研究主题，其中有大量关于医院药学的研究和进展文献，对从事药房实践的药师特别实用。

《化学文摘》创办于 1907 年，收集化学化工方面的文献，覆盖了化学化工文献量的 98%。周刊，每半年一卷。其中药学文献最为集中的有药理学类、药剂学类、药物分析类。

3. 电子数据库和药学网站

信息数据库光盘已非常普及，同时几乎所有光盘数据库都建有相应网站。下面介绍几个常用的网站。

1）国务院药品监督管理部门信息中心。有数据库查询、医药信息服务、医药信息专题服务、中国医疗器械网等栏目。数据库有药学文献库、医药企业库、药品专利库、国内新药库、药品包装库、OTC 数据库、进口药品注册品种库等。

2）国家知识产权局。国家专利局检索咨询中心是国家科委指定的国家一级查新单位，可提供国际联机检索服务，检索 DIALOG、STN 联机检索系统数据库。

3）中国期刊网。是由中国学术期刊（光盘版）电子杂志社建立的大型学术期刊全文、题录、摘要检索网站。

4）中国万方数据。

5）中国卫生事业。

6）中国科学院科学数据库。

7）美国国家医学图书馆。

8）美国食品药品管理局。

9）美国化学文摘服务社。

10）国际药学文摘。

二、药品信息化追溯体系

建设药品信息化追溯体系是党中央、国务院做出的重大决策部署。新修订的《中华人民共和国药品管理法》明确要求"国家建立健全药品追溯制度。国务院药品监督管理部门应当制定统一的药品追溯标准和规范，推进药品追溯信息互通互享，实现药品可追溯。药品上市许可持有人、药品生产企业、药品经营企业和医疗机构应当建立并实施药品追溯制度，按照规定提供追溯信息，保证药品可追溯。"

（一）药品信息化追溯体系概述

药品追溯是指通过记录和标识，正向追踪和逆向溯源药品的生产、流通和使用情况，获取药品全生命周期追溯信息的活动。药品信息化追溯体系是指药品上市许可持有人/生产企业、经营企业、使用单位、监管部门和社会参与方等，通过信息化手段，对药品生产、流通、使用等各环节的信息进行追踪、溯源的有机整体。药品信息化追溯体系参与方主要包括药品上市许可持有人/生产企业、经营企业、使用单位、监管部门和社会参与方等。各参与方应按照有关法规和标准，履行共建药品信息化追溯体系的责任和义务。

药品追溯系统是用于药品信息化追溯体系参与方按照质量管理规范要求，记录和储存药品生产、流通及使用等全过程的追溯信息的信息系统，用于实现追溯信息存储、交换、互联互通。药品追溯协同服务平台是药品信息化追溯体系中的"桥梁"和"枢纽"，通过提供不同药品疫苗追溯系统的访问地址解析、药品追溯码编码规则的备案和管理，以及药品、企业基础数据分发等服务，辅助实现药品追溯相关信息系统的数据共享和业务协同。

药品追溯监管系统是药品监督管理部门根据自身的药品追溯监管需求而建设的信息系统，可分为国家和省级药品追溯监管系统，应具有追溯数据获取、数据统计、数据分析、智能预警、召回管理、信息发布等功能，辅助相关部门开展日常检查、协同监管等工作，加强风险研判和预测预警。

药品追溯码是建立药品与其对应追溯数据的钥匙，是实现"一物一码，物码同追"的必要前提和重要基础。药品追溯码是由一系列数字、字母和（或）符号组成的代码，包含药品标识代码段和生产标识代码段，用于唯一标识药品销售包装单元，通过一定的载体（如一维码、二维码、电子标签等）附着在药品产品上，应可被扫码设备和人眼识别。药品标识为识别药品上市许可持有人/生产企业、药品名称、剂型、制剂规格和包装规格的唯一代码；生产标识由药品生产过程相关信息的代码组成，根据"一物一码，物码同追"的要求，应至少包含药品单品序列号，根据监管和实际应用需求，还可包含药品生产批次号、生产日期、有效期等。

国家药品标识码是用于唯一标识与药品上市许可持有人、生产企业、药品通用名、剂型、制剂规格和包装规格对应药品的代码，由药品上市许可持有人/生产企业向药品追溯协同服务平台备案药品包装规格相关信息后产生，将在药品追溯协同服务平台上公开，供业界使用。

基本数据集是在系统建设中定义的具有主题的、可标识的、能被计算机处理的最小数据集合，收纳最基础、最核心的数据项，用于规范药品追溯过程中各参与方需要采集、储存、提供的基本数据集分类和内容，标准使用方根据标准开展实际应用和交换时，可在基本数据集基础上根据实际需求补充或扩展相关数据项。

（二）药品追溯标准规范

药品追溯标准规范是药品信息化追溯体系建设的重要组成部分，是强化追溯信息互通共享的重要基础。通过制定药品追溯标准规范，明确药品信息化追溯体系建设总体要求，统一药品追溯码编码要求，规范药品追溯系统基本技术要求，提出追溯过程中需要企业记录信息的内容和格式，以及数据交换要求等，指导相关方共同建设药品信息化追溯体系。统一的药品追溯标准规范有助于打通各环节、企业独立系统之间的壁垒，有利于构建药品追溯数据链条，有利于实现全品种、全过程药品追溯。

为推进药品信息化追溯体系建设工作，国家药监局于2018年5月，启动药品追溯标准规范编制工作，明确药品信息化追溯体系建设总体要求，统一药品追溯码编码规则，提出药品追溯过程中需要企业记录、存储和提交信息的内容和格式，以及数据交换要求等。

为了贯彻落实《中华人民共和国药品管理法》和《中华人民共和国疫苗管理法》，国家药监局加速药品追溯标准规范的编制工作。已发布的10个药品追溯标准可分为药品追溯基础通用标准、疫苗追溯数据及交换标准、药品（不含疫苗）追溯数据及交换标准三大类。三大类标准既相互协调，又各有侧重，将有助于打通各环节、企业独立系统之间的壁垒，有利于构建药品追溯数据链条，有利于实现全品种、全过程药品追溯。

第一类，药品追溯基础通用标准，包括《药品信息化追溯体系建设导则》《药品追溯码编码要求》《药品追溯系统基本技术要求》等3个标准，从药品追溯统筹指导、夯实基础角度出发，提出了药品追溯体系建设总体要求、药品追溯码编码要求和药品追溯系统基本技术要求。

第二类，疫苗追溯数据及交换标准，包括《疫苗追溯基本数据集》《疫苗追溯数据交换基本技术要求》等2个标准，考虑到疫苗单独立法的情况及其管理的特殊性，从疫苗生产、流通到接种等环节，提出了追溯数据采集、存储及交换的具体要求。

第三类，药品（不含疫苗）追溯数据及交换标准，包括《药品上市许可持有人和生产企业追溯基本数据集》等5个标准。其中：《药品上市许可持有人和生产企业追溯基本数据集》《药品经营企业追溯基本数据集》《药品使用单位追溯基本数据集》《药品追溯消费者查询基本数据集》等4个标准，针对不同追溯体系建设参与方，在药品（不含疫苗）生产、经营、使用和消费者查询等不同环节，提出了追溯数据采集、储存及交换的内容和格式要求；《药品追溯数据交换基本技术要求》提出了药品信息化追溯体系不同信息系统之间数据传输和交换的具体技术要求，包括追溯数据的交换方式、数据格式、数据内容和安全要求等，辅助实现药品信息化追溯体系内追溯数据的共享与交换。

药品追溯标准规范将用作指导相关方共建共享药品信息化追溯体系，最终实现全过程可追溯的目标。

（三）重点品种信息化追溯体系建设

药品上市许可持有人应当落实全过程药品质量管理的主体责任，国家药品集中采购中选品种、麻醉药品、精神药品、血液制品等重点品种上市许可持有人，需完成追溯系统建设，并收集全过程追溯信息，基本实现国家药品集中采购中选品种、麻醉药品、精神药品、血液制品等重点品种可追溯。

药品上市许可持有人可登录药品追溯协同服务平台备案基础信息和追溯码编码规则，也可以使用追溯系统通过接口备案基础信息和追溯码编码规则。鼓励药品上市许可持有人使用追溯系统进行信息备案，备案内容包括企业基础信息、药品基础信息和追溯码编码规则信息（药品追溯码发码机构基本信息、编码规则、药品标识码、生产企业、药品通用名、剂型、制剂规格、包装规格等）。在备案通过后，药品上市许可持有人才可对产品进行赋码。对于产品最小销售包装体积过于狭小或属于异形瓶等特殊情况，无法在产品最小包装上赋码的品种，可在最小包装的上一级包装上赋码。

药品经营企业和使用单位应接入药品所在的追溯系统。药品经营企业在采购药品时，应通过追溯系统向上游企业索取相关追溯信息，在药品验收时进行核对，并将核对信息通过追溯系统反馈上游企业；在销售药品时，应通过追溯系统向下游企业或相关机构提供相关追溯信息。药品使用单位在采购药品时，应通过追溯系统向上游企业索取相关追溯信息，在药品验收时进行核对，并将核对信息通过追溯系统反馈上游企业；在销售药品时，应保存销售记录明细，并及时在追溯系统更新售出药品的状态。

各省级药品监管部门根据监管需求，建设本省药品信息化追溯监管系统进行数据采集，监控药品流向，充分发挥追溯信息在日常监管、风险防控、产品召回、应急处置等监管工作中的作用；依法依职责加强对本辖区药品上市许可持有人、进口药品代理企业、药品经营企业的行政指导和监督检查，督促其按照《药品管理法》和药品信息化追溯建设标准要求落实追溯责任，要将追溯系统建设情况、追溯信息提供情况纳入日常监督检查项目，确保重点品种信息化追溯工作顺利开展，按时完成。

案例

违法药品广告具体情况分析

1. 西安××药业股份有限公司生产的"参龟固本酒"，其功能主治为"益气养血，健脾滋肾，祛湿活络。用于气血亏虚，肝肾不足所致的精神疲倦，头昏眼花，失眠健忘，食欲不振，夜尿频多，腰膝酸软，关节酸痛"。而该药品广告宣称"主治心脑血管、风湿性疾病、肾病、胃病、贫血""只需7天，夜尿多现象得以消除，胃功能得到恢复……寿命延长30年"等。

广告中对产品功能主治的宣传超出了国家药品监督管理部门批准的内容，含有不科学地表示功效的断言和保证，违反《广告法》等法律法规的规定，严重欺骗和误导消费者。

2. 哈尔滨××生物制药有限责任公司生产的"壮肾安神片"，其功能主治为"滋阴补肾。用于肾阴不足所致头晕目眩，心悸耳鸣，神志不宁，腰膝酸软"。而该药品广告宣称"适用人群为男性早泄阳痿，女性缺血、月经不调、白带增多""服用6个疗程左右，可使男人女人从此告别阳痿早泄，失眠盗汗，肾动力恢复到20岁时的年轻状态，可延缓更年期4~6年"等。

广告中对产品功能主治的宣传超出了国家药品监督管理部门批准的内容，含有不科学地表示功效的断言和保证，违反《广告法》等法律法规的规定，严重欺骗和误导消费者。

3. 哈尔滨××制药集团有限公司生产的"木竭胶囊"，其功能主治为"补肾活血，温经止痛。适用于肾虚血瘀，寒邪闭阻所致的疼痛、僵硬、麻木等症及骨质增生兼有上述症状的辅助治疗"。而该药品广告宣称"5类骨病人群急需木竭胶囊：各种颈椎病、腰椎病、坐骨神经痛、肩周炎、股骨头坏死患者""重病患者3~4个疗程就可以根治骨刺，治愈率总体约为98%，高出其他药物约50%以上，安全性高，无任何副作用"等。

广告中对产品功能主治的宣传超出了国家药品监督管理部门批准的内容，含有不科学地表示功效的断言和保证，并含有贬低同类产品的内容，违反《广告法》等法律法规的规定，严重欺骗和误导消费者。

4. 广州××药厂生产的"咳喘顺丸"，其功能主治为"健脾燥湿，宣肺平喘，化痰止咳。用于慢性支气管炎所致的气喘胸闷，咳嗽痰多"。而该药品广告宣称"主治急慢性支气管炎、哮喘、肺气肿、肺心病""7天改善咳痰喘，三周期全面康复""安全、无毒副作用"等。

广告中对产品功能主治的宣传超出了国家药品监督管理部门批准的内容，含有不科学地表示功效的断言和保证，违反《广告法》等法律法规的规定，严重欺骗和误导消费者。

5. 长春市××药业集团有限公司生产的"天麻胶囊（广告中标示名称：中华风骨王）"，其功能主治为"祛风除湿，舒筋通络，活血止痛。用于肢体拘挛，手足麻木，腰腿酸痛"。而该药品广告宣称"主治急慢性风湿、类风湿、产后风、肩周炎、关节炎、颈椎病、腰椎病、大骨节""使药物透过7层关节组织，直到病灶，迅速修复骨细胞的双效因子""服用2~3天疼痛明显减轻，2~3个疗程风湿骨病全面康复"等。

广告中对产品功能主治的宣传超出了国家药品监督管理部门批准的内容，含有不科学地表示功效的断言和保证，同时药品名称宣传不规范，违反《广告法》等法律法规的规定，严重欺骗和误导消费者。

6. 山东××制药有限公司生产的"气血双补丸"，其功能主治为"补气养血。用于气虚血亏引起的少气懒言，语言低微，面色萎黄，四肢无力，形体消瘦，经血不调"。而该药品广告宣称"8种慢性病同服一种药：心脑血管病、风湿病、胃肠疾病、呼吸疾病、男女肾虚、糖尿病、前列腺病、妇科病""吃了两个疗程,走路好多了肠胃也好了,一身老毛病好得差不多了"等。

　　广告中对产品功能主治的宣传超出了国家药品监督管理部门批准的内容,含有不科学地表示功效的断言和保证,并利用患者的名义为产品的功效作证明,违反《广告法》等法律法规的规定,严重欺骗和误导消费者。

　　7. 西安×××药业有限公司生产的"虫草双参酒",其功能主治为"补肾健脾,益气活血。用于脾肾亏虚,气虚血瘀所致的腰膝酸软,倦怠乏力,头晕目眩,气短懒言,食欲不振,肢体疼痛,麻木"。而该药品广告宣称"风湿、类风湿、骨病、心血管病、胃肠病、哮喘……如果您有上述症状,请不要急着吃药,现在只需要喝口酒就能治好""喝了'虫草双参酒',转头灵活,低头也不晕了""免费试喝,买3赠1"等。

　　广告中对产品功能主治的宣传超出了国家药品监督管理部门批准的内容,含有不科学地表示功效的断言和保证,并利用患者的名义为产品的功效作证明,违反《广告法》等法律法规的规定,严重欺骗和误导消费者。

习题

一、A 型选择题(最佳选择题)

备选答案中只有一个最佳答案。

1. 药品信息是指（　　）。
   A. 有关药品的状态和改变状态的方式　B. 有关药品特征和变化
   C. 有关药品和药品活动的特征和变化　D. 有关药品的属性
   E. 有关药品的所有信息

2. 中药注射剂说明书应当列出（　　）。
   A. 全部中药药味和全部辅料和用量
   B. 全部中药药味及单位剂量
   C. 全部中药药味及可能引起不良反应的辅料
   D. 全部中药药味及全部辅料
   E. 全部中药药味

3. 互联网药品信息服务分为（　　）。
   A. 经营性和非经营性两类
   B. 营业性和非营业性两类
   C. 营利性和非营利性两类
   D. 国营和私营两类
   E. 有偿服务性和无偿服务性两类

二、B 型选择题(配伍选择题)

备选答案在前,试题在后。每组2~4题,每组题均对应同一组备选答案,每个备选答案可以重复选用,也可以不选用。

[1~2]
   A. 1年　　　　B. 2年　　　　C. 3年
   D. 4年　　　　E. 5年

1. 互联网药品信息服务资格证书有效期为（　　）。
2. 药品广告批准文号有效期为（　　）。

[3～4]
    A. 标签的格式及颜色必须一致   B. 标签应当明显区别
    C. 包装颜色应当明显区别   D. 在标签的醒目位置注明
    E. 在说明书中醒目标示

3. 同一药厂生产的同一药品规格不同的，其（　　）。

4. 同一药厂生产的同一药品，分别按处方药和非处方药管理的，两者的（　　）。

[5～7]
    A. 撤销该品种药品广告批准文号，1年内不受理该企业该品种广告申请
    B. 采取行政强制措施，暂停该药品销售，责令发布更正启事
    C. 1年内不受理该企业该品种广告申请
    D. 撤销该品种药品广告批准文号，3年内不受理该企业该品种广告申请
    E. 可以暂停媒体的广告发布业务，省级药品监督管理部门予以公告，并及时上报国务院药品监督管理部门

5. 对任意扩大适应证范围，绝对化夸大疗效，严重误导消费者的违法广告，应当（　　）。

6. 对发布违法药品广告情节严重的（　　）。

7. 篡改经批准的药品广告内容进行虚假宣传的（　　）。

三、X型选择题（多项选择题）

备选答案中有2个或2个以上的正确答案。少选或多选均不得分。

1. 药品标签中有效期具体标注格式有（　　）。
    A. 有效期至××××年××月   B. 有效期至××××年××月××日
    C. 有效期至××××.××.   D. 有效期至××××/××/××
    E. 有效期至××××年

2. 最小包装标签必须标注（　　）。
    A. 适应证   B. 规格   C. 有效期
    D. 产品批号   E. 药品通用名称

3. 不得发布广告的药品有（　　）。
    A. 批准试生产的药品
    B. 国家药品监督管理部门明令停止或禁止生产的
    C. 军队特需药品
    D. 医疗机构制剂
    E. 特殊管理的药品

4. 药品监督管理部门开发使用的药品监督管理信息系统有（　　）。
    A. 药品注册管理系统、药品不良反应报告系统
    B. 药品受理管理系统、药品信息发布管理系统
    C. 药品GMP管理系统、药品GSP管理系统
    D. 药品生产、经营管理系统
    E. 医院管理信息系统

四、判断题

正确的画（√），错误的画（×），并将错误之处改正。

1. 药品说明书和标签由药品监督管理部门核准。（　　）

2．药品内外标签、运输储藏标签和原料药标签上均含有的项目是"药品通用名称""生产日期""产品批号""有效期"。（　　）

3．省级药品监督管理部门是药品广告的监督管理机关。（　　）

4．处方药广告的忠告语是"请按药品说明书使用"。（　　）

5．国家药品监督管理部门对经营性互联网药品信息服务的网站实施监管。（　　）

五、术语解释

1．药品标签

2．规格

3．药品广告

六、问答题

1．如何收集药品信息？

2．阐述药品信息管理的目标和国家对药品信息管理的措施方法。

3．《药品广告审查发布标准》对药品广告中有关药品功能疗效的宣传，有哪些禁止性规定？

（侯疏影　刘　玲　于大海）

第十二章 医药知识产权保护

本章学习重点

1. 知识产权的概念、范围、特征及作用
2. 医药专利的类型及授予条件
3. 专利的取得与保护
4. 药品商标的注册申请、商标权的内容
5. 药品商标侵权的保护

在人类历史发展进程中，人们创造了大量的财富，这些财富在社会制度不同的国家具有不同的占有方式，这就是财产权。世界上财产权可以分为两大类，即有形财产权和无形财产权。产权的最大特点就是其所有人可以任意使用他的财产，而其他任何人未经许可不得使用其财产，否则就是违法行为，应依法受到制裁。

第一节 知识产权概述

一、知识产权的概念

知识产权（intellectual property）是指公民或法人等主体依据法律的规定，对其从事智力创作或创新活动所产生的知识产品所享有的专有权利，又称为"智力成果权"，是一种"无形财产权"。

二、知识产权的范围

知识产权包括工业产权和版权（在我国称为著作权）两部分。

工业产权包括专利、商标、服务标志、厂商名称、原产地名称、制止不正当竞争等。商标权是指商标主管机关依法授予商标所有人对其注册商标受国家法律保护的专有权。我国商标权的获得必须履行商标注册程序，而且实行申请在先原则。专利权与专利保护是指一项发明创造向国家专利局提出专利申请，经依法审查合格后，向专利申请人授予的在规定时间内对该项发明创造享有的专有权。发明创造被授予专利权后，专利权人对该项发明创造拥有独占权，任何单位和个人未经专利权人许可，都不得为生产经营目的制造、使用、许诺销售、销售和进口其专利产品。否则将构成侵权行为。商号权，即厂商名称权，是对自己已登记的商号（厂商名称、企业名称）不受他人妨害的一种使用权。

此外，如原产地名称、专有技术、反不正当竞争等也规定在巴黎公约中，但原产地名称不是智力成果，专有技术和不正当竞争只能由反不当竞争法保护，一般不列入知识产权的范围。

自然科学、社会科学以及文学、音乐、戏剧、绘画、雕塑、摄影和电影摄影等方面的作品组成版权。版权是法律上规定的某一单位或个人对某项著作享有印刷出版和销售的权利。其他人在未经许可的情况下擅自使用将构成侵权行为。在我国，著作权用在广义时，包括（狭义的）著作权、著作邻接权、计算机软件著作权等，属于著作权法规定的范围。这是著作权人对著作物（作品）独占利用的排他的权利。狭义的著作权又分为发表权、署名权、修改权、保护作品完整权、使用权和获得报酬权。

三、知识产权的特征

（一）知识产权是一种无形财产权

知识产权的客体即智力成果，是一种没有形体的精神财富。客体的非物质性是知识产权的本质属性所在，也是该项权利与有形财产所有权的最根本区别。

（二）知识产权的专有性

专有性也称垄断性或独占性，即知识产权具有排他性。知识产权的专有性主要表现在以下两个方面。

1）知识产权为权利人所独占，权利人垄断这种专有权并受到严格保护，没有法律规定或权利人许可，任何人不得使用权利人的智力成果。

2）对于同一项智力成果，不允许有两个或两个以上同一属性的知识产权并存。例如两个相同的发明专利申请，根据法律规定只能将其权利授予其中的一个，而以后的发明申请与已有的技术相比，如果没有突出的实质性特点和显著的进步，不能取得相应的权利。

（三）知识产权的双重性

在知识产权领域内，除商标权不直接涉及人身权利内容外，其他各类权利均包括财产权和人身权的双重内容。人身权是指基于智力成果创造人的特定身份依法享有的精神权利，专利权人所享有的署名权、荣誉权，著作权人所享有的发表权、署名权、修改权等。人身权与智力成果创造者人身不可分离，因而不能转让、赠予和继承。知识产权中的财产权是指知识产权人依法享有获得一定报酬和奖励的权利，如专利权、商标及作品的许可使用费等。财产权可以转让、赠予和继承。

（四）知识产权的地域性

知识产权作为一种专有权，在空间上的效力并不是无限的，而是受到地域性的限制，即具有严格的领土性，仅在某国或某地区的范围内有效。知识产权这一无形财产权的特点是有别于有形财产的。一般说来，对有形财产的所有权的保护原则上没有地域性的限制，不论公民把有形财产从一国移至另一国，还是法人因投资、贸易从一国转入另一国家的财产，都照样归权利人所有，不会发生财产所有权失去法律效力的问题。而无形财产权则不同，它是按照某一国或地区的法律获得承认和保护的知识产权，也只能在该国或该地区发生法律效力。因此，若知识产权所有人希望在其他国家或地区也享有这种独占权，则须依照其他国家或地区的法律另行提出申请。一般来讲，除知识产权所有人所在国或地区签有国际公约或双边互惠协定的以外，知识产权没有域外效力，域外的其他国家对这种权利没有保护的义务，域外的任何人均可在自己的国家内自由使用该智力成果，既无需取得权利人的同意，也不必向权利人支付报酬。

（五）知识产权的时间性

知识产权的专有性激发了智力成果所有人即精神财富的创造者继续进行创造活动的志趣与信心，但同时也可能对精神成果的传播和广泛应用带来一定的不利影响。因此，为了发展科学技术、繁荣文化艺术，精神成果不宜被知识产权人长期独占。知识产权具有法定的保护期限即知识产权具有时间性的特点，一旦超出法律规定的有效期限，这一权利就自动消灭，知识成果就会转化为整个社会的共同财富、为全人类共同使用。比如各国的专利权期限一般为15~20年；公民创作的作品，发表权、使用权与获得报酬权的保护期为作者终生及其死亡后50年；电影、电视、录像和摄影作品的发表权、使用权与获得报酬权的保护期为50年。

四、知识产权的作用

知识产权是基于创新性的智力劳动为主形成的，建立在创新性智力劳动成果之上的，依法律规定或确认而赋予的专有权利。世界各国对医药知识产权的保护都十分重视。医药知识产权的作用表现如下。

（1）有利于推动药品的发明创造 保护医药知识产权就是保护发明人的智慧结晶和辛勤的劳动，同时也保护了发明人的社会地位和巨大经济效益。高投入要有高回报，才会保护和推动药品研发者的积极性，发明创造出更多更好的药品。

（2）有利于加强国际交流和技术贸易 中药如今越来越多地被发达国家所接受，但是我国的中药产品出口却微不足道，甚至在国内还面临着外国中药产品的竞争，这不仅给中药现代化提出了紧迫的要求，还要求我们完善中药知识产权保护体系，保护好我们已有的宝贵成果。

（3）有利于合理调整智力成果创造者的个人与社会利益关系 医药知识产权制度在保护医药知识产权的基础上，还设立了一些权利限制制度，合理缓解了个人与社会的矛盾。

五、我国医药知识产权保护

新中国成立后，我国政府曾经颁布过一些保护知识产权的法规、条例，但是，真正建立知识产权制度并逐步完善是从20世纪80年代改革开放之后开始的。

在国内立法上，1982年全国人大常委会通过了《中华人民共和国商标法》（1993年第一次修改，2001年第二次修改，2013年第三次修改，2019年第四次修改）；1984年全国人大常委会通过了《中华人民共和国专利法》（1992年第一次修改，2000年第二次修改，2008年第三次修改，2020年第四次修改）；1984年全国人民代表大会常务委员会第七次会议通过了《中华人民共和国药品管理法》（2001年第一次修订，2013年第一次修正，2015年第二次修正，2019年第二次修订）；2020年第十三届全国人民代表大会第三次会议表决通过了《中华人民共和国民法典》对知识产权作出了规定；1990年全国人大常委会审议通过了《中华人民共和国著作权法》（2001年第一次修正，2010年第二次修正，2020年第三次修正）；1991年国务院常务会议通过了《计算机软件保护条例》（2001年第一次修订，2013年第二次修订）；1992年国务院发布《中药品种保护条例》（2018年修订）；1993年全国人大常委会通过了《中华人民共和国反不正当竞争法》（2017年修订，2019年修正）；2003年国务院颁布了《中华人民共和国知识产权海关保护条例》（2010年修订，2018年修正）；2002年公布了《中华人民共和国药品管理法实施条例》（2016年第一次修订，2019年第二次修订）等。

此外，我国自1980年以后陆续地加入了《世界知识产权组织公约》《商标国际注册马德里协定》《世界版权公约》《专利合作条约》《商标注册用商品和服务国际分类尼斯协定》《与贸易有关的知识产权协议》等。

以上法律、法规、规章共同构成了我国医药知识产权保护法规体系，使我国的医药知识产权保护基本与世界接轨。

第二节　医药专利保护

一、专利的概念及特征

专利（patent）是受法律规范保护的发明创造，是指一项发明创造向国家专利审批机关提出申请，经依法审查合格后向申请人授予的在规定的时间内对该项发明创造享有的专有权。专利是一种无形的财产，具有与其他财产不同的特点。

1. 独占性

独占性也称排他性或专有性。它是指同一发明在一定的区域范围内，只有专利权人才能在一定期限内享有对其的制造权、使用权和销售权。其他任何个人、团体、单位未经许可都不能对其进行制造、使用和销售，否则属于侵权行为。

2. 时间性

时间性是指专利只有在法律规定的期限内才有效。专利权的有效保护期限结束以后，专利权人所享有的专利权便自动丧失，一般不能续展。发明便随着保护期限的结束而成为社会公有的财富，其他人便可以自由地使用该发明来创造产品。专利受法律保护的期限的长短由有关国家的专利法或有关国际公约规定。

3. 区域性

区域性是指专利权是一种有区域范围限制的权利，它只有在法律管辖区域内有效。除了在有些情况下，依据保护知识产权的国际公约，以及个别国家承认另一国批准的专利权有效以外，技术发明在哪个国家申请专利，就由哪个国家授予专利权，而且只在专利授予国的范围内有效，而对其他国家则不具有法律的约束力，其他国家不承担任何保护义务。但是，同一发明可以同时在两个或两个以上的国家申请专利，获得批准后其发明便可以在所有申请国获得法律保护。

二、我国专利管理机构和制度的建立

1980 年经国务院批准成立中华人民共和国专利局，1998 年国务院机构改革，中国专利局更名为中华人民共和国国家知识产权局，并成为国务院直属机构，其中下设国家知识产权局专利局，统一受理和审查专利申请，依法授予专利权。这是我国政府为加强知识产权保护所采取的重大举措，标志着中国知识产权事业进入了一个新的发展时期。2018 年国务院进一步深化机构改革，重新组建国家知识产权局，下设专利局等机构，由国家市场监督管理总局管理。此外，各省、自治区、直辖市人民政府一般均设有知识产权局，负责本行政区域内的专利管理工作。

我国的专利制度从雏形到真正形成和完善经历了 100 多年的磨砺。如今我国专利制度在改革开放的伟大进程中得到快速发展，在鼓励和保护技术创新，提高我国创新能力，增强国际竞争力，促进科学进步和经济社会发展中发挥了重要作用。我国专利制度的建立和实施，极大地激发了全社会发明创造的热情。2021 年，世界知识产权组织发布了最新的专利国际申请年度报告，其中中国共 69540 件专利国际申请量，同比增长 0.9%，是《专利合作条约》的最大用户，比第二名的美国多出近 1 万件，比第三名的日本多出近 2 万件。我国专利制度建立历程见表 12-1。

表 12-1　我国专利制度建立历程

时间	制度建立	意义
1898 年	清朝光绪皇帝颁发的《振兴工艺给奖章程》	我国最早有关专利的法规
1944 年 5 月	当时的国民党政府颁布的《专利法》。该法规定对发明、新型和新式样授予专利权，但这部专利法当时没有实行，后于 1949 年 1 月 1 日在台湾地区正式施行	我国历史上第一部正式的专利法
1950 年 8 月	中央人民政府政务院颁布了《保障发明权与专利权暂行条例》。该条例采用了苏联的发明证书和专利证书的双轨制	
1954 年	颁布了《有关生产的发明、技术改造及合理化建议奖励暂行条例》。获得发明证书的，依条例颁发奖金	
1963 年 11 月	国务院颁布了新的《发明奖励条例》，由发明奖励制度取代了发明保护制度	
1979 年 3 月	我国开始专利立法的准备工作	
1980 年 1 月	国家专利局成立	
1984 年 3 月	《中华人民共和国专利法》经第六届全国人民代表大会常务委员会第四次会议审议通过，该法于 1985 年 4 月 1 日起正式施行	标志着我国专利制度的开始
1992 年	《中华人民共和国专利法》第一次修改，并于 1993 年 1 月 1 日起实行	
2000 年	为了适应我国经济体制改革的深化和与 TRIPS 协议接轨，《中华人民共和国专利法》第二次修改	为我国技术创新工作的开展创造了更有利的条件
2008 年	《中华人民共和国专利法》第三次修改	
2020 年	《中华人民共和国专利法》第四次修正，并于 2021 年 6 月 1 日起施行	

三、医药专利的类型

医药专利可以分为发明、实用新型和外观设计三大类。

（一）医药发明专利

发明是指对产品、方法或其改进所提出的前所未有的技术方案，包括产品发明和方法发明。产品发明是指人工制造、以有形物品形式出现的发明；方法发明则是指为解决某一问题所采用的手段与步骤。

医药领域可授予专利权的发明创造分为两大类。

1. 产品发明

产品发明包括新物质、已知化合物、药物组合物、微生物及其代谢物、制药设备及药物分析仪器、医疗器械等。

（1）新物质　包括有一定医疗用途的新化合物；新基因工程产品；新生物制品；用于制药的新原料、新辅料、新中间体、新代谢物和药物前体；新异构体；新有效晶型；新分离或提取得到的天然物质等。

（2）已知化合物　首次发现其有医疗价值，或发现其有第二医疗用途的可以申请药品发明专利。

（3）药物组合物　由两种或两种以上物质组成，其中至少一种是活性成分，一般要求这种组合具有协同作用或增强疗效作用，具有显而易见的优点的，可以申请药品发明专利。

（4）微生物及其代谢产物　经过分离成为纯培养物并具有一定的工业用途时，可申请发明专利。

（5）新的研究、生产药品用设备　新的医疗器械产品以及该器械的生产设备等，可申请发明专利。

2．方法专利

方法专利包括新的生产工艺、工作方法和新的医药用途发明。

（1）生产工艺　药物的合成、提取、分离等方法；生物制剂的生产技术与方法；新微生物的生产技术等。

（2）工作方法　药物分析的新方法等。

（3）新的医药用途发明　医疗器具的用途和使用方法、生产方法等。

（二）实用新型

实用新型是指对产品的形状、构造或其结合所提出的适于实用的新的技术方案。实用新型与发明的不同之处在于：第一，实用新型只限于具有一定形状的产品，不能是一种方法，也不能是没有固定形状的产品；第二，对实用新型的创造性要求不太高，而实用性较强。医药领域实用新型专利包括以下几种：

1）某些与功能相关的药物剂型、形状、结构的改变；

2）诊断用药的试剂盒与功能有关的形状、结构；

3）生产药品的专用设备；

4）某些药品的包装容器的形状、结构；

5）某些医疗器械的新构造等。

（三）外观设计

外观设计是对产品的整体或者局部的形状、图案或者其结合以及色彩与形状、图案的结合所作出的富有美感并适于工业应用的新设计。它与发明或实用新型完全不同，即外观设计不是技术方案。外观设计专利应当符合以下要求：

1）是指形状、图案、色彩或者其结合的设计；

2）必须是对产品的外表所作的设计；

3）必须富有美感；

4）必须是适于工业上的应用。

在医药领域中，药品包装容器外观等，可以通过外观设计专利给予保护，其包括：有形药品的新造型或其与图案色彩的搭配和组合；新的盛放容器（如药瓶、药袋、药品瓶盖）；富有美感和特色的说明书、容器、包装盒等。

四、专利的申请与代理

（一）专利的申请

1．专利的申请原则

（1）形式法定原则　申请专利的各项手续，都应当以国家知识产权局规定的形式办理，否则不产生效力。国家知识产权局关于调整专利电子申请专利证书发放事项的公告（第472号），为贯彻落实党中央、国务院关于数字政府改革建设的决策部署，增强数字政府效能，国家知识产权局将推行专利审查服务全面电子化，实现专利审批"一网通办"。自2022年3月1日（含当日）起，国家知识产权局不再接收专利电子申请的纸质专利证书请求，相关专利证书仅通过电子专利申请系统发放。

（2）先申请原则　两个以上的申请人分别就同样发明创造申请专利的，专利权授予最先申请的人。

（3）单一性原则　一份专利申请只能就一项发明提出专利申请。

（4）**优先权原则**　以申请人第一次提出专利申请日为判断新颖性的时间标准，第一次提出申请的日期，称为优先权日。在优先权期限内申请人就相同主题在他国或本国提出专利申请时享有优先权。申请人自发明或者实用新型在中国第一次提出专利申请之日起十二个月内，或者自外观设计在中国第一次提出专利申请之日起六个月内，又向国务院专利行政部门就相同主题提出专利申请的，可以享有优先权。专利优先权的目的在于排除在其他国家抄袭此专利者，从而抢先提出申请，取得注册。

2．**专利申请文件**

1）发明和实用新型专利的申请文件应该包括：专利请求书、权利要求书、说明书（必要的时候，说明书应当有附图）、说明书摘要、摘要附图（适用时）；申请专利如果委托专利代理机构办理的，应当填写专利代理人委托书；申请人要求发明、实用新型专利优先权的，应当在申请的时候提出书面声明，并且在第一次提出申请之日起十六个月内，提交第一次提出的专利申请文件的副本。未提出书面声明或者逾期未提交专利申请文件副本的，视为未要求优先权。

2）外观设计专利的申请文件应该包括：专利请求书、图片或照片（要求保护色彩的，应当提交彩色图片或者照片）、简要说明；需要委托申请的提交专利代理人委托书；要求享受优先权的应当在申请的时候提出书面声明，并且在三个月内提交第一次提出的专利申请文件的副本，否则视为未要求优先权。

3．**专利申请文件的提交**

专利申请人提交专利申请文件时，可以直接提交给国家知识产权局专利局或其指定的专利代办处，还可以将申请文件以挂号信函邮寄给专利局受理处或各代办处，或者以互联网为传输媒介通过专利电子申请系统 （电子申请客户端或在线业务办理平台）将专利申请文件以符合规定的电子文件形式向国家知识产权局专利局提出专利申请。如果发明创造涉及国家安全或者重大利益的，则需要依照专利法中有关保密的规定进行。

（二）专利申请的审批

1．**发明专利申请的审批程序**

（1）**受理申请**　国家知识产权局专利局收到发明专利申请的请求书、说明书和权利要求书后，应当发出受理通知书，明确申请日，给予申请号。不予受理或要求其在指定期限内补交或补正申请文件的要通知申请人。

（2）**初步审查**　也称形式审查。国家知识产权局专利局收到申请文件后，首先对申请文件的格式、法律要求、费用缴纳等情况作形式审查。

（3）**公开申请**　初审合格后，自申请日起满 18 个月，以专利公报或出版物的形式将说明书和权利要求书等予以公布。申请人如果希望提前公布，可以填写《提前公开请求书》，要求早日公布其申请。

（4）**实质审查**　发明专利申请自申请日起三年内，国家知识产权局专利局可以根据申请人随时提出的请求，对其申请发明主题的新颖性、创造性、实用性等条件进行实质审查。

（5）**授权公告**　在经过实质审查后，发明专利申请没有发现被驳回理由的，国家知识产权局专利局即作出授予发明专利权的决定，发给发明专利证书并在《发明专利公报》上予以登记和公告。

2．**外观设计和实用新型专利申请的审批程序**

与发明专利申请的审批程序稍有不同，外观设计和实用新型专利申请的审批不需公开申请和实质审查过程，其他审查过程相同。

专利申请审查的程序见图 12-1。

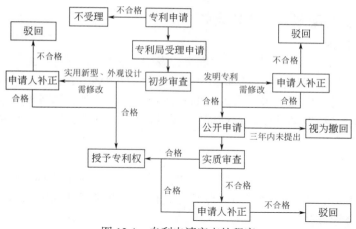

图 12-1 专利申请审查的程序

（三）专利代理

专利代理是指在专利申请、专利许可证贸易或专利纠纷的解决过程中，代理人受专利申请人或专利权人的委托，以申请人的名义进行的法律行为。

我国目前的专利代理机构可以分为办理涉外专利事务的专利代理机构、办理国内专利事务的专利代理机构和办理国内专利事务的律师事务所三大类。

这些专利代理机构主要承担工作为：专利咨询；代写专利申请文件，办理专利申请、请求实质审查或者复审的有关事务；提出异议、请求宣告专利权无效的有关事务；办理专利申请权、专利权的转让及专利许可的有关事务；接受聘请，指派专利代理人担任专利顾问；以及帮助委托人办理其他有关事务。

五、专利权授予的条件

1. 授予专利权的发明和实用新型应当具备的条件

（1）**新颖性** 即在申请日以前没有同样的发明或者实用新型在国内外出版物上公开发表过、在国内外公开使用过或者以其他方式为公众所知，也没有同样的发明或者实用新型由他人向国家专利局提出过申请并记载在申请日以后公布的专利申请文件中。

（2）**创造性** 即与以前已有的技术相比，对于发明专利，应具有突出的实质性特点和显著的进步；对于实用新型专利，应具有实质性特点和进步。

（3）**实用性** 即该发明或者实用新型能够制造或者使用，并且能够产生积极效果。

2. 授予专利权的外观设计应当具备的条件

授予专利权的外观设计，应当同申请日以前在国内外出版物上公开发表过或者国内外公开使用过的外观设计不相同和不相近似，并不得与他人在先取得的合法权利相冲突。

3. 不授予专利权的项目

对于科学发现，智力活动的规则和方法，疾病的诊断和治疗方法，动植物新品种，用原子核变换方法获得的物质，对平面印刷品的图案、色彩或者二者的结合作出的主要起标识作用的设计，违背科学规律的发明以及违反国家法律、社会公德或妨害公共利益的发明创造都不得授予专利权。对违反法律、行政法规的规定获取或者利用遗传资源，并依赖该遗传资源完成的发明创造，不授予专利权。

六、专利权的保护期限、范围及限制

（一）专利权的期限、终止和无效

1. 专利权的期限

根据 2020 年新修正的《专利法》的规定，发明专利权的期限为 20 年，实用新型专利权的期限为 10 年，外观设计专利权的期限为 15 年，均自申请日起计算。为补偿新药上市审评审批占用的时间，对在中国获得上市许可的新药相关发明专利，国务院专利行政部门应专利权人的请求给予专利权期限补偿。补偿期限不超过五年，新药批准上市后总有效专利权期限不超过十四年。

2. 专利权的终止

根据《专利法》的规定，有下列情形之一的，专利权在期限届满前终止：①没有按照规定缴纳年费的；②专利权人以书面声明放弃其专利权的。专利权在期限届满前终止的，由国务院专利行政部门登记和公告。

3. 专利权的无效

自国务院专利行政部门公告授予专利权之日起，任何单位或者个人认为该专利权的授予不符合《专利法》有关规定的，可以请求专利复审委员会宣告该专利权无效。经审核确定为无效的专利权由国务院专利行政部门登记和公告。宣告无效的专利权视为自始即不存在。

（二）专利权的保护范围

《专利法》规定，发明或者实用新型专利权的保护范围以其权利要求的内容为准，说明书及附图可以用于解释权利要求的内容；外观设计专利权的保护范围以表示在图片或者照片中的该产品的外观设计为准，简要说明可以用于解释图片或者照片所表示的该产品的外观设计。

（三）专利权保护的限制

给予药品专利权保护可以鼓励发明创造、激励技术创新，既肯定发明人或其他专利权人的社会地位，又保护其经济利益。但是这种专利权保护也可能损害公众利益。比如，拥有药品专利权的企业可以根据法律的规定独享药品的生产权，这在一定程度上已形成了该药品的垄断生产，而且将导致该药品定价权的垄断，有可能使得药品的价格过高而增加消费者的负担。因此，专利权保护不仅要保护权利，也要对权利加以限制。

专利权保护的限制体现在专利实施的强制许可。以下几种情况下，可以实施强制许可。

1）有下列情形之一的，国务院专利行政部门根据具备实施条件的单位或者个人的申请，可以给予实施发明专利或者实用新型专利的强制许可：

① 专利权人自专利权被授予之日起满三年，且自提出专利申请之日起满四年，无正当理由未实施或者未充分实施其专利的；

② 专利权人行使专利权的行为被依法认定为垄断行为，为消除或者减少该行为对竞争产生的不利影响的。

2）在国家出现紧急状态或者非常情况时，或者为了公共利益的目的，国务院专利行政部门可以给予实施发明专利或者实用新型专利的强制许可。

3）为了公共健康的目的，对取得专利权的药品，国务院专利行政部门可以给予制造并将其出口到符合中华人民共和国参加的有关国际条约规定的国家或者地区的强制许可。

4）一项取得专利权的发明或者实用新型比前已经取得专利权的发明或者实用新型具有显

著经济意义的重大技术进步，其实施又有赖于前一发明或者实用新型的实施的，国务院专利行政部门根据后一专利权人的申请，可以给予实施前一发明或者实用新型的强制许可。在依照前款规定给予实施强制许可的情形下，国务院专利行政部门根据前一专利权人的申请，也可以给予实施后一发明或者实用新型的强制许可。

七、专利权的保护

未经专利权人许可，实施其专利，即侵犯其专利权，引起纠纷的，由当事人协商解决；不愿协商或者协商不成的，专利权人或者利害关系人可以向人民法院起诉，也可以请求管理专利工作的部门处理。管理专利工作的部门处理时，认定侵权行为成立的，可以责令侵权人立即停止侵权行为，当事人不服的，可以自收到处理通知之日起15日内依照《中华人民共和国行政诉讼法》向人民法院起诉；侵权人期满不起诉又不停止侵权行为的，管理专利工作的部门可以申请人民法院强制执行。进行处理的管理专利工作的部门应当事人的请求，可以就侵犯专利权的赔偿数额进行调解；调解不成的，当事人可以依照《中华人民共和国民事诉讼法》向人民法院起诉。

专利侵权的责任可以分为民事责任、行政责任和刑事责任三类。

（1）民事责任　诉前禁令、停止侵害、赔偿损失、消除影响。赔偿额的计算应以权利人的实际损失或侵权人的非法所得为准；对于难以确定的也可以参照许可使用费的合理倍数而定。权利人的损失、侵权人获得的利益和专利许可使用费均难以确定的，人民法院可以根据专利权的类型、侵权行为的性质和情节等因素，确定给予3万元以上500万元以下的赔偿。

（2）行政责任　责令改正并公告、没收违法所得、并处违法所得五倍以下罚款，没有违法所得，或者违法所得在五万元以下的，处25万以下罚款。

（3）刑事责任　《专利法》规定，假冒他人专利，构成犯罪的，依法追究刑事责任。我国《中华人民共和国刑法》也规定，假冒他人专利，情节严重的，处三年以下有期徒刑或者拘役，并处或者单处罚金。

有下列情形之一的，不视为侵犯专利权：

1）专利产品或者依照专利方法直接获得的产品，由专利权人或者经其许可的单位、个人售出后，使用、许诺销售、销售、进口该产品的；

2）在专利申请日前已经制造相同产品、使用相同方法或者已经做好制造、使用的必要准备，并且仅在原有范围内继续制造、使用的；

3）临时通过中国领陆、领水、领空的外国运输工具，依照其所属国同中国签订的协议或者共同参加的国际条约，或者依照互惠原则，为运输工具自身需要而在其装置和设备中使用有关专利的；

4）专为科学研究和实验而使用有关专利的；

5）为提供行政审批所需要的信息，制造、使用、进口专利药品或者专利医疗器械的，以及专门为其制造、进口专利药品或者专利医疗器械的。

第三节　药品商标保护

一、商标的概念、特征及功能

1. 商标的概念

商标（trademark），是指生产者、经营者为使自己的商品或服务与他人的商品或服务相区别，而使用在商品及其包装上或服务标记上的由文字、图形、字母、数字、三维标志、颜色组合和声音等，以及上述要素的组合所构成的一种可视性标志。

2. 商标的特征

（1）显著性 商标的使用就是为了与其他商品或服务进行区别，因此，商标必须具有自己独特而显著的特征，只有这样才能方便消费者识别和记忆。

（2）独占性 商标对于其所有人来说是一种重要的无形资产，注册商标的所有人对其商标具有独占权，未经所有人允许，他人不可擅自使用，否则将构成侵权。

（3）依附性 商标是区别于其他商品或服务的标记，没有商品或服务商标也就无从谈起。

（4）价值性 商标代表着一种商品或服务的质量，一个企业的信誉，象征着一个企业的市场，因此它是企业的知识产权、无形资产。知名商标具有着重大的经济价值。

（5）竞争性 商标依附于商品或服务进入市场，参与竞争。商标的知名度越高，其商品或服务的竞争力就越强。

3. 商标的功能

（1）标示商品出处 商标不仅代表了商品和服务，也代表了提供商品和服务的企业。因此，只要人们熟悉了某种商标，也就知道了商品或服务的生产或销售企业。

（2）帮助消费者认牌购货 同类商品或服务的不同品牌代表着不同的质量、信誉和价值。消费者可以通过商标来选择自己喜爱的商品或服务。

（3）促进企业竞争 企业为了增强市场竞争力必然要尽可能提供质量好、信誉好的商品或服务，而区别于同类商品或服务的商标，可以增加企业的知名度和竞争能力。

（4）广告宣传 独具特色的商标，容易被消费者识记，在广告宣传中可以增强广告的效果。宣传商标是企业提高其商品知名度的最佳途径。

二、商标权的主体、客体及内容

1. 商标权的主体

商标权的主体是指依法享有商标所有权的单位和个人。

《商标法》规定，我国商标专用权人包括自然人、法人或者其他组织。

2. 商标权的客体

商标权的客体即受《商标法》保护的商标，包括注册商标和未经注册的驰名商标。

3. 商标权的内容

《商标法》规定，经国务院知识产权管理部门核准为注册商标后，其注册人享有商标的专用权，受到法律的保护。商标专用权的内容包括以下几个方面。

（1）独占使用权 这包含了两个意思，即商标权人的专用权和禁止权。商标权人只能在核定使用的商品上使用核准注册商标的权利，同时可以禁止他人在未经许可的情况下在同一种商品或类似商品上使用该注册商标或相近似的商标，否则就构成侵权。

（2）转让权 商标权人在法律允许的范围内，可以将自己拥有的注册商标转让给他人使用。商标权转让后，原商标注册人的一切权利丧失，转移给新的商标权人。

（3）许可权 商标权人可以将注册商标的使用权交于他人，商标权人自己可以保留使用权，也可以放弃使用权。无论哪种情况，仅仅是商标的使用权发生了转移，而商标的所有权仍属于商标权人。

（4）续展权 注册商标的有效期满前，商标权人可以申请续展。

三、商标权的保护

1. 商标权的保护范围

注册商标的专用权，以核准注册的商标和核定使用的商品为限。

2. 商标权的保护期限

注册商标的有效期为 10 年，自核准注册之日起计算。注册商标有效期满，需要继续使用的，商标注册人应当在期满前十二个月内按照规定办理续展手续；在此期间未能办理的，可以给予六个月的宽展期。每次续展注册的有效期为十年，自该商标上一届有效期满次日起计算。期满未办理续展手续的，注销其注册商标。商标局应对续展注册的商标予以公告。

3. 商标侵权的责任

侵犯注册商标专用权，引起纠纷的，由当事人协商解决；不愿协商或者协商不成的，商标注册人或者利害关系人可以向人民法院起诉，也可以请求市场监督管理部门处理。市场监督管理部门处理时，认定侵权行为成立的，可以责令侵权人立即停止侵权行为，没收、销毁侵权商品和专门用于制造侵权商品、伪造注册商标标识的工具，并可处以罚款。构成犯罪的，应当依法追究刑事责任。有下列行为之一的，均属侵犯注册商标专用权：

1）未经商标注册人的许可，在同一种商品上使用与其注册商标相同的商标的；

2）未经商标注册人的许可，在同一种商品上使用与其注册商标近似的商标，或者在类似商品上使用与其注册商标相同或者近似的商标，容易导致混淆的；

3）销售侵犯注册商标专用权的商品的；

4）伪造、擅自制造他人注册商标标识或者销售伪造、擅自制造的注册商标标识的；

5）未经商标注册人同意，更换其注册商标并将该更换商标的商品又投入市场的；

6）故意为侵犯他人商标专用权行为提供便利条件，帮助他人实施侵犯商标专用权行为的；

7）给他人的注册商标专用权造成其他损害的。

案例

一种药物新剂型专利的成功申请

本案例中的发明专利申请，是一种可喷雾使用的地高辛溶液，由有效量的地高辛、溶剂和助溶剂组成。

信息显示，该专利发明人在申请专利时，只公开过一种地高辛片剂。药剂学教科书中指出：常用的氟氯烷烃类抛射剂无论在动物或人体内只要达到一定浓度就可导致心脏致敏，造成心率失常。由于常规氟氯烷烃类抛射剂的心脏副作用，未见地高辛等治疗心脏病的药物采用气雾剂的形式给药。发明人采用计量剂量的加压喷雾装置使用地高辛喷雾溶液，无需使用非氟氯烷烃类抛射剂，从而避免了心脏致敏作用，同时又达到了救治心脏病患者的目的。因此该发明解决了现有技术中存在的难题，具备创造性。

习题

一、A 型选择题（最佳选择题）

备选答案中只有一个最佳答案。

1. 专利申请日的确定是以（　　）。
   - A. 收到申请文件的邮局所盖邮戳记载的日期为准
   - B. 申请人写申请日为准
   - C. 申请人将文件交给代理机构的日期为准
   - D. 专利局受理处收到申请文件的日期为准
   - E. 申请人递交日为准

2. 医药知识产权是指（　　）。
   - A. 一切与医药行业有关的发明创造和智力劳动成果的财产权
   - B. 与医药行业相关的发明创造
   - C. 医药行业的智力劳动成果的财产权
   - D. 医药信息及相关前沿保密技术
   - E. 医药行业的计算机软件技术

3. 由国务院市场监督管理部门认定的在市场上享有较高声誉并为相关公众所熟知的商标是（　　）。
   - A. 著名商标　　　B. 驰名商标　　　C. 知名商标
   - D. 注册商标　　　E. 联合商标

4. 受理药品商标注册申请的是（　　）。
   - A. 国家知识产权局商标局　　　　B. 版权局
   - C. 人民法院　　　　　　　　　　D. 国务院专利行政部门
   - E. 国家药品监督管理部门

二、B 型选择题（配伍选择题）

备选答案在前，试题在后。每组2～4题，每组题均对应同一组备选答案，每个备选答案可以重复选用，也可以不选用。

[1～5]

   - A. 知识产权　　　B. 发明　　　C. 药品行政保护
   - D. 商标权的客体　E. 商标权的保护

1. 商标注册人依法取得商标权的注册商标，在法定的有效期内受法律保护，任何人不得侵犯商标注册人的权利（　　）。

2. 商标法所保护的商标（　　）。

3. 采用行政手段对某些药品予以保护，可以说是保护药品知识产权的一种特殊方式（　　）。

4. 对包括著作权、专利权、商标权、发明权、发现权、商业秘密、商号、地理标记等科学技术成果权在内的一类民事权利的统称，是人们基于自己的智力活动创造的成果和经营管理活动中的经验而依法享有的民事权利（　　）。

5. 对产品、方法或其改进所提出的前所未有的技术方案，包括产品发明和方法发明（　　）。

[6～7]

   - A. 10 年　　　B. 20 年　　　C. 30 年
   - D. 50 年　　　E. 永久性

6. 注册商标权的有效期为（　　　）。

7. 发明专利权的期限为（　　　）。

三、X型选择题（多项选择题）

备选答案中有2个或2个以上的正确答案。少选或多选均不得分。

1. 知识产权的特征是（　　　）。

    A. 专有性   B. 地域性   C. 时间性

    D. 双重性   E. 无形财产性

2. 授予医药专利权的必要条件是必须具有（　　　）。

    A. 新颖性   B. 创造性   C. 实用性

    D. 经济性   E. 美观性

四、判断题

正确的划1（√），错误的划（×），并将错误之处改正。

1. 目前使用的《专利法》是2000年修订的版本。（　　　）

2. 商标法保护的商标分为注册商标和未注册的驰名商标。（　　　）

3. 专利是一种有形资产。（　　　）

五、术语解释

1. 知识产权

2. 专利

3. 商标

六、问答题

1. 简述商标权的内容。

2. 侵犯专利权应承担哪些责任？

3. 简述发明专利的审批程序。

（李东霞　于大海　王金华　郎伟君）

参考文献

[1] 杨世民. 药事管理与法规. 3 版. 北京：高等教育出版社，2021.

[2] 杨世民. 药事管理学. 6 版. 北京：中国医药科技出版社，2019.

[3] 杨波. 药事管理学. 3 版. 北京：化学工业出版社，2017.

[4] 沈力. 药事管理与法规. 4 版. 北京：中国医药科技出版社，2021.

[5] 刘红宁. 药事管理学. 2 版. 北京：中国中医药出版社，2021.

[6] 赵建中，谢松梅，杨进波，王涛. 不同国家药品上市后研究管理现状比较. 中国新药杂志，2014，23（22）：2589-2592.

[7] 杨乐，吴晔. 浅谈加强我国药品上市后研究. 中国药物警戒，2007（05）：265-267.

[8] 《药品检查管理办法（试行）》（国药监药管〔2021〕31 号）.

[9] 《药物警戒质量管理规范》（国家药监局 2021 年第 65 号公告）.

[10] 《药物临床试验质量管理规范》（国家药监局、国家卫生健康委 2020 年第 57 号公告）.

[11] 《药品上市后变更管理办法（试行）》（国家药监局 2021 年第 8 号公告）.

[12] 《药品生产监督管理办法》（国家市场监督管理总局令第 28 号）.

[13] 《药品注册管理办法》（国家市场监督管理总局令第 27 号）.

[14] 《国家医药储备管理办法》（工信部联消费〔2021〕195 号）.

[15] 《基本医疗保险用药管理暂行办法》（国家医疗保障局令第 1 号）.

[16] 《药品经营质量管理规范》（国家食品药品监管总局令第 28 号）.

[17] 《执业药师注册管理办法》（国药监人〔2021〕36 号）.

[18] 《关于印发执业药师职业资格制度规定和执业药师职业资格考试实施办法的通知》（国药监人〔2019〕12 号）.

[19] 《基本医疗卫生与健康促进法》（2019 年主席令第 38 号）.

[20] 《国务院办公厅关于完善国家基本药物制度的意见》（国办发〔2018〕88 号）.

[21] 《医疗机构处方审核规范》（国卫办医发〔2018〕14 号）.